MÉDECINE
&
SCIENCES HUMAINES

Collection dirigée

par

Jean-Marc Mouillie

LA MIGRAINE,
BIOGRAPHIE D'UNE MALADIE

ESTHER LARDREAU

LA MIGRAINE, BIOGRAPHIE D'UNE MALADIE

LES BELLES LETTRES

2014

www.lesbelleslettres.com

Retrouvez Les Belles Lettres sur Facebook et Twitter.

*© 2014, Société d'édition Les Belles Lettres,
95, bd Raspail, 75006 Paris.*

ISBN : 978-2-251-43034-8

« Contre la migraine : prends de l'huile dans tes mains et dis ce charme : "Zeus a répandu une semence de raisin : elle fend la terre. Il ne la sème pas ; elle ne pousse pas." »

Papyrus magique grec VII 199-201, IIIe-IVe siècle après J.-C.
(Charvet & Ozanam, 1994, p. 50).

« *Saint, saint, saint est Dieu* ; je te lie, esprit de la migraine, et il ne t'est pas possible de t'attaquer à la tête de celui qui porte ces mots. »

Conjuration de Nestorius contre les migraines, IVe-Ve siècle
(Nestorius, 1993 [1917], p. 208).

PRÉFACE

C'est un honneur pour moi de préfacer l'ouvrage qu'Esther Lardreau a consacré à la migraine. J'ai connu Esther Lardreau alors qu'elle assistait, étudiante au parcours atypique, au diplôme universitaire « Migraines et céphalées ». Étudiante au parcours atypique puisqu'elle n'était pas médecin, mais avait mené à bien un travail de thèse de philosophie portant sur l'histoire de la migraine ou plus exactement sur l'histoire des représentations de la migraine, cette histoire nous interrogeant sur le statut de l'objet médical « migraine » à travers les temps. Cette thèse brillante, qui a remporté le prix de la meilleure thèse de la Société française d'histoire de la médecine, sera la matière de cet ouvrage.

La migraine se prête à cet exercice car peu d'affections se sont trouvées à ce point à la croisée de la médecine et du sociétal. En effet, la migraine renseigne sur les connaissances scientifiques comme sur la société d'une époque. Aujourd'hui encore, la migraine interpelle la société : octobre 2011 a vu fleurir des manifestations d'information destinées au grand public dans le cadre d'une Journée mondiale contre la douleur portant spécifiquement sur les migraines et les céphalées. Cette journée a ouvert une année de lutte contre la céphalée sous l'égide de l'International Association for the Study of Pain. On peut également mentionner le Tour de France de la migraine, opération d'information, et donc de prévention, également à destination du grand public, menée quelques années plus tôt sous l'égide de la Société française d'étude des migraines et céphalées et de l'Association des neurologues libéraux de langue française.

La migraine est une affection fréquente, concernant 13 % de la population générale. Elle touche 18 % des femmes et 6 % des hommes. Ce lien de la migraine avec le sexe faible aura bien des répercussions sur les représentations de la maladie, et ce d'autant plus que la migraine est intimement liée à la vie hormonale des femmes : elle apparaît le plus souvent à la puberté, 60 % des femmes sujettes aux migraines en ont durant les règles et deux tiers voient leurs migraines disparaître avec la ménopause. De plus, la migraine s'estompe généralement pendant la grossesse. Dans la *Physiologie du mariage*, Balzac fait de la migraine une affection spécifiquement féminine ; il accuse ces dames de l'utiliser avec malignité comme rempart contre le devoir conjugal : « Une femme sait alors qu'au moyen de sa toute-puissante migraine elle peut coller à son gré au-dessus du lit nuptial cette bande tardive qui fait brusquement retourner chez eux les amateurs affriolés par une annonce de la Comédie-Française quand ils viennent à lire sur l'affiche : Relâche par une indisposition subite de mademoiselle Mars. »

Si la migraine n'est pas une maladie grave, certains patients n'ont que quelques crises par an qu'ils traitent par le mépris, elle peut néanmoins être handicapante. Une étude récente menée en France a montré que 28 % des migraineux n'ont jamais consulté pour leur affection tandis que 40 % ne consultent plus. Ces chiffres sont à mettre en parallèle avec le fait que le handicap est évalué comme important chez 50 % des migraineux. Ainsi, on voit que de nos jours, l'affection reste vécue comme une fatalité, un inconvénient intime qu'il importe de traiter discrètement avec les moyens dont on dispose.

Une minorité de migraineux, enfin, est très invalidée, soit du fait de la chronicité de la maladie, avec des crises extrêmement fréquentes, voire quotidiennes, soit du fait de crises s'accompagnant de symptômes neurologiques invalidants, ce qui reste exceptionnel. Lorsque les crises sont très fréquentes, certaines personnes multiplient le recours aux antalgiques et développent alors une complication de la migraine nommée céphalée par abus médicamenteux. Guy de Maupassant en son temps a probablement développé une céphalée liée à une utilisation addictive d'éther pour soulager ses migraines. Il s'agit alors d'un véritable cercle vicieux : le sujet prend des antalgiques pour se soulager mais la douleur est chronicisée par la répétition des prises d'antalgiques qui sensibilisent le système nerveux central et le rendent plus susceptible d'avoir de nouvelles crises.

Il faut enfin préciser que le diagnostic de migraine est uniquement clinique, c'est-à-dire qu'il se fait d'après l'interrogatoire

du patient. Aucun examen complémentaire n'est nécessaire, si ce n'est pour éliminer une autre affection. Le médecin doit donc passer du temps à écouter les doléances de son patient, et la parole de celui-ci doit être entendue. Les caractéristiques de la douleur seront finement analysées, les signes d'accompagnement seront répertoriés. L'International Headache Society propose des critères internationaux permettant de faire le diagnostic de migraines. Ces critères sont les suivants :
- un examen clinique normal ;
- au moins deux des critères suivants :
  • douleur unilatérale ;
  • douleur pulsatile ;
  • douleur augmentée par les efforts de routine ;
  • intensité de la douleur modérée à forte ;
- au moins un des critères suivants :
  • nausées et/ou vomissements ;
  • hypersensibilité aux bruits et/ou aux odeurs.

Ce caractère purement clinique de la migraine fera dire avec fiel à Balzac : « L'affection dont les ressources sont infinies pour les femmes est la migraine. Cette maladie, la plus facile de toutes à jouer, car elle est sans aucun symptôme apparent, oblige à dire seulement : – J'ai la migraine. Une femme s'amuse-t-elle de vous, il n'existe personne au monde qui puisse donner un démenti à son crâne dont les os impénétrables défient et le tact et l'observation. Aussi la migraine est-elle, à notre avis, la reine des maladies, l'arme la plus plaisante et la plus terrible employée par les femmes contre leurs maris. »

Les facteurs déclenchants de la migraine sont nombreux, souvent identiques chez une même personne qui va s'efforcer, autant que faire se peut, de les éviter. Le principal facteur déclenchant est le stress, deux tiers des personnes interrogées dans les enquêtes portant sur les facteurs déclenchants le citent. On voit bien la difficulté d'éviter le stress, qu'il faut plutôt apprendre à gérer au mieux. La migraine est, par ailleurs, fréquemment associée aux troubles anxiodépressifs, c'est-à-dire que le risque de souffrir d'un trouble anxieux ou dépressif est augmenté de deux à cinq fois pour les migraineux en comparaison des non-migraineux. De très nombreuses études récentes ont été menées à travers le monde et ont confirmé cette donnée sur plusieurs continents. La raison de cette association est encore peu claire mais il semble probable que des facteurs de risque commun puissent être génétiquement transmis.

Au début du XXe siècle, les auteurs décrivent le tempérament du migraineux comme caractérisé par une tendance dépressive, un perfectionnisme, une agressivité réprimée... En 1934, Touraine et Draper écrivent que « les migraineux sont mesurés, hésitants, anxieux, perfectionnistes, sensibles à la critique et profondément frustrés sur le plan émotionnel. Ils manquent de chaleur, ont du mal à établir des contacts » ; en 1937, Wolff affirme que « les migraineux sont rigides, contraints, perfectionnistes, ambitieux, concurrentiels, ils éprouvent un ressentiment permanent et sont incapables de déléguer les responsabilités. Ils ont des relations perturbées avec leurs parents, restent distraits et tentent de dominer leur entourage familial. L'obéissance et la subordination apparentes cachent une inflexibilité ; un calme apparent des tensions cachées ». En réalité, ces descriptions d'une personnalité typique des migraineux ne seront pas corroborées par les études empiriques récentes qui ne permettent pas de mettre en évidence des traits de caractère spécifiques aux migraineux. Un courant de pensée dominant au XXe siècle en France fut l'école psychosomatique avec des penseurs comme Pierre Marty, Michel de M'Uzan. D'après eux, certains sujets présenteraient un défaut de mentalisation, n'ayant pas accès à leurs conflits psychiques. Ils restent rivés à « une pensée opératoire ». Chez ces sujets, les conflits psychiques, par défaut d'élaboration, seraient somatisés. La migraine ferait partie des affections potentiellement psychosomatiques. Cela fera écrire à Roland Barthes : « Mon corps ne m'existe à moi-même que sous deux formes courantes, la migraine et la sensualité. Pourquoi à la campagne, dans le Sud-Ouest, ai-je des migraines plus fortes, plus nombreuses ? Qu'est-ce que je refoule ? » Ce courant de pensée a été revisité ces dernières années par la psychologie de la santé et la neurobiologie dans le but d'étudier les interactions du stress sur le corps. À ce titre la migraine est un bon modèle. Non seulement le stress est un facteur déclenchant des crises mais le stress précoce dans l'enfance semble plus fréquent chez les migraineux que chez les non-migraineux et les syndromes de stress post-traumatique sont également surreprésentés chez les migraineux en comparaison des non-migraineux.

Dans le premier chapitre de cet ouvrage, Esther Lardreau s'attache à explorer le vocabulaire utilisé pour nommer la migraine. Ces diverses dénominations sont le reflet des conceptions médicales au cours des âges. Aujourd'hui encore, nous l'avons vu, la sémantique utilisée pour qualifier la douleur est centrale pour le diagnostic de migraine. Puis l'auteur décrit les techniques et les gestes utilisés pour soigner la migraine à travers l'histoire : percer, ouvrir, évacuer en sont une première famille, onguents, lavements, emplâtres une deuxième, purges, saignement une troisième. Au terme de ce voyage dans les gestes du soin, le problème de la classification de la maladie est abordé. La migraine fut tour à tour envisagée comme névrose – ou affection sans lésions, puis comme névralgie. De cet objet médical impossible à classer naît la déception du début du XIXᵉ siècle, période de grand désintérêt pour la migraine. C'est en revanche à la fin du XIXᵉ siècle que naissent les théories vasomotrices. Deux théories s'opposent alors, la théorie vasoconstrictrice de Du Bois-Reymond et la théorie vasodilatatrice de Möllendorff. Avec la synthèse en 1897 par Hoffmann de l'acide acétylsalicylique, puis de l'antipyrine, et enfin du pyramidon, la migraine devient un marché et le migraineux un client. Dans le septième chapitre, Esther Lardreau aborde la phénoménologie de la migraine, mettant en perspective l'analogie entre épilepsie et migraine. Puis l'auteur évoque avec « le clou hystérique » tout un courant ayant rapproché la migraine de la névrose hystérique. Enfin, le neuvième chapitre est consacré à la migraine ophtalmoplégique. Et l'auteur termine par les expressions littéraires et iconographiques de la migraine, citant Sand, Goncourt, Maupassant, Zola, Flaubert, Lewis Carroll (syndrome d'Alice au pays des merveilles, c'est-à-dire auras constituées de sensations de déformations corporelles), Vigny, Gide, Nietzsche. Il y en eut d'autres : plus près de nous William Styron, Siri Hustvedt.

Cet ouvrage permet de tisser des liens entre plusieurs disciplines, l'histoire, la philosophie, la médecine, la littérature. Il intéressera donc à plus d'un titre les lecteurs, en particulier les médecins spécialistes de la migraine, trop souvent absorbés dans leur travail, à qui il apportera une précieuse ouverture.

Françoise RADAT,
psychiatre, praticien hospitalier,
unité de traitement de la douleur chronique
du CHU de Bordeaux.

INTRODUCTION

PROBLÈME D'HISTOIRE ET HISTOIRE DU PROBLÈME : QU'EST-CE QUI IMPORTE ?

Ce travail, issu d'un doctorat de philosophie soutenu en 2007, n'est pas un ouvrage d'histoire. Le concept qui est mobilisé, celui de représentation et l'objet que je me donne, la migraine, l'inscrivent pourtant de ce côté. Ma dette va, pour indiquer une filiation lointaine, à l'école des Annales, ainsi qu'aux historiens qui ont investi le champ de l'histoire médicale, qui s'entendirent, au moins, sur l'impossibilité d'étudier une maladie hors d'une structure biologique ou culturelle, l'une et l'autre soumises à l'histoire.

À la différence d'un travail de part en part historique cependant, je suppose un point hors histoire et naturel. Sans doute les hommes n'ont-ils jamais souffert de la même façon, supporté la même intensité de souffrance ; en sorte que toute souffrance peut renvoyer à des représentations. Mais devant la similitude des descriptions, il semblerait que d'un lieu à un autre, d'une époque à une autre, des traits communs récurrents soient réels.

On ordonne le vocabulaire médical à des catégories cardinales, de quelque manière indéfinissables – la maladie et la santé –, sans lesquelles le discours médical occidental n'existerait pas.

Ces notions appartiennent également au vocabulaire courant où elles ne sont guère davantage susceptibles d'une définition. Chacun comprend le mot « maladie », mais éprouve de l'embarras à l'expliquer. A fortiori est-il difficile de dire ce qu'est la santé : silencieuse, elle n'éveille pas la conscience. C'est qu'il n'existe pas, pour un sujet, quelque chose qui soit la santé ou la maladie.

Un sujet est capable d'expliquer ce qu'il en est de sa maladie – la manière dont il la vit, non ce qu'il en est de la maladie en général. Cela ne signifie pas que la maladie n'existe pas, ou qu'il n'y a que des malades. Seulement que la maladie rassemble des situations hétérogènes. Au lieu d'interroger la maladie en général, se demander ce que signifient « avoir une maladie », « avoir telle maladie », et se donner un problème *soluble*.

La santé et la maladie par ailleurs, ne sont pas des entités séparées, mais fonctionnent en couple, de manière dissymétrique cependant, car chaque terme n'a pas la même valeur. Dans l'histoire d'un sujet, la maladie produit des ruptures et des différences. Si la vie est une puissance d'expansion, la santé correspond à l'ouverture maximale des possibilités s'offrant à un organisme ; et la maladie en est l'appauvrissement. Dans la douleur, voulait Cabanis, l'animal se retire sur lui-même ; dans le plaisir, les organes s'épanouissent. Avec la santé s'ouvre un horizon indéfini de possibles, que la maladie limite. Le corps malade se représente ce qu'il ne peut plus faire. Le couple de la maladie et de la santé suffit-il à décrire tout mouvement d'expansion et de repli d'un organisme ? La « maladie » décrit-elle l'ensemble des défaillances pathologiques qui peuvent affecter un sujet ?

Parmi les représentations populaires, il est douteux que la migraine, par exemple, soit toujours considérée comme une maladie, tandis qu'il est certain qu'elle ne relève pas de la santé : « Ceux qui y sont sujets ne sont pas malades au sens où sont malades les cancéreux, ceux qui souffrent d'artériosclérose, ou les lépreux » (Touraine & Draper, 1934, p. 183). Elle n'est ni vraiment une maladie, ni strictement un symptôme. Comme toute une série de termes (« panaris », « allergie »), le terme « migraine » a une valeur résiduelle. À la différence de la langue française, l'anglais dispose de plusieurs mots pour signifier des nuances dans la maladie : *illness*, *disease*, *sickness*, *injury*, *disorder*, *defect*, etc. Non rigoureusement distincts, ils se chevauchent. Gayon rappelle l'ambiguïté du vocabulaire de la maladie (Gayon, 2004) : à la division ternaire, *illness*, *disease*, *sickness*, on a du mal à faire correspondre des équivalents français. Tandis qu'ayant une forte connotation subjective, *illness* désigne le fait d'« être malade », de « se sentir mal », *disease* prend un sens quasi objectif, comme dans l'expression « avoir une maladie ». Quant à *sickness*, le mot possède à la fois une dimension subjective (*to be sick*), et une dimension sociale (*to be a sick person*), que le français pourrait rendre par une expression comme « c'est *un* malade ».

Issu du latin impérial *male habitus* – être en mauvais état –, l'adjectif « malade » s'est rapporté aux personnes avant d'être étendu aux animaux, aux plantes, puis au XVIIe siècle aux choses ; signifiant alors « mauvais état », « usagé », il garde le sens passif de l'étymologie.

Quant au substantif « malade », il a gardé de l'usage ancien de *malabde*, désignant la Passion du Christ, une valeur en effet passionnelle. S'appliquant à une personne, le nom « malade » a plusieurs significations : grabataire, infirme, invalide, patient, client. Il s'inscrit dans un contexte social, voire institutionnel ; on ne l'appliquera guère à un animal, un végétal, une chose. On dira volontiers d'un chien qu'il « est malade », non que c'est « un malade » ; le vétérinaire dira : « Amenez-moi Médor, puisqu'il est malade », mais on rirait de la phrase : « Faites entrer le malade », s'adressant à Médor.

Le mot « maladie » a, lui, un sens relatif et un sens absolu. L'absolu se signale par l'article défini, au singulier : « la » maladie ; l'usage relatif impose ou bien l'indéfini, qu'il soit singulier ou pluriel, ou bien l'article défini, mais alors seulement au pluriel : « une », « des », « les » maladies – et l'on désigne ainsi des affections précises, renvoyant à la pathologie, à la nosologie, au diagnostic. Comme l'adjectif « malade » cependant, « maladie » s'est étendu aux règnes animal et végétal. Un sens social existe aussi, comme dans « maladie professionnelle », « feuille de maladie ».

Au contraire de l'anglais, le français joue sur les différences entre le substantif et l'adjectif, et sur les déterminants. Tandis qu'en anglais des noms distincts épinglent des concepts distincts, le français use de distinctions syntaxiques, entendu que les découpes des deux langues, en tout état de cause, ne se recouvrent pas.

Bien des entraves à notre puissance ne relèvent ni de *disease*, ni de *illness*, ni de *injuries* : c'est le cas de *headache*. Plus que ne le fait la langue française, la langue anglaise saisit en quoi la catégorie de maladie (*disease/illness/sickness*) est insuffisante à décrire un certain nombre de situations. On hésite à dire de quelqu'un qui a la migraine qu'il est « malade » ; de même hésite-t-il à se définir tel. Il en va ainsi de quelqu'un qui souffre d'un panaris, d'un abcès dentaire, d'une allergie à l'huile d'arachide. Nous admettons intuitivement une hiérarchie des maladies. Y aurait-il des maladies plus intéressantes que d'autres ?

Quelle représentation de la maladie faut-il donc que nous nous donnions pour que celle-ci exclue certaines entraves pathologiques ? Et pourquoi choisir la migraine, cette maladie inclassable et résiduelle ? Sans doute la représentation hiérarchique des maladies que chacun forme réunit-elle une série de faisceaux différents : il y va de la représentation singulière que nous nous faisons de la mort, de la représentation que nous nous donnons de notre corps propre, mais aussi de représentations politiques et sociales. On doit avoir une bonne raison d'avoir une maladie : un soldat peut avoir un intérêt à être malade en cas de danger. Toute maladie n'a pas la même valeur d'excuse sociale. À quelle condition me faire réformer ? À quelle condition ne pas aller au bureau ? Quelles sont les maladies, réciproquement, qui empêchent de trouver un travail et contraignent au chômage ?

La valeur sociale n'est évidemment pas le seul critère. Une maladie n'en reste pas moins « maladie », si elle est socialement sans importance. Il faut bien qu'à côté de critères subjectifs et sociaux, il y ait aussi des critères « objectifs ». Ainsi les maladies se classent encore selon la sévérité. Qu'on soit patient ou médecin, chacun formule spontanément une échelle de gravité. Telle maladie est jugée comme étant « davantage » maladie que telle autre : le furoncle, le mal de tête sont moins graves que le sida. En fonction de quel critère ? Pourquoi élire telle maladie plutôt que telle autre ? On peut faire entrer dans la définition de la maladie la sévérité du mal dont on souffre : nous distinguons « entre maladies majeures (un cancer en phase terminale, une jambe cassée, de sévères céphalées migraineuses), et maladies mineures (un léger cas de rubéole, une foulure de pouce, une légère céphalée de tension) » (Clouser *et al.*, 1981), mais à partir de quand y a-t-il maladie ? Faut-il qu'un cancer soit généralisé ? S'il est *guérissable*, est-il moins maladie ? Une migraine invalidante est-elle davantage maladie qu'une légère migraine ? Y aurait-il une quelconque dignité d'une maladie par rapport à une autre ? Qu'est-ce qui tranche, bref : la mort, le handicap, la douleur, l'efficacité du traitement ? Rien de cela ne saurait faire absolument critère, chaque sujet étant renvoyé à sa propre pathie, à la manière dont il pense pouvoir supporter une maladie, à la peur de la mort.

Il se pose, touchant la médecine, *mutatis mutandis*, le même problème que relevait Veyne touchant l'histoire : quels sont les faits dignes d'histoire ? La guerre de 1914 est-elle plus importante que l'affaire Landru – un fait divers ? Et Auschwitz ? Y aurait-il des maladies véritables et des faits divers médicaux ? Qu'importe la migraine ? On connaît la réponse que faisait Veyne pour son domaine : tout fait est digne de l'histoire (ce qui ne signifie pas que tout se vaut), car il entre en une série, dont il tire son importance (les questions bien sûr se croisant : le rhume de Louis XIV, s'il n'est pas politique, intéresse l'histoire sanitaire de la population française). Il n'y a aucun sens à considérer une maladie isolément, selon une échelle de valeur donnée, indépendamment des séries de représentations en lesquelles elle s'inscrit.

Un terme reste, cependant, exorbitant aux autres : la mort. Qu'est-ce, en effet, qu'une maladie qui n'a pas pour horizon la mort ? Maladie à bien des égards banale, dans laquelle pourtant le statut de la douleur est problématique, la migraine présente ce paradoxe de n'offrir aucune gravité et de mettre en échec la médecine : il n'y a pas de traitement efficace contre elle. Les descriptions qu'on en fait semblent pleines de confusions. Cette maladie n'en serait pas même une : où la classer ?

À réinscrire la migraine en un faisceau de représentations, la question s'énonce autrement. Il y a des maladies représentatives d'une époque et d'un lieu. On parle, par exemple, de goutteux, de cancéreux, de migraineux. Il n'y a pas de rhumeux, ni d'appendiciteux. Certaines maladies constituent des groupes, instituent un milieu. Certaines maladies produisent une vision du monde, d'autres non. Le cancer fait vision du monde, le rhume non. Telle maladie apparaît comme un mode de vie, quand telle autre, au contraire, est impuissante à constituer un *bios*. La puissance à faire société et à faire monde ne coïncide d'ailleurs pas avec la « gravité » : la pancréatite aiguë met en jeu la vie du patient, sans produire un monde.

Quand une maladie fait monde, une époque, une région s'y reconnaissent. Dès lors, il ne s'agit plus de la maladie particulière d'un individu, mais d'une maladie historique, source de représentations, et susceptible, à son tour, d'être modifiée par les représentations d'une époque. Tel siècle, telle région élisent volontiers une maladie comme représentative de leur histoire. Chaque époque, chaque pays, a « ses » maladies : il était courant, au XVIIIe siècle, que les Français appellent la vérole le « mal napolitain » ; de leur côté, les Anglais parlaient du « mal français ». Les Anglais ont eu le *spleen*. La France du XIXe siècle a la « migraine » : « on peut dire que la France est la patrie de la migraine » (Haig, 1888a, p. 126). Maladie des beaux esprits, de la femme mal mariée, de la bourgeoisie. La migraine, ce fait divers médical, engage une sociologie. En bien des sens, les maladies ont une histoire. Elles font rupture dans la vie d'un individu, dans la vie d'une nation.

Elles modifient le corps propre, transforment le corps social, tout comme la société, au reste, est capable de les transformer ou de les produire : Pinel considère la Révolution, la Terreur précisément, comme responsable du développement des névroses en France. Les symptômes, disait Charcot, ont leur destin. Les maladies apparaissent, disparaissent. Nulle maladie, nul symptôme, éternels. On n'a affaire qu'à des maladies existant au sein de configurations historique et géographique. De même donc qu'il n'y a pas de sens à réfléchir sur la maladie en général, de même il n'y a pas de sens à réaliser une histoire générale de la migraine.

Je veux dire, ici, quelques mots du beau travail d'Eadie, *Headache : Through the Centuries*, publié en 2012. Des tablettes babyloniennes aux découvertes génétiques récentes, le neurologue australien explore l'histoire du mal de tête. Les traces « populaires », ne présentant pas de qualité scientifique suffisante, sont laissées de côté, au profit d'une histoire *générale* du mal de tête envisagée du point de vue de la science. Je ne vise pas, de mon côté, à l'exhaustivité d'une chronologie, mais souhaiterais rendre compte de la diversité des discours et des pratiques au sein desquels la migraine fut pensée.

C'est dire que je me suis moins intéressée à une pathologie qu'aux représentations auxquelles elle donne lieu. Cela ne veut, cependant, pas dire que cette pathologie n'existe qu'en référence aux discours et aux images qui la relèvent, ni que cette façon d'appréhender l'histoire d'une pathologie soit seule valable. S'il ne s'est agi ni d'adopter un point de vue sociologique, ou nominaliste radical (bien que j'aie tenu compte du souci proprement philologique que mérite le lexique médical), ni un point de vue rigoureusement biologique, et si je me suis efforcée de dégager une voie « tempérée » qui tente de prendre sur soi ces deux dimensions, c'est que la migraine se situe justement entre réel et représentation, nature et culture. Mais le réel de la souffrance échoue à se nommer, accédant à un ordre qui n'est pas celui de la langue (gémissement, cri, gestuelle). Les images qu'en revanche il produit, les discours en lesquels il est réfléchi sont, eux, objets d'analyse : des strates hétérogènes d'images contribuent à produire un foyer, un ensemble qui pourrait être appelé « objet médical » – objet tel qu'il est pensé et réfléchi par la médecine : rencontre entre un enseignement, une recherche, une thérapeutique, un patient peut-être enfin.

Les deux formulations de la question se nouent ainsi en un problème : la migraine fait monde. Elle a incontestablement modifié les représentations de la France du xixᵉ siècle, représentations médicales et esthétiques. Comment une maladie aussi banale et, comme disent bien des médecins du début du siècle, « sans intérêt », a-t-elle pu avoir une telle puissance de transformation ?

Qu'une maladie grave, mortelle, fasse vision du monde, transforme les mentalités, voilà qui, après tout, ne suscitera guère l'étonnement. Mais que cette place soit occupée par une maladie sans importance, voilà qui m'a retenue.

CHAPITRE PREMIER

LE POURQUOI DU NOM
(vocabulaire des douleurs de tête)

La question de la nomenclature dont un travail historique doit se munir, l'explicitation de la terminologie dont il est usé dans les sources, sont décisives. Peut-être objectera-t-on qu'un terme aussi simple que celui de « migraine » fournit de lui-même bien des informations, sans qu'on l'interroge davantage. Toutefois, il faut être en garde contre les anachronismes ; les appellations les plus simples sont parfois les plus fourbes.

Comme de nombreuses langues indo-européennes, le français dispose de deux termes, apparemment synonymes, pour désigner une réalité unique ; conformément à leur étymologie identique, « hémicrânie » et « migraine » signifient une douleur située dans une moitié du crâne. La différence entre ces mots tiendrait à leur origine : alors que le premier a une origine savante, le second serait un équivalent populaire.

La langue médicale ne fait guère usage, aujourd'hui, du mot « hémicrânie ». Les langues commune et savante ont fait le choix, conformément au legs du XIXᵉ siècle, de « migraine ». Cependant, il ne va pas de soi que le mot savant et le mot populaire recouvrent un même concept, ni que les noms grecs *hêmicrania*, *heterocrania*, et les noms latins *hemicrania*, *hemicranium*, correspondent à ce que le XIXᵉ siècle, *a fortiori* les siècles suivants, appellent « migraine ».

Comment la migraine est-elle devenue un objet médical, engageant une théorie et une pratique ? Il faut déployer un peu ce qu'on entend par *objet médical*. La médecine n'étant pas une discipline isolée, mais n'existant qu'au carrefour, comme voulait Canguilhem, d'autres disciplines qu'elle réunit en foyer, on ne peut réfléchir sur son fonctionnement propre sans réfléchir en même temps aux rapports qu'elle entretient avec les autres sciences et les autres pratiques. Pas davantage ne peut-on laisser de côté les relations qu'elle a, plus largement, avec les représentations d'une société, à une certaine époque. Elle est en effet évidemment nouée à des représentations scientifiques (mathématiques, physiques, chimiques, biologiques, physiologiques), essentielles à son fonctionnement – qui lui offrent des résultats, des outils d'analyse, et lui suggèrent des méthodes. Mais la médecine, en tant que *technique*, est capable d'accueillir, de transformer, de transférer des représentations que, pour faire bref, on peut dire « populaires », voulant signaler par là que celles-ci ne relèvent pas de la science stricte. La médecine apprivoise volontiers des expressions de malades, des argots d'hôpital, elle emprunte à des techniques, reprenant non seulement des termes, mais encore des descriptions, des gestes, des méthodes. En ce sens, la discipline médicale invite à envisager la manière dont des représentations populaires et des pratiques artisanales pénètrent le champ du savoir, et y produisent des effets. La question réciproque vaut aussi bien : comment des représentations savantes ou des technologies peuvent, à une époque déterminée, se populariser.

S'interroger donc sur la constitution d'un objet médical (au sens où, *mutatis mutandis*, Jean-Gaël Barbara parle d'« objet scientifique » dans *La naissance du neurone*), en tant qu'objet savant et technique, n'implique pas seulement qu'on énonce ce qui le différencie d'autres objets (mathématique, physique, biologique), mais encore qu'on détermine historiquement :
- les matériaux à partir desquels les connaissances sont produites et les procédures d'importation ;
- les procédures de transformation mises en œuvre ;
- les procédures de transfert des connaissances ;
- les moyens d'application de ces connaissances (organisation, fonctionnement des structures d'accueil des patients, matériel utilisé, etc.).

À la notion d'objet médical se substitue alors la question des emprunts et des échanges entre savoir et technique, représentations savantes et populaires, images et discours. Cela n'est pas simple. Lucien Febvre rappelait combien la notion d'emprunt, en histoire, est un cache-misère : car à tout emprunt répond un besoin. Pourquoi, donc, à tel moment, la médecine emprunte-t-elle ce geste, cette image, ce mot ? À quel problème précis répond-elle ? La notion « générale » d'objet médical ne fait que transcrire des problèmes historiquement déterminés. À quels intérêts répond l'usage technique du terme *migraine* ?

Les notions dont a disposé la médecine pour penser la migraine pendant des siècles (céphalalgie, céphalée, puis hémicrânie) ont été élaborées par Galien, pour la céphalalgie et la céphalée du moins ; car l'hémicrânie n'avait pas d'autonomie véritable. Cependant, il y a eu un nom pour désigner les malades : les *hémicrâniques*. La thérapeutique postérieure à Galien, chez Alexandre de Tralles par exemple, envisage des traitements propres à l'hémicrânie – celle-ci faisant alors l'objet d'une description spéciale. Sa guérison impose des règles d'hygiène et des médications particulières. L'hémicrânie n'est plus une espèce de la céphalée, mais devient une maladie à part. C'est de la pratique, de l'expérience en ce qu'elle a d'irréductible, qu'elle s'impose : des malades.

Expressions de la douleur de tête

Dans le Corpus hippocratique, les *Épidémies* notamment, on trouve les expressions suivantes : « céphalalgie » (*kephalalgia*) ; « douleur de tête » (*kephalês odunê*) ; « douleurs autour de la tête » (*ta peri kephalên algêmata*) ; « pesanteur dans les tempes » (*odunê es crotaphon*) ou « crotaphe » ; « pesanteur de tête » ou « carébarie » (*karêbaria*), ainsi que douleur « occupant une moitié de la tête » (*to hêmisu tês kephalês*). Selon Roselyne Rey, le Corpus emploie *odunê* et *algêma* de manière concurrente, avec une prédominance du premier terme sur le second. Alors que *algêma* est référé approximativement à un lieu (*peri kephalên*), *odunê* est qualifié, et rapporté précisément à un lieu affecté. Le Corpus hippocratique décrit les maux de tête par des expressions dont l'usage est codifié. Aux cinquième et septième livres des *Épidémies* (Hippocrate, 1846a, p. 250-253 ; Hippocrate, 1846c, p. 444-447), une description de ce qu'on appellera au xixe siècle « migraine ophtalmique » a été souvent remarquée : symptômes visuels, douleur violente à la tempe droite, s'étendant progressivement à la totalité de la tête, difficulté à ouvrir la bouche, soulagement par le vomissement. Ce tableau est considéré, par certains historiens actuels, comme une description de migraine avec aura. Mais le vocabulaire codifié reste difficilement transposable

dans la mesure où l'on ne sait à quoi, médicalement, correspondent les nuances que Roselyne Rey avait pourtant mises en
évidence : expressions variées des différentes douleurs de tête
qui se déploient à travers un système de périphrases, s'efforçant
de répondre à la richesse clinique.

HÉMICRANIA ET HETEROCRANIA

Étymologiquement, « migraine » et « hémicrânie » sont synonymes, à la différence près que le second terme a un usage strictement savant, tandis que le premier a des usages savant et
populaire. Les deux termes n'apparaissent pas, en France, à la
même époque.

Le français « migraine » vient du latin *hemicrania* (ou de *hemicranium* – d'un emploi plus ordinaire), par altérations du latin
médiéval : *hemigranea*, *hemigrania*, *migranea*, *migrana*. Ces
termes sont des emprunts tardifs au grec *hêmicranion* ou *hêmicrania* (de *hêmisus*, demi ; et *cranion*, crâne). Par un même mot, le
latin désigne à la fois un lieu (la moitié de la tête comme siège de
la douleur) et cette douleur même. Lorsqu'il fait usage de *hêmicraira* (de *kara*, tête), qui signifie aussi bien « moitié de la tête »,
que « douleur qui affecte cette moitié de la tête », le grec procède
d'une manière similaire. En revanche, *hêmicrania* renvoie à la
seule douleur – un autre terme, tantôt *hêmicraira*, tantôt *hêmi-
cranon*, désignant alors le lieu affecté.

Ce dernier ensemble de mots est couramment employé chez
Galien, qui introduit le terme d'*hêmicrania*, concurremment à
heterocrania – en usage également chez Arétée de Cappadoce
(milieu du Ier siècle après J.-C.).

Cassius Felix traduit le grec *heterocrania* par « douleur asymé-
trique des tempes » – douleur affectant inégalement les parties
droite et gauche du crâne. Étymologiquement, *hêmicrania* et
heterocrania sont à peu près équivalents. *Hêmisus* (moitié) est
dérivé de *hêmi* (demi). Quant à *heteros*, il signifie d'abord « un
des deux », avant de vouloir dire « un autre » ; on l'applique, en
particulier, à des organes doubles pour désigner l'un des deux
organes ; pour parler, par exemple, de « l'une des deux mains »,
ou de « l'un des deux yeux ».

> Le mal n'attaque qu'une partie, soit à droite, soit à gauche, de manière
> qu'il n'y a que la tempe, ou l'oreille, ou le sourcil, ou l'œil, ou la moitié
> du nez du même côté qui souffre, la douleur ne s'étendant point

au-delà. Lorsqu'elle est ainsi fixée dans une moitié de la tête, on l'appelle « hétérocrânie » (Arétée, 1828, p. 69).

Arétée semble désigner ainsi une douleur hémilatérale *fixe*, par opposition à une douleur qui, elle, serait susceptible de migrer d'un côté à l'autre. Il évoque, en effet, une autre sorte de douleur migrante, *qui n'est pas nommée* :

> Tantôt c'est le côté droit qui souffre, tantôt le côté gauche, le front, le sommet, et cela le même jour et d'une manière erratique [confuse] (Arétée, 1828, p. 69).

Si, abandonné par la tradition médicale, le mot « hétérocrânie » n'a pas eu de fortune, il n'est pas sans intérêt de remarquer qu'un autre terme, tardif, lui-même sans postérité, a prétendu désigner également un type de douleur *fixe* ; il s'agit de *monopagia*, que Valescus de Tarente, médecin de Charles VI, connu par ailleurs pour ses étymologies fantaisistes, fait dériver de *monos* (un seul) et de *pagis*, mot qu'il considère comme un équivalent du latin *pars* (partie) : l'adjectif *pagios*, en grec, signifiant en fait « fixe, solide », la *monopagie* ou *monopégie* était une douleur fixée en une seule partie de la tête.

HÉMICRÂNIE ET MIGRAINE

La concurrence entre « hémicrânie » et « migraine » est davantage constructible que celle entre *hêmicrania* et *heterocrania*. L'élément *hémi-*, emprunté au grec *hêmi*, servant à former des noms et adjectifs savants, et le nom *cranion* étant employé en son sens technique, le mot « hémicrânie » a primitivement un sens savant. D'après le *Grand Robert de la langue française*, il serait attesté, pour la première fois de manière significative, à la fin du XVIIIᵉ siècle, dans l'*Encyclopédie*.

Une occurrence – décalque du latin – dans la traduction française des *Institutions chirurgiques* de Jean Tagault ne saurait attester d'un usage réel, le mot restant absent du *Dictionnaire français-latin* de Robert Estienne, contemporain de la traduction, et absent au XVIIᵉ siècle du *Trésor de la langue française* de Jean Nicot. Il figure, cependant, dans la première édition des œuvres d'Ambroise Paré :

> Nous usons de ces remèdes [les vésicatoires] és douleurs de tête, hemicranies, epilepsies (Paré, 1575, p. 890).

Ces attestations isolées de la seconde moitié du xvie siècle signalent-elles une modification des représentations ? Pourquoi, disposant du mot « migraine » depuis plus de deux siècles, la pratique médicale se saisirait-elle d'un autre terme pour parler de la « même chose » ? Mais l'usage en reste restreint, et « hémicrânie » ne fait pas alternative, du moins jusqu'à la fin du xviiie siècle et au début du xixe siècle, où pendant une période de soixante ans il désigne alors une maladie. Après quoi, désignant un symptôme, il tombe relativement en désuétude.

Très antérieur, le substantif « migraine », au xiie siècle, exprime d'abord l'idée de « dépit ». Utilisé comme adjectif, au cours du xiiie siècle, dans des expressions comme « fièvre migraine » ou « goutte migraine » (Wartburg, 1952, p. 401), le mot acquiert un sens médical. Le substantif prend le sens médical de « douleur dans une moitié du crâne » au xive siècle [figure 1]. Ce double sens (« douleur dans une moitié du crâne » et « dépit ») perdure ; à côté du sens propre et médical, il existe en effet un sens figuré et familier :

> On dit de toute chose ennuyeuse et choquante qu'elle donne la migraine, pour dire du chagrin, qu'elle fait mal à la tête (Furetière, 1690, n. p.).

Sens figuré, d'ailleurs premier, qui transparaît en certaines expressions, comme « donner la migraine à une tête de bois » (l'expression serait d'Hippolyte Babou), laquelle, en argot des gens de lettres, signifie « être excessivement ennuyeux ».

Bien des noms de maladies ont des usages populaire et savant. Les titres de vaudeville « Madame a sa migraine », les proverbes « la migraine est le mal des beaux esprits », montrent que le mot « migraine » n'a pas eu un sens exclusivement médical. La richesse des représentations qu'il véhicule repose à la fois sur l'existence des deux sens historiquement distincts qui furent hérités, et sur la diversité des usages dont ils furent susceptibles. Analysant les expressions « avoir *le* rhume, avoir *un* rhume », Damourette et Pichon notent (et je remercie le linguiste Jean-Claude Milner pour m'avoir suggéré cette référence) que les médecins préfèrent dire « avoir *un*… », quand il s'agit d'un nom de maladie, tandis que l'article défini renvoie plutôt à des symptômes. Avoir « la » migraine signifie couramment « avoir mal à la tête ». Avoir « une » migraine a une valeur diagnostique. Avec qualificatif cependant (« avoir une migraine affreuse »), le sens redevient populaire.

Attestés chez Furetière, le verbe « migrainer », ainsi que son participe passé « migrainé », bien que rares, sont utilisés encore dans le *Journal* des Goncourt, et chez Proust dans *Le côté de Guermantes*, au sens de « donner la migraine » à quelqu'un, c'est-à-dire le « lasser », « fortement l'agacer ». L'adjectif substantivé « migrainé » (« des migrainés »), dans un article savant de Germain Sée, publié en 1887, doit-il alors s'entendre comme un équivalent de « celui à qui l'on a donné la migraine », ou implique-t-il aussi un effet de lassitude et d'agacement ?

Présent à la fin du xixe siècle, l'adjectif « migraineux » (« qui a des maux de tête », « relatif à la migraine ») prend parfois un sens actif : « qui donne la migraine ». Tout comme l'adjectif substantivé « migrainé », le substantif « migraineux » (personne sujette à la migraine), qui apparaît dans une thèse de médecine en 1866, est surtout employé dans des contextes médicaux (c'est le cas dans *Balthasar* [France, 1889, p. 138]). Quant aux composés, « anti-migraine » (1905), « antimigraineux » (1907), plus tardifs, ils sont indissociables des progrès de l'industrie pharmaceutique au début du xxe siècle.

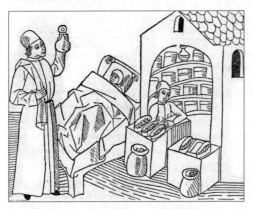

Figure 1.
« Le chef a dedans soi
une douleur que les physiciens
[les médecins]
appellent migrayne »
(Barthélemy l'Anglais,
Le Propriétaire en françoys,
1485, n. p.)

© BnF.

Le grec avait le couple *heterocrania/hêmicrania*. Le français dispose du doublet *migraine/hémicrânie*. Les synonymes en français usuel sont nombreux : « névralgie », dans la littérature du xixe siècle ; « mal de tête » ; « douleur de tête ». En langue technique : « céphalée », « céphalalgie » ont des sens qui varient et demandent une analyse du contexte précis où ils sont engagés. L'idée selon laquelle il y aurait des formes hétérogènes de maux de tête paraît une évidence linguistique. L'espagnol possède *jaqueca*, *migraña*. L'anglais *headache*, *megrim*, *migraine*, *bilious headache*, *blind headache*, *Sunday headache*, *Monday headache*, etc. L'allemand a *Migräne*, le pluriel *Kopfschmerzen*, ou les expressions « *der halbseitige Kopfschmertz* », « *der einseitige Kopfschmertz* ».

KEPHALALGIA ET KEPHALAIA ; CÉPHALALGIE ET CÉPHALÉE

Les termes savants les plus concurremment employés, depuis les xve et xvie siècles, ceux de « céphalée » et de « céphalalgie », s'imposent des classifications galéniques et pseudo-galéniques des douleurs de tête. L'*Introduction* et les *Définitions* distinguaient trois sortes de douleurs de la tête, *kephalalgia*, *kephalaia*, *heterocrania* (cette dernière étant une espèce de la seconde) :

> La céphalée est une maladie qui produit une douleur insupportable à la tête, en sorte que les oreilles bourdonnent, que les yeux rougissent et deviennent proéminents. Car les veines du front se dilatent en même temps que le visage rougit. Une douleur de tête qui n'est pas chronique est une céphalalgie. Celle qui est chronique est une céphalée. Si la tête souffre soudainement par une cause temporaire [*proskairos*], même si la douleur persiste plusieurs jours, on parle de céphalalgie. Mais quand la douleur s'installe dans la durée, qu'elle revient par périodes longues et fréquentes, que la guérison en est plus sérieuse et difficile, on parle de céphalée (Galien, 1830, p. 417).

La distinction entre céphalalgie et céphalée, comme chez Arétée, repose sur une *différence causale* qui, par suite, peut s'exprimer en une différence de durée et d'intensité. Un même découpage est adopté dans les *Lieux affectés*, mais à la place de l'*heterocrania*, apparaît une catégorie de malades, les *hêmicranicoï*, les « hémicrâniques ».

> Personne n'en peut douter, ce que les médecins nomment *céphalée* est la maladie de la tête. Car, pour faire bref, voilà ce qu'est cette maladie : une céphalalgie chronique, difficile à guérir, dont les plus vifs accès sont engendrés par des accidents minimes, au point que le malade ne peut supporter le bruit, les voix fortes, l'éclat de la lumière, le mouvement ; mais l'intensité des douleurs l'amène à s'étendre dans une chambre obscure et retirée [...]. Il est donc clair qu'il y a en cette maladie une facilité à souffrir de même nature que dans les accès céphalalgiques, mais qu'à leur différence, les parties affectées de la céphalée sont plus affaiblies [...]. Chez ceux qu'on a l'habitude de nommer *hémicrâniques*, la douleur concerne la moitié de la tête (Galien, 1824, p. 205-206).

Les textes à visée thérapeutique, comme la *Composition des médicaments*, différencient *kephalalgia*, *kephalaia*, *hêmicrania* :

cette dernière est une espèce de *kephalaia*, et n'a pas d'auto-nomie propre.

Les divisions des douleurs de la tête sont passablement refon-dues par la médecine méthodique de Caelius Aurelianus (pour autant qu'on puisse parler d'une école, le méthodisme existe avant Galien, mais Caelius Aurelianus appartient à l'Antiquité tardive – fin du IVe siècle ou début du Ve siècle) et par la médecine militaire d'Alexandre de Tralles (VIe siècle), médecines d'orientations fort différentes, mais qui touchant les douleurs de tête n'eurent, à la différence de Galien, que des ambitions pratiques.

Le méthodisme, d'abord, laissant de côté la considération de la cause et des choses obscures, fonde une médecine sur la « connaissance des communautés apparentes », c'est-à-dire non pas sur ce qui, en rigueur, apparaît (les phénomènes morbides), mais sur ce qui contraint l'assentiment du médecin, ce qui s'impose à lui évidemment. De même que le sceptique ne résiste pas à ce qui le pousse à boire ou à manger, de même le médecin méthodique reconnaît que telle évidence morbide oblige à tel traitement : quand une contraction s'impose, la dilatation est indiquée (les états morbides ont en commun des modifications de flux – vomissements, transpirations, sécré-tions – affectant durablement ou non le corps : le resserré [*stegnôsis*, *(ad)strictum*], le relâché [*rhoôdes*, *rhusis* ; *laxum*, *fluens*], l'entrelacs des deux [*épiplokê* ; *mixtum*]). C'est l'indica-tion [*endeixis*], que Pigeaud n'hésite pas à traduire par « mons-tration » : une saisie, un rapport immédiat entre la communauté et ce qu'elle exige ; non un fait d'observation répétée, ni une démonstration, pas davantage un signe, mais la saisie instan-tanée d'un rapport objectif, une intuition médicale, en laquelle la connaissance de la communauté et la connaissance de l'in-dication thérapeutique ne sont pas disjointes, mais forment un seul et même moment. Renonçant à l'essence d'une maladie et à la recherche de sa cause, les méthodiques cherchent aussi loin que les mots, ce qui est dit des choses apparentes.

Les étymologies, chez Caelius Aurelianus, autorisent donc un classement. Il y a ainsi plusieurs sortes de douleurs de tête : des *céphalalgies*, maladies aiguës qui se caractérisent par leur célé-rité et la présence de fièvre ; des *céphalées*, maladies chroniques nées du froid, de la chaleur du soleil, ou de veilles continues, et qui se divisent, selon le lieu, en hémicrânie (lorsque la moitié de la tête est affectée) ou en crotaphe (lorsque les tempes seules sont affectées). S'inscrivant à la différence des maladies aiguës dans la mémoire corporelle et laissant des traces, les maladies chroniques requièrent, pour guérir, un renouvellement complet du corps. Le traitement des différentes céphalées (hémicrânie aussi bien) exige une prise en charge totale du patient. L'art médical doit faire varier en même temps l'ensemble des conditions morbides. Il n'y a pas de médication ponctuelle contre l'hémicrânie, pas de médicament spécifique ; tout traitement est un traitement de fond. D'où le nom de *métasuncrisis* (qu'on traduit par « composition à rebours »), pour désigner le changement radical qui, concernant à la fois le corps et les activités de la pensée, permet le retour à la santé.

Tournée vers la seule thérapeutique, la médecine d'Alexandre de Tralles, elle, livre, au contraire, le détail des causes des maladies, à la différence de ce qu'il en est chez les méthodiques. Le couple galénique de la céphalalgie et de la céphalée lui paraît insuffisant à la description des nombreux signes. Une tripartition s'impose de l'expérience : céphalalgie, céphalée, hémicrânie. Mais la considération des causes n'implique, ici, aucun principe d'économie : la variété des signes est riche ; et les causes qui en rendent compte sont si complexes qu'il est nécessaire de les multiplier *en vue de la pratique* : il faut envisager les causes procatarctiques[1] et les causes synectiques (c'est-à-dire les causes circonstancielles et les causes « internes »), dans le cas de la céphalalgie ; pour la céphalée, il faut considérer l'inflammation chronique de la membrane péricrânienne ou des méninges, l'obstruction, la pléthore, l'âcreté des humeurs, le déséquilibre de chaleur qui produit un affaiblissement chronique de la tête, l'attirance par la tête, à la façon d'une ventouse, des déchets des parties inférieures ; et pour l'hémicrânie, il faut prendre en compte les causes locales (certains déchets, conservés ou fabriqués se résolvent en gaz et irritent les parties affectées) et les causes générales (état de l'estomac qui, par sympathie, agit sur la tête : mauvaise digestion, dyscrasie chaude bilieuse, ou froide flegmatique).

Aussi éloignées qu'elles soient, ces médecines se caractérisent par une *hypertrophie* de la pratique, laquelle sert de guide pour distinguer les différentes douleurs de tête.

Les distinctions gréco-latines ont subi encore des bougés, dans les médecines arabe et perse au moins. La *localisation*, qui n'était pas sans importance dans la médecine grecque, devient décisive pour la classification. Les maux de tête se pluralisent. Un genre se fait jour, celui des « douleurs de tête », dont les différents

---

1. On trouvera, en fin d'ouvrage, un lexique.

maux sont des espèces. La médecine arabe en effet introduit un terme : *al-ṣudā'*, transcrit par le latin *soda*. De sens très général ce mot qui équivaut au mal de tête, à la douleur de tête, se traduirait aujourd'hui volontiers par « céphalée ». Au livre III du *Kitāb al-Qānūn fī al-ṭibb,* Ibn Sīnā distingue les douleurs de tête par la localisation :

> Les douleurs de tête [*ṣudā*] se divisent selon le lieu. Quand la douleur est localisée dans une partie latérale de la tête, et qu'elle est habituelle, on parle d'hémicrânie [*šaqyqa*] ; quand elle est située à l'avant, ou à l'arrière, ou quand elle affecte la totalité de la tête, qu'elle est habituelle et indivisible, on parle d'œuf [*baydah*] et de casque [*hwda*], par analogie avec le casque [lequel casque est appelé « œuf » [*baydah*] des guerriers, qui enveloppe la totalité de la tête (Ibn Sīnā, 1593, p. 292) (Avicenne, 1473).

Seul le lieu affecté demeure un critère de classement. Il semble, par ailleurs, que les traducteurs ont perdu de vue les termes grecs initialement utilisés. Le choix des mots *baydah* et *hwda* suscite des mésententes : l'*œuf* et le *casque* seront parfois considérés comme des formes spéciales de douleurs de tête, alors qu'ils ne désignent vraisemblablement qu'une « céphalalgie » ; on en vient à distinguer l'*œuf* du *casque*, alors qu'Avicenne les donne comme synonymes.

À la fin du Moyen Âge, la différence entre *cephalalgia* et *cephalaea* s'amoindrit ; les deux termes peuvent même être considérés comme équivalents, dans la mesure où deux types de classement se superposent – un classement selon l'intensité et la périodicité (issu de la tradition galénique), et un classement selon la localisation (issu de la tradition arabe) : or, du point de vue d'un classement par stricte localisation, *céphalalgie* et *céphalée* n'ont pas de raison d'être distingués. Lorsqu'il y a distinction, *céphalée* est plutôt employé pour nommer une douleur ancienne, récurrente, ou une douleur violente, tandis que *céphalalgie* est volontiers réservé à la désignation d'une douleur récente, ou qui ne récidive pas, ou qui est faible.

Voici, par exemple, parmi les efforts pour homogénéiser les deux types de classement, les définitions que propose Hoffmann :

> La douleur de tête se distingue selon le lieu qu'elle occupe, et selon l'intensité et la périodicité, d'où elle tire des noms différents, en fonction des auteurs. Quand elle est légère et qu'elle occupe seulement une partie de la tête, elle est dite « céphalalgie » ; si elle est chronique, intense, et si elle occupe la totalité de la tête, elle se nomme « céphalée » [...]. Il arrive le plus souvent qu'elle siège d'un seul côté, l'autre étant non douloureux et en bonne santé ; c'est ce que les

Grecs appellent « hémicrânie » [...]. Quelquefois encore, elle se fixe au sommet de la tête en un lieu circonscrit [...], c'est ce qui est désigné sous le nom de « clou » (Hoffmann, 1748, p. 247-248).

L'*Encyclopédie*, qui ne comporte que les articles « Céphalalgie », « Migraine », « Hémicrânie » (lequel renvoie à *Migraine*), convie à des définitions semblables. Les variétés de la céphalalgie renvoient à la pléthore (excès de sang), à un déséquilibre des humeurs, à un mode de vie excessif (excès des femmes et de l'étude) ; expressions d'un spasme, d'une violence rentrée, psychique et physique, les douleurs de tête caractérisent le mode de vie sédentaire, le tempérament colérique (Menuret de Chambaud, 1765a), mais leurs causes ne sont pas utiles au classement. Bien que la « céphalée » ne fasse pas l'objet d'un article à part, elle est ainsi définie :

> Lorsque cette douleur est permanente et sans interruption, [...] on l'appelle céphalée : alors les symptômes sont bien plus violents ; ce n'est plus, comme dans la céphalalgie, un mal qui n'occupe qu'une partie de la tête, il devient durable et difficile à guérir ; le malade a peine à supporter le moindre bruit ; la lumière lui devient insupportable ; tous les membres et les parties nerveuses sont dans une tension si violente, que la douleur occupe toute la tête (Vandenesse, 1752 [daté 1751], p. 831).

Douleur légère et passagère n'occupant qu'une partie de la tête, la *céphalalgie* se distingue de la *céphalée*, douleur durable et violente de la totalité de la tête. La céphalalgie se divise, elle-même, en *migraine* lorsqu'un côté de la tête est affecté, et en *clou*, lorsque la douleur atteint le sommet de la tête. Les termes sont quasiment inversés par rapport aux divisions antiques, dans lesquelles l'hémicrânie était une espèce de la céphalée. Désormais, l'hémicrânie ou migraine est une espèce de la céphalalgie. Alors que dans l'Antiquité et au début du Moyen Âge, la céphalalgie était, indistinctement avec la céphalée, douleur de la totalité de la tête, elle devient, ici, douleur d'une partie de la tête.

Un exemple, pris au XIXᵉ siècle cette fois, montre le nominalisme auquel certains médecins avaient pu parvenir. Un seul terme, substitué à tous les autres, se subdivisa alors en autant d'espèces que l'expérience nécessitait. La première édition du *Dictionnaire de médecine* ne consacre aucun article à la céphalée (ni à l'hémicrânie ni à la migraine) : l'unique article, de Georget, porte sur la céphalalgie, laquelle se subdivise en céphalalgie aiguë (subordonnée à l'action d'une cause passagère), céphalalgie chronique (ou céphalée, persistant indépendamment des causes qui l'ont provoquée, et se distribuant en céphalée continue ou en céphalée intermittente – migraine), et céphalalgie symptomatique. La céphalalgie n'est que le *nom* donné à la sensation de douleur lorsqu'elle concerne le crâne, que cette sensation soit celle d'un éclatement, d'un coup de marteau, d'une chaleur, d'un bouillonnement, d'un sifflement, d'un bourdonnement, d'une compression, d'un percement, etc. Chacun des noms est le résumé d'une description fondée sur l'autodiagnostic, avec ce que cela emporte de la part d'un patient non savant, l'usage de métaphores. Dans la perception douloureuse, le sujet possède une sorte de sens intime, qui le rend capable de se représenter lui-même « souffrant ». La céphalalgie se définit ainsi comme une « *perception cérébrale* ». Malgré le recours à la langue commune, l'autodiagnostic se légitime (et il est remarquable que bien des médecins débutent leurs travaux sur la migraine par le récit de leur propre maladie) : le patient sait, d'un savoir certes imparfait, ce dont il souffre ; du moins *perçoit-il consciemment*, puisque c'est la définition même de sa douleur, ce qu'il sent douloureusement. L'hémicrânie (populairement « migraine ») est le nom que les médecins donnent à cette variété de la céphalalgie se manifestant d'un seul côté de la tête, et accompagnée d'éblouissements, de vertiges, de tintements, de bourdonnements d'oreille, d'abattement, d'indifférence ou de tristesse, d'agitation, d'incohérence, de frissons, de crampes, de convulsions (Georget s'occupant, en effet, surtout d'aliénés, a affaire à des hémicrânies précédant des affections cérébrales graves, ou à des symptômes d'affections syphilitiques, d'hystérie, d'hypocondrie).

Autres termes populaires et savants

Certains termes savants ont été peu utilisés : *hémialgie* (1878), *céphaloponie* (« douleur, vice, mal de tête » : du grec *ponos*, douleur) (1792), *crotaphe* (« douleur aux tempes », calque du grec). *Carébarie*, *gravedo*, *pesanteur de tête*, synonymes (le premier terme calquant le grec, le second le latin, et le troisième étant la traduction des deux premiers), sont préférablement employés à *lourdeur de tête*. Strictement savant, *céphalodynie* désigne un rhumatisme épicrânien.

L'importation et la domestication de termes populaires par un discours savant ne semblent pas être un mode de fonctionnement ordinaire. Par le biais de la traduction de l'arabe, la reprise, un temps, de termes populaires à valeur descriptive, comme « clou », « œuf »,

« casque », par la langue médicale (termes qui disparaissent au cours du xixᵉ siècle) reconnaît, cependant, un statut à l'expérience propre du patient. Le « clou », du latin *clavus*, décrit une douleur en un point de la tête, particulièrement en son sommet (comme si un clou était planté en elle), douleur accompagnée d'une sensation thermique (froid le plus souvent, chaleur parfois). Du latin *ovum*, l'« œuf » décrit, non plus comme le veut la tradition arabe, le casque recouvrant la totalité du crâne d'un guerrier, mais une douleur de la grosseur d'un œuf. Le « casque » eut, lui, un étrange destin. Jadis en usage, il disparut des dictionnaires ; puis il reparut, avec l'étude de la neurasthénie, à la fin du xixᵉ siècle (« casque de la céphalée neurasthénique »). On parle aujourd'hui de « céphalée en casque » à propos des céphalées de tension.

La multiplication des termes, la complexification des significations ont connu un apogée au cours des xviiᵉ et xviiiᵉ siècles, siècles des classifications par excellence, où apparaissent, en même temps que les nomenclatures botaniques qui servent de modèles, plusieurs classifications de maladies : celle de Linné, celle de Boissier de Sauvages. Jugée pleine de confusions, cette dernière n'a pas tant pour vocation de réaliser une nomenclature systématique, claire et distincte, que de répertorier des usages.

Aiguë ou brève, la céphalalgie se divise en : 1) céphalalgie pléthorique ; 2) céphalalgie stomacale ; 3) céphalalgie fébrile ; 4) céphalalgie pulsatile ; 5) céphalalgie intermittente ; 6) mal de tête des femmes enceintes ; 7) céphalalgie inflammatoire ; 8) céphalalgie catarrhale ; 9) céphalalgie anémotrope (due au vent et à l'insolation) ; 10) céphalalgie hystérique ; 11) céphalalgie métallique (liée au travail des métaux).

Douleur durable de la tête entière qui s'exacerbe à la moindre occasion, la céphalée se divise en : 1) céphalée vérolique ou syphilitique ; 2) céphalée par acidité ; 3) céphalée arthritique ; 4) céphalée fébrile (« hémicrânie par fièvre intermittente ») ; 5) céphalée mélancolique ou hypocondriaque ; 6) céphalée polonique (qui se manifeste par un enchevêtrement des cheveux, voire des poils, gras et infestés de poux) ; 7) céphalée séreuse.

Douleur violente, souvent périodique, affectant l'un des côtés de la tête, principalement les tempes, le front, les yeux, la migraine enfin comporte dix espèces : 1) la migraine oculaire ; 2) la migraine odontalgique ; 3) la migraine sinuale (par obstruction du sinus frontal) ; 4) la migraine coryzale ; 5) la migraine hémorroïdale ; 6) la migraine hystérique (« clou hystérique ») ; 7) la migraine purulente (par blessure à la tête) ; 8) la migraine insectale (causée par un insecte dans les sinus frontaux) ; 9) la migraine néphralgique (due à un calcul dans les sinus) ; 10) la migraine lunatique (liée aux phases de la lune).

Ces fastidieuses énumérations, qui relèvent des états divers de la langue, aident à constituer une histoire du vocabulaire médical et un état des traditions populaires. La question des douleurs de tête y apparaît comme une affaire de nomination et d'usage.

*

Un médecin ne peut pas ne pas se demander ce qu'il en est des usages de langue chez ses confrères, et des usages de langue chez ses malades. Comment, d'habitude, les médecins nomment-ils telle chose ? Quels noms les patients eux-mêmes donnent-ils à telle sensation ou symptôme, et pourquoi ?

Au début du XIXe siècle, Chomel explique qu'il est inutile de définir la douleur migraineuse, chacun sachant ce qu'elle est. Seule une enquête sur ses noms présente un intérêt, car les caractères de la douleur prennent un nom particulier en fonction du sentiment éprouvé : la douleur est dite « tensive », si l'on éprouve de la distension ; « gravative », si l'on ressent de la pesanteur ; « pulsative », si les battements dans la tête sont isochrones aux battements du cœur ; « térébrante », lorsqu'on éprouve qu'un vilebrequin pénètre dans le corps ; la douleur est dite « céphalalgie » si la tête entière est douloureuse ; « hémicrânie » ou « migraine », si un seul côté fait mal (Chomel, 1856, p. 159-161). Les usages du vocabulaire sont donc décisifs à l'établissement d'un diagnostic. S'interroger sur une maladie, c'est s'interroger d'abord sur les noms que les médecins lui ont donnés, sur les noms dont les malades usèrent, sur le pourquoi de la nomination.

Il y a là un double présupposé concernant la langue elle-même : la médecine suppose que la langue n'est pas arbitraire ; que ce qui est dit des symptômes est de quelque façon contraint. Elle suppose encore que la langue commune dit « juste ». La langue médicale n'est pas seulement obligée de composer avec la langue commune ; elle lui reconnaît, en son ordre, une pertinence descriptive ; elle lui fait confiance. Mais précisément parce que la langue n'est pas arbitraire, et qu'elle enveloppe diverses représentations individuelles et collectives, le vocabulaire médical manifeste aussi cette hétérogénéité.

CHAPITRE 2

LETTRES ET FORMULES
(quelques techniques et gestes de l'ancienne pharmacie)

L'histoire des traitements de la migraine relève de l'histoire des techniques. Elle exprime les gestes et les routines d'une profession, et parle d'un métier avant de parler d'un savoir. Si, à travers les formules d'un remède, les conseils de régime ou d'hygiène, il y va de la répétition d'un geste, de son acquisition et de sa transmission, ces thérapeutiques ne sont cependant pas éloignées des soucis de nomination précédemment évoqués. Car le nom est, dans l'ancienne pharmacie s'occupant des douleurs de tête, indicateur d'un traitement spécifique. Le nom et le geste renvoient à une « formule » pharmaceutique, correspondant à un remède. Cela ne veut pas dire que toute forme de savoir est étrangère au geste technique. Il est possible de séparer la technique de la science, sans pour autant la disjoindre de toute pensée. Il est, en effet, difficile de disjoindre, rigoureusement (pour cette période de l'histoire des techniques, en tout cas), les techniques de la médecine savante et les pratiques de la médecine populaire ; car celles-ci, issues de formes dégradées d'un savoir ancien véhiculé en un public non savant, peuvent constituer un savoir neuf, susceptible d'être réutilisé à d'autres fins (Peter & Revel, 1974). Il en irait ainsi de toute forme d'expression populaire, de pratique quotidienne : issues de stratégies, de cultures, elles s'accompagnent de soumission, de rêves, de refus (Farge, 1997), c'est-à-dire avant tout de pensées. On a du mal, alors, à les opposer brutalement aux dispositifs savants.

Comme il ne saurait être question de dresser un catalogue de formules, on signale quelques-unes des opérations de la pratique quotidienne. Mettant généralement en œuvre un régime, une hygiène (gymnastique, bains, promenades, voyages, jeux de l'esprit et du corps), le traitement des douleurs de tête vise à éloigner les ennuis, les colères, les soucis, les excès de sensations, et à éviter la pléthore et la mauvaise digestion. Il s'accompagne de médicaments locaux (ou topiques). Et s'adresse ainsi au corps en général, à la douleur en particulier, aux passions colériques et chagrines dont la vie migraineuse s'entretient.

PERCER, OUVRIR, AGITER

Originaire de Cappadoce, appartenant à l'école pneumatique, Arétée, qui vécut sans doute avant Galien, au milieu du Ier siècle, aurait étudié à Césarée. Son traité de médecine, un manuel peut-être, qu'on appelle *Sur les signes, les causes et la cure des maladies aiguës et chroniques*, se divise en deux parties consacrées à la symptomatologie et à la thérapeutique. Selon Arétée, dont le stoïcisme est bien établi, la maladie arrive par dyscrasie – mélange disproportionné des éléments du corps que maintient ensemble le souffle vital ou *pneuma*. À la fois souffrances du corps et troubles de la pensée, les maladies chroniques, particulièrement, diminuent peu à peu les forces. Jamais elles ne sont guéries avec certitude : la moindre occasion les fait renaître. Elles invitent au courage, à la patience : les médications désagréables, longues et pesantes, rendent une vie « normale » impossible. Il arrive même que les malades leur préfèrent la mort. C'est dans la cure de ce type de maladies qu'on reconnaît l'*arété* du médecin, sa compétence, sa capacité à varier les remèdes, et à consoler.

La cure de la céphalée est essentielle, car la tête est essentielle à la vie. Mais le traitement qui vise à rétablir l'*eukrasia* (le mélange convenable des éléments) n'est pas spécifique du type de céphalée ; il s'emploie aussi pour l'hétérocrânie. Les évacuations constituent une des étapes pour faire disparaître la douleur, car le *pneuma*, le souffle vital, est transporté dans le sang – l'autre étape consistant à soutenir, fortifier le corps par une hygiène et un régime adaptés.

Voici un aperçu du désagréable traitement des douleurs de la tête.

On ouvre la veine frontale pour retirer jusqu'à une cotyle (0,27 l) de sang. On rase la tête, on pose une ventouse à son sommet, une ventouse entre les épaules, avec de profondes scarifications. Pour évacuer, par ailleurs, la pituite par les selles, les narines, la bouche, on utilise des potions cathartiques et des clystères. On a recours aussi aux sternutatoires. On fait saigner les narines à l'aide d'un *katadion* (sorte de bistouri), d'une *toryne* (cuillère de bois), ou d'un tuyau de plume d'oie en forme de scie, qu'on introduit jusqu'à l'os ethmoïde (situé dans la partie médiane de la base du crâne), qu'on tourne et agite. Après avoir tiré une demi-cotyle de sang, on arrête l'hémorragie avec une éponge trempée dans l'oxycrat (mélange d'eau et de vinaigre) ou en introduisant dans les narines des poudres astringentes.

On lave la tête à l'eau chaude, on cautérise au fer rouge. Sur les escarres superficielles, on applique un cérat de rose ; sur celles qui sont profondes, on met une bouillie de lentilles avec du miel. On incise également la peau au niveau de la suture coronale, on enlève l'os jusqu'au diploé (c'est-à-dire les tables de tissu compact dont les os sont formés), on laisse cicatriser. Enfin, on peut percer le crâne jusqu'aux méninges.

Durant la convalescence : gymnastique, friction des extrémités et de la tête ; utilisation de moyens irritants pour déterminer l'afflux des humeurs. Le régime demande de manger modérément, de boire de l'eau, des vins blancs légers. Les promenades se font le matin, après la selle ; le soir, après le repas ; en ayant soin d'éviter le vent et le soleil. Les plaisirs vénériens sont déconseillés. La vie en pays chaud et sec, les voyages en mer, les baignades sont recommandés.

L'INVENTION DU TRAITEMENT DE FOND

Appartenant à l'école méthodique, Caelius Aurelianus, né en Afrique, aurait exercé son activité dès la fin du IVe siècle ou au début du Ve siècle. Les maladies chroniques, à la différence des maladies aiguës qui se résorbent seules, réclament de l'habileté et de l'expertise : fondée sur une série de périodes et de cycles, la thérapie implique une prise en charge minutieuse. En vertu de la règle des contraires, le médecin resserre ce qui est trop relâché, relâche ce qui est trop resserré, toutes les conditions devant varier en même temps pour que revienne l'état de santé. Le migraineux doit être pris en charge en totalité : ce n'est pas la tête qui est

malade, mais le corps entier, et les pensées aussi bien. Le traitement procède par gradation.

1) La première période, rituel d'abstinence de trois jours, se
divise selon la sévérité de la douleur.

a) Quand la douleur est légère : le patient est allongé dans une
pièce fraîche, obscure, la tête surélevée. Calme et jeûne pendant
trois jours. On frictionne les membres. Sur le front, on pose un
cataplasme à base de substances astringentes.

b) Quand la douleur est modérée : le malade est placé dans
une pièce vaste, chaude, non brillante. On fomente les parties
affectées avec des vêtements de laine, et de l'huile d'olive. On
applique des vessies chaudes. On touche avec douceur les
parties douloureuses.

c) Quand la douleur est sévère : on pratique la saignée, à la
fin des trois jours, sur le bras (si la tête entière souffre), ou sur le
côté opposé à la douleur. On fait boire au patient un verre d'eau
chaude. À la fin des trois jours, onction avec de l'huile d'olive
douce et chaude. Reprise de la boisson et de la nourriture.

La douleur de tête légère exprime un relâchement du corps,
et indique donc des moyens resserrants, comme le froid et les
astringents. La douleur sévère, en revanche, témoignant d'un état
trop resserré du corps, exige, elle, des médications relâchantes :
chaleur, fomentations, saignée – qu'on ne pratique guère avant le
troisième jour.

2) Si les douleurs ne décroissent pas, on entre dans une seconde
période de trois jours où le recours à l'hygiène et au régime devient
décisif : on ne parle plus de douleur, mais de maladie.

a) Quand la maladie est installée : on rase les parties affectées pour autoriser une évaporation des parties plus profondes
qui auront été préparées avec des cataplasmes ; on pose des
ventouses sèches pendant l'attaque, scarifiées pendant la rémission ; et on applique les fomentations.

b) Quand la maladie décline [declinatio] : on recourt aux
emplâtres et aux cataplasmes. La nourriture doit être simple et
variée. Après les exercices en chaise à porteurs qui relâchent le
corps, on recommande la marche, les onctions, les fomentations.
Si la phase de déclin est certaine : on prescrit les bains. À la fin
de cette seconde période de trois jours, on donne du vin avec
de l'eau. On prendra certaines précautions aux heures habituelles
des accès : éviter l'exposition au soleil, les indigestions, l'amour,
le vin, la consommation d'aliments trop durs ou trop assaisonnés,
les bains trop chauds, les angoisses.

3) Durant entre treize et dix-sept jours, le cycle qui suit, « cycle résomptif » ou cycle de restauration des forces du malade, est propre à la phase chronique de la maladie. Pendant les attaques, la céphalée est traitée comme une maladie aiguë. Pendant les rémissions, on restaure les forces du patient en procédant avec vigueur : lors des promenades en chaise à porteur ou en voiture couverte, le mouvement doit être régulier, et les conditions climatiques modérées. La marche est lente au début, puis vive : cette progression vise à réhabituer le corps au mouvement.

Quand la douleur a disparu, on prescrit une gymnastique à la fois corporelle et spirituelle, la lecture à voix haute pendant la marche, pour les patients qui aiment l'étude. Puis, des exercices physiques, des massages. On lave le visage, fomente les membres. On prescrit les bains. Quand le corps est apaisé, on donne de l'eau et de la nourriture digeste [*mesê hylê*]. On relâche l'esprit [*laxatio animi*] avec des jeux, des plaisanteries. Voici comment, pour la nourriture, on procède graduellement : abstinence le premier jour ; le second jour (pendant deux ou trois jours) : on donne la moitié d'un pain, des végétaux, des aliments légers du règne animal ; le quatrième ou le cinquième jour (pendant trois ou quatre jours) : on ajoute un tiers de la moitié d'un pain à une moitié de pain, de la viande de volaille ; pendant trois ou quatre jours encore : on ajoute un nouveau tiers d'un demi-pain à la ration précédente, du lièvre ou du chevreuil ; après trois ou quatre jours enfin : un pain entier, du porc légèrement assaisonné. On procède à la même gradation pour le vin et pour les exercices.

Le cycle résomptif qui prépare au cycle métasyncritique doit être mené avec art, car c'est de lui que dépend le succès du cycle métasyncritique qui suit. Il inaugure, par ailleurs, le traitement spirituel, même si, dans les deux périodes précédentes de trois jours, le calme de l'esprit était déjà requis. La *laxatio animi* ou relaxation de l'esprit comporte des distractions et des exercices. Il s'agit d'inscrire, par le cycle résomptif, dans l'esprit comme dans le corps, des habitudes neuves.

4) Dernier moment du traitement, mis en œuvre pendant les phases de rémission, le cycle métasyncritique [*cyclus metasyncriticus* ou *recorporativus*] qui vise à régénérer le corps, en mettant en œuvre des moyens énergiques, se compose des cycles qui reprennent les étapes précédentes.

a) Le premier jour de la première période (une quinzaine de jours), on prescrit l'abstinence. Le second jour et pendant deux ou trois jours : des exercices passifs en chaise à porteur, des onctions, des bains ; le régime est composé d'aliments assaisonnés, que les Grecs nomment *drimyphagia* ; on recommande la consommation de vin. Le jour suivant et pendant trois ou quatre jours : une moitié de pain à laquelle on ajoute un tiers d'une autre moitié de pain, de la nourriture douce (végétaux, cervelle, poisson tendre) – soit un régime de classe moyenne facilement digeste. Le jour qui suit et pendant trois ou quatre jours, on ajoute un tiers d'une moitié de pain à la ration précédente et on entame un nouveau régime, composé de volailles et de fruits. Les derniers jours de cette période, un nouveau régime est mis en place : avec pain entier, porc et légumes.

b) La seconde période de la métasyncrise doit provoquer le vomissement. Le premier jour : de l'eau, peu de nourriture. Le second : faire de l'exercice et faire vomir le malade pour que son corps se relâche, avant d'opérer un resserrement par le sommeil. Le jour suivant et pendant deux ou trois jours : du repos, des bains, de la nourriture de classe moyenne.

c) Si l'état s'améliore, si la rémission paraît assurée, et si le patient a assez de force, on tente le cycle métasyncritique complet : faire vomir, donner des aliments marinés [*drimyphagia*], et des aliments de la classe moyenne.

En complément, utiliser des remèdes locaux de plus en plus violents ; raser la tête dans le sens du cheveu, puis à contre-poil jusqu'à ce que la peau devienne rouge ; la baigner ; la frotter vigoureusement avec du nitre en poudre ; appliquer des charbons brûlants. Le lendemain : appliquer des ventouses scarifiées sur le dos, les épaules, la tête ; et les enlever brutalement ; appliquer un *dropax* (emplâtre fort adhérent, également préconisé par Arétée) sur les jambes, la poitrine, le dos ; puis sur la tête, les muscles des mâchoires ou les tempes, le cou, le menton, et sous la gorge ; tirer légèrement la tête ; ordonner un bain. Cela, afin que la tête soit ramollie et relâchée. Ordonner des exercices vocaux ; prescrire sinapismes et sternutatoires ; appliquer les topiques et les emplâtres émollients. Chaque remède local est corrélé à un type de régime. On use aussi des affusions d'eau chaude puis froide. Après quoi viennent les eaux naturelles en bain couvert ou en boisson. Quand tout est inutile enfin, on ordonne l'ellébore : son action violente ouvre le corps ; on donne, après, des nourritures cuisinées pour qu'une matière nouvelle remplace l'ancienne. On envoie le malade aux eaux minérales, ou on l'envoie faire de longs voyages en mer. On n'oublie pas, une fois encore, de pratiquer la *laxatio animi*, contre la *mentis intensio* (ou tension de l'esprit), qui resserre la tête.

TRAITER SELON LES CAUSES

Alexandre de Tralles aurait été chirurgien en chef des armées de terre et de mer sous Justinien et Théodora, avant de se fixer à Constantinople, où il aurait eu une clientèle socialement élevée. S'il emprunte à des écoles variées, si sa médecine entièrement pratique paraît peu intelligible au lecteur d'aujourd'hui, Alexandre de Tralles modifie durablement les thérapies des douleurs de tête, qui doivent désormais prendre en compte la grande diversité des causes produisant les multiples signes cliniques.

La thérapie de la céphalalgie varie en effet en fonction de l'étiologie. Huile de rose, emplâtres, onguents, pastilles soignent les céphalalgies chroniques. Dans le cas d'une inflammation du foie, on ajoute un régime aux médications externes. Les médicaments réchauffants guérissent les céphalalgies dues au froid. Les purgatifs, l'alimentation rafraîchissante, les bains, les onctions, la consommation d'eau sont préconisés contre l'excès de bile. La purgation convient dans les maux de tête causés par un amas humoral à l'entrée de l'estomac.

La thérapie de la céphalée envisage, elle aussi, plusieurs cas : s'il y a pléthore générale, il faut purger ou saigner ; si par contre, la tête seule est malade et attire les déchets du ventre, alors purgation et saignée sont déconseillées – et si des humeurs froides sont retenues en elle, on pratique des embrocations et des frictions. Dans le cas d'humeurs chaudes et bilieuses, on recourt aux affusions d'huile de rose, aux diaphorétiques (médicaments qui augmentent la sueur), aux bains, aux frictions de la tête et aux sternutatoires. Lorsqu'il y a constipation, on utilise la purgation. Alexandre de Tralles préconise également les hypnotiques et les anodins.

Quant à l'hémicrânie, en fonction de l'origine locale ou générale, il faut appliquer les topiques, ou pratiquer les évacuations (par purgation ou phlébotomie). En cas de dyscrasie froide (excès de flegme), on use de fomentations de vin mélangé à de l'huile, on applique des emplâtres, et on préconise une nourriture et des boissons échauffantes et tonifiantes ; des pilules à la coloquinte et à l'euphorbe purgent les malades et renouvellent les humeurs. Dans le cas d'une dyscrasie chaude, par excès de bile, on fait usage de pain trempé dans l'eau tiède ; l'alimentation doit être humectante ; les bains sont tempérés.

LES CÉPHALIQUES

Si, à partir du Moyen Âge, prolifère une grande quantité de douleurs de tête, les médecins disposent aussi d'une multitude de remèdes aux propriétés parfois redondantes. À côté du régime, de l'hygiène qui, depuis l'Antiquité, ont été mis en œuvre, les douleurs de tête requièrent un principe thérapeutique propre. Apparaît une classe spéciale pour traiter les maladies de la tête : les *spécifiques* supposent que chaque remède a une analogie propre avec une partie du corps, si bien que les formules sont une *lettre* que l'on adresse à chaque organe (Desbois de Rochefort, 1789, vol. 2, p. 227). Principalement constitués de substances légèrement aromatiques (baumes, camphres, eaux distillées de tilleul, d'orange, de sureau), les *céphaliques* ne conviennent pas toujours aux violents maux de tête, à cause de leur odeur. S'ils agissent sur le cerveau et les nerfs, ils guérissent aussi bien l'épilepsie, la manie, la paralysie, les douleurs, l'imbécillité, etc. :

> Les *médicaments* qui rendent le *fluide nerveux* de la tête plus amical et bienveillant aux membranes qu'il affecte habituellement sont de ceux qu'on appelle communément *céphaliques*, dont les particules sont suffisamment actives et suffisamment ténues et subtiles pour traverser le *sang* sans agitation ni désordre ; pénétrant ensuite le fluide nerveux, elles le mettent doucement en mouvement, et causent un élargissement des conduits nerveux jusqu'à ce que les *esprits animaux* projettent plus librement leurs rayons sur chacun des corps tant *sensibles* que *mobiles* et lui donnent souffle sans défaut, sans spasme, ni contraction irrégulière. Les remèdes de ce genre, bien qu'ils ne se montrent pas toujours efficaces, viennent souvent à bout de certaines céphalalgies qui ne sont pas trop invétérées, et ils viennent en aide parfois à d'autres, aussi opiniâtres soient-elles. Plus loin, ceux même qui sont prescrits avec succès pour les *douleurs de tête* le sont aussi pour les maladies du *cerveau* et *du genre nerveux*, et vice versa, ceux qui sont utilisés contre celles-ci le sont aussi contre celles-là ; en d'autres termes : leurs vertus déployées dans l'encéphale contre l'*apoplexie*, la *paralysie*, la *léthargie*, et d'autres maladies affines, sont utiles encore à l'intérieur des *fibres motrices* contre les *spasmes* et les *mouvements convulsifs* ; au reste, répandant leurs vertus à l'intérieur des *fibres sensitives*, elles viennent souvent au secours des *douleurs* (Willis, 1681, p. 148-149) (Willis, 1683, p. 117).

En sorte que « spécifiques », ils ne sont toutefois pas « propres » aux douleurs de tête. Pour anesthésier la douleur, diminuer la sensibilité, ou arrêter les convulsions, dans le cas notamment des hémicrânies opiniâtres consécutives au travail des métaux, on fait usage d'*anodins*, de *calmants*, d'*antispasmodiques* : fleurs de bouillon blanc, sureau, coquelicot, tilleul, muguet, en infusion.

On peut, au contraire, vouloir exciter une douleur nouvelle et plus forte en un autre lieu, ou produire une stimulation d'un autre genre (Rey, 2000). La *technique du moxa* est l'application de la base d'un cône de coton ou de laine sur la partie douloureuse, et la combustion de la pointe. Pratiquée depuis l'Antiquité, l'*ustion* consiste à inciser et à mettre à découvert une partie du crâne, pour y appliquer le feu. À la fin du XVIIIᵉ siècle, on lui préfère les *vésicatoires* derrière le cou, les oreilles, ou sur la partie de la tête qui souffre le plus : des vessies sur la peau apparaissent, créant un point artificiel d'irritation, pour contrebalancer le point douloureux. Dans les migraines invétérées, le *cautère*, à la jonction des sutures sagittale et temporale, pénétrant jusqu'à l'os, éveille de même la sensibilité. Ainsi encore de la technique, pourtant différente, des *frictions* aux jambes ou aux pieds.

D'autres techniques procèdent par dérivation, ou par évacuation de matière. Par exemple, dans les céphalalgies hémorroïdales, dans les céphalées mélancoliques, on recommande les *bains d'eau*. En cas de pléthore, les *pédiluves* autorisent une meilleure dérivation de la grande quantité de sang portée à la tête. Appliquées sur la tête, les *douches* froides, inversement, empêchent le sang d'affluer. Dans les hémicrânies sympathiques, les *émétiques* (ipécacuanha, ellébore, racine de cabaret, écorce de sureau, etc.) dont la fonction est d'exciter le vomissement, expulsent par la bouche le contenu de l'estomac. Les *emménagogues*, qui excitent la production du flux menstruel, sont efficaces dans les hémicrânies caténiales. Contre les maux de tête qui dépendent de la pituite, ou d'une matière séreuse, on préconise des *sialagogues* (qui excitent la production de salive), des *errhins* (comme le tabac, que l'on introduit dans la muqueuse qui tapisse le nez), ou des *sternutatoires* (qui, par l'éternuement, excitent un écoulement des muqueuses nasales). En traitement de crise, la *phlébotomie*, les *saignées* de la jugulaire, du bras, du pied, les *sangsues* au front, derrière les oreilles, aux vaisseaux hémorroïdaux, voire l'*artériotomie*, sont de moins en moins pratiquées.

Pour les formes intermittentes, la fin du XVIIIᵉ siècle préconise le *quinquina*, lequel, ayant été utilisé avec succès dans le traitement des fièvres intermittentes depuis le XVIIᵉ siècle, est à la mode.

*

La diversité des douleurs de tête est telle que le genre n'a plus de sens théorique ni pratique. À la fin du XVIIIe siècle, apparaît une notion : celle de névrose ; en sorte que se superposent deux modèles d'intelligibilité de la migraine. La pharmacie en outre se transforme, laissant se côtoyer des opérations fondées sur un découpage en lettres et en formules, et des procédures reposant sur de nouvelles classifications médicamenteuses. Une dernière difficulté enfin tient à l'étude même des médications antérieures à « notre » époque. L'histoire des traitements semble rendue obsolète par l'idée de « progrès ». Chaque époque se considère volontiers comme parvenue au faîte de l'histoire des sciences et des techniques, imaginant que les thérapies antérieures sont des procédés plus proches d'une vague pensée « magique » que de la pensée rationnelle. Il nous est devenu incompréhensible qu'une thérapie ancienne soit efficace. Si elle tombe juste, s'il y a pensée, dit-on alors, elle est aveugle. Les médications sont, pourtant, souvent homogènes aux théories qui leur sont, au sens large, contemporaines. Les formulaires furent des stratégies répondant aux maux qui affligeaient les hommes d'une époque donnée : offrant des réponses à des questions déterminées, non à des questions valant pour tout temps et pour tout lieu, ils présentèrent, peut-on supposer à bon droit, une cohérence et une efficacité suffisantes.

CHAPITRE 3

LE POURQUOI D'UNE MALADIE
(un impossible objet)

À supposer qu'une position aussi naïve ait été jamais tenue, plus personne, depuis Foucault, ne s'imaginerait que les maladies, notamment les maladies dites nerveuses, ne relèvent pas d'une histoire. Tout symptôme étant, comme veut Dagognet, une réponse à une question adressée par la culture, la douleur elle-même s'historicise. Au reste, il n'est pas besoin, pour envisager une histoire des maladies et de leurs symptômes, de nier leur dimension biologique. La migraine ne se réduit pas aux noms des douleurs de la tête. Seulement, il n'y a pas de sens à étudier une maladie *sub specie aeternitatis*, comme si l'histoire ne l'avait pas modifiée, et comme si ses symptômes avaient de tout temps été les mêmes. Il demeure alors de quelque intérêt de proposer de tel trouble spécial des analyses concrètes. Une coupure, identifiable du point de vue de l'histoire des sciences, touchant l'analyse des maladies des nerfs, est ainsi articulable et se trouve expressément articulée par Pinel, autour d'une rupture historique majeure dans la formation sociale, soit la Révolution française, et plus précisément la Terreur. D'autres la situent un peu avant, au début du XVIII\ :sup:e\ siècle, avec les « progrès » de la civilisation. Une modification de la sensibilité, une transformation des pathologies, au cours du XVIII\ :sup:e\ siècle, sont repérables, quand même il est probable que des maladies nerveuses aient été décrites dès l'Antiquité.

Le terme général de « vapeurs » a servi, au XVII\ :sup:e\ siècle et au XVIII\ :sup:e\ siècle, à désigner des pathologies plus tard répertoriées comme « névroses » : ce furent des « maladies extraordinaires », inexplicables pour un état donné de la physiologie, que la médecine refusait cependant de laisser de côté. Mais est-ce au même sens exactement qu'on parle de vapeurs, de maladies des nerfs, de névroses ? Depuis la fin du XVIIIe siècle, on dispose en effet de deux termes, grâce auxquels les phénomènes migraineux sont dès lors pensés : « névrose », « névralgie ». Bien qu'elle ne constitue pas encore une discipline autonome, la neurologie est alors en pleine expansion. Peut-on voir, ici, une origine de cet engouement pour l'étude de la migraine qui se manifestera après les années 1825 ?

UNE INVENTION NOSOLOGIQUE : LES *MALADIES NERVEUSES*

Un étrange constat anime le début du XIXe siècle, chez les jeunes étudiants en médecine : la migraine est une maladie sans intérêt, et ni les médecins ni les patients ne s'y intéressent.

Cependant, au XVIIe siècle, une catégorie a vu le jour, dont les effets, pour l'histoire de la migraine furent considérables, mais relativement tardifs, celle de *maladies nerveuses*. Si cette expression trouve son origine dans une tradition qui remonte à Willis et à Sydenham, le concept, lui, qui affirme le primat du système nerveux, se construit plutôt dans la première moitié du XVIIIe siècle, de Blackmore à Whytt, en passant par Cheyne. Les maladies nerveuses sont des maladies des nerfs – des *névroses* : tel est le néologisme inventé par Cullen en 1769 dans le *Synopsis nosologiae methodicae*, et repris en 1777 dans les *First Lines of the Practice of Physic*, qui subsume l'expression de « maladie nerveuse » alors couramment en usage. Par « névrose » (en anglais, *neurosis* – le terme français *neurose* apparaissant, comme décalque de l'anglais, dans l'index de la traduction Pinel, en 1785 ; la traduction Bosquillon, quant à elle, acclimatant définitivement le terme), Cullen entend une classe de maladies renvoyant à des désordres, non pas locaux, mais généraux, du sentiment ou du mouvement, ayant leur origine dans le système nerveux, et non accompagnés de fièvre comme symptôme d'une affection primitive. Qu'elles soient des affections comateuses, des adynamies, des spasmes, ou des vésanies, les névroses ne sont pas sans matière : elles ont, au contraire, pour fondement des désordres nerveux généraux, pour quoi elles comprennent aussi bien l'apoplexie, la paralysie, la syncope, la dyspepsie, le tétanos, l'épilepsie, l'asthme,

le choléra, la colique, le diabète, la rage, que l'hystérie, l'hypocondrie, la manie, ou la mélancolie. Il faut attendre Pinel pour que
névrose désigne des modifications morbides du sentiment et du
mouvement ne dépendant pas d'une *lésion* des tissus.

Protéiformes, ainsi que Sydenham, le premier, le souligna,
extraordinaires, les maladies nerveuses échappent souvent
au diagnostic, remarque Tissot dans le *Traité des nerfs*, dont la
première édition, contemporaine des travaux de Cullen, date
de 1778. Elles empruntent, comme des masques, leurs formes
et leurs symptômes à d'autres maladies, se manifestant dans
d'autres lieux que dans le lieu de la maladie. Ainsi de la migraine,
difficilement reconnaissable. Les maladies des nerfs sont, socialement, les plus répandues dans la seconde moitié du xviiie siècle,
dans les villes surtout. Elles relèvent d'une modification du genre
de vie : l'amour des sciences est devenu manie. En même temps,
se développent la sédentarisation, la mollesse, le goût du luxe,
les passions, les maladies secrètes, une « dégénération » inévi-
table : l'excès de l'étude, le repos continuel, l'état de tension, fati-
guant l'âme, épuisant le corps, produisent de violents maux de
tête. Bien que sans cause *assignable*, ces désordres dépendent
d'une matière. La maladie des nerfs n'est point « chimérique »
(Tissot, 1780, p. 231) ; il y va dans la migraine, dans l'épilepsie, de
« maux physiques tout aussi réels que la pleurésie ou la jaunisse ».
Simplement, l'action se passe dans des infiniment petits, au-delà
de la perception.

Les nerfs ayant la plus grande importance dans l'économie
animale, il n'est pas indifférent que leurs fonctions se fassent
bien ou mal. Interdisant en effet toute espérance, les maladies
nerveuses ne se déploient pas sur l'horizon de la mort, mais sur
celui du malheur, et se définissent comme une entrave non à la
vie, mais au bonheur. Le malade ne peut répondre d'un jour entier
de bien-être : tenu dans une crainte perpétuelle, il ne s'occupe
plus que de sa maladie.

Mais qu'appelle-t-on, au juste, « maladie des nerfs », expression qui, chez Tissot, regroupe épilepsie, catalepsie, extase,
anesthésie, migraine, tic douloureux, torticolis, rage, asthme,
cauchemar, coqueluche, hoquet, vapeurs, hypocondrie, etc. ?
Une maladie dont la cause essentielle réside dans les nerfs, une
maladie dans laquelle les nerfs n'assurent plus les fonctions qui
sont habituellement les leurs, la sensation et le mouvement. De
quelle façon le cerveau, centre de l'action nerveuse, est-il alors
impliqué ? Tout le corps sympathise avec le cerveau, et le cerveau

avec tout le corps, si bien que des parties de fonctions différentes peuvent influer les unes sur les autres. De cette sympathie universelle dépendent les sympathies particulières entre des parties éloignées : n'importe quelle partie irritée peut, par l'intermédiaire du cerveau, irriter tout le corps et certaines parties en particulier, sans qu'il soit possible de savoir comment cela se fait. Le cerveau est donc responsable d'une double harmonie : par une harmonie générale, chaque partie influe sur toutes les parties ; par des harmonies particulières, chaque partie influe sur une autre. C'est cette dernière forme d'harmonie que les Grecs nomment *sumpatheia*, les Latins *consensus*.

Refondue à partir du concept de maladie des nerfs, l'ancienne problématique de la sympathie permet une redéfinition de la migraine.

En tant qu'opposé au concept d'idiopathie, le concept de sympathie rendait compte d'une disjonction entre le lieu de la souffrance et le lieu de la maladie. Chacun connaît le sens commun actuel ; le terme *sympathie* désigne à la fois un sentiment chaleureux, spontané, inexplicable, à l'endroit d'une personne, et une sensibilité à l'égard des maux d'autrui : sentiment d'attraction, mais aussi compassion, qui reposent sur une affinité morale. De la même façon, le sens médical suppose une harmonie entre les parties du corps, un accord. Étymologiquement, la sympathie est la « participation à ce qui est ressenti par l'autre » : *sumpatheia* provenant du grec *sumpathês*, lui-même composé de *sun* (avec) et de *pathos* (ce que l'on ressent, affection ; et par extension : souffrance, maladie), *pathos* n'a pas nécessairement un sens pathologique ; il peut n'être que la simple affection, ce qui est éprouvé, avant de désigner la maladie ; de sorte que la *sympathie* a une pertinence à la fois dans l'état de santé et dans l'état pathologique. Les sympathies, qui pour Tissot dépendent des nerfs, doivent être soigneusement distinguées des métastases :

> Si la matière qui occasionne une maladie se transporte d'une partie à une autre, on appelle ce transport métastase [...]. Dans les sympathies, il y a transport d'effet, si l'on peut employer cette expression, la cause agit dans un endroit, et l'effet se manifeste dans un autre ; dans les métastases il y a transport de causes (Tissot, 1778, p. XXXII).

Si les distinctions dont part Tissot paraissent classiques (céphalalgie, céphalée, migraine, clou), la séparation qu'il établit entre la migraine et les différents maux de tête est décisive. La *céphalalgie* désigne le mal de tête ordinaire. La *céphalée* renvoie aux maux de tête qui correspondent à un vice organique dans la tête. Mais relevant des maux de nerfs, et dépendant presque toujours d'une sympathie avec l'estomac (les rhumatismes et la pléthore étant, également, des causes envisageables), pouvant être la métastase d'une autre maladie (se substituant, par exemple, au vertige), ou connaître elle-même des métastases (disparaissant, et laissant la place à de l'asthme, à de l'insomnie, à une tristesse, etc.), la *migraine* enfin requiert une étude spéciale.

À la différence des autres maux de tête, elle est une douleur vive durant de deux à trente-six heures ; localisée d'habitude latéralement ; d'intensité violente ; revenant par accès périodiques stéréotypés ; elle est indépendante des causes occasionnelles ; elle est accompagnée de nausées, de vomissements, d'hypersensibilité ; et présente une terminaison caractéristique (par le sommeil, ou les vomissements). Des exceptions sont avancées : quasiment tous les critères peuvent tomber, *un à un*, y compris celui de l'intensité douloureuse (certains patients trouvant la douleur très supportable). Le critère seul de l'hypersensibilité demeure constant. On a affaire à une maladie individuelle, qui ne se ramène à aucune définition générale. Bien qu'ordinairement, la douleur, notamment, n'occupe qu'un côté de la tête, il arrive cependant qu'elle soit bilatérale, et que par ailleurs des douleurs unilatérales ne soient pas des migraines. La clinique exige de dissocier migraine et hémicrânie.

Tissot souligne l'importance des traitements : la nécessité de recourir, en fonction de la cause, à l'hygiène (exercices, voyages, changement de mode de vie, eaux), à la pharmacie (vomitif, laxatif, stomachique), à la chirurgie (artériotomie).

Son apport est crucial ; non pas tant dans la recherche qu'il fait de la cause de la maladie (sur l'origine sympathique de la migraine dans l'estomac, on lui fera le reproche de vues trop systématiques), que dans le renouvellement qu'il impose de l'usage de la tradition : celle-ci n'est plus un argument d'autorité, mais s'insère dans l'ensemble de l'histoire clinique de la migraine. Par la compilation des ouvrages anciens, Tissot rend disponible une somme d'informations qui risquaient de tomber dans l'oubli. Ses descriptions, en outre, exercent une influence certaine, bien qu'elle soit lente à s'imposer, sur la pensée médicale pendant plusieurs générations (Eadie, 2003) : le *Traité des nerfs* est traduit en allemand, en italien ; en France, il connaît des éditions successives. Les œuvres complètes sont publiées – jusqu'en 1855 (à Paris, chez Delahaye) ; aucune traduction anglo-saxonne, cependant à la même époque, paraît l'article de Fothergill, « Remarks on that complaint commonly known under the name of the sick-headache ». Le *Traité des nerfs* eut d'autant plus d'importance en Europe continentale que la migraine et le mal de tête avaient été ignorés des *Aphorismes* de Boerhaave ou des *Éléments de médecine pratique* de Cullen.

NÉVROSES ET NÉVRALGIES

L'étymologie souligne que *névrose* et *névralgie* sont affins, mais distincts. Issu du grec *neuron* (nerf), et de l'élément *-ôsis* qui sert à former des noms de maladies non inflammatoires, le terme *névrose* désigne littéralement une pathologie des nerfs sans inflammation. *Névralgie* (du grec *neuron*, et de *algos*, douleur) est le nom d'une douleur – une douleur du nerf.

L'usage veut que la *névrose* concerne le sujet et les nerfs dans leur ensemble, quand la *névralgie* ne s'applique qu'à une affection locale d'un ou plusieurs nerfs. En conséquence, les symptômes névrotiques se rapportent à des parties dépendant des nerfs, tandis que les symptômes névralgiques se rapportent aux nerfs eux-mêmes.

Alors que les termes et les concepts s'inventent sans aucune référence à la migraine, les descriptions de Tissot obligent à la situer : est-elle une névrose ? Une névralgie ? À travers cette querelle de termes se joue la possibilité de relier des symptômes à une lésion.

Définie, chez Pinel, par distinction avec la classe des lésions organiques (lesquelles supposent une modification du tissu et de la structure des organes), la classe des névroses regroupe les altérations morbides du mouvement et du sentiment, et se subdivise en névroses de la vie de relation et en névroses de la vie intérieure. La vie de relation comporte les fonctions cérébrales, les fonctions des sens, de la locomotion, de la voix ; la vie intérieure comprend les fonctions nutritives (digestion, respiration, circulation) et les fonctions de la génération.

Sans fièvre, sans affection locale, la névrose ne laisse pas de trace après la mort : elle se définit négativement. Elle se manifeste cliniquement sous la forme d'affections de longue durée et chroniques. Les patients présentent des désordres des fonctions de l'entendement, une diminution, voire une abolition du sentiment, et du mouvement dans certaines parties. Ils sont pris de stupeur, leur respiration est affectée, les mouvements du cœur et des artères aussi. La voix, la locomotion, la digestion, la respiration, la circulation, les sécrétions, la génération peuvent être modifiées.

Les causes occasionnelles consistent en des écarts de régime, des affections morales excessives, des impressions légères produites par certaines substances. Et le traitement tient principalement dans l'hygiène.

Les sédentaires sont touchés, les personnes de faible constitution, de grande sensibilité, d'esprit brillant. Pinel décrit une perversion de la sensibilité et du mouvement, qui renvoie à un genre de vie, à une profession (la vie contemplative, la solitude, l'abstinence, les travaux littéraires opiniâtres), au climat encore, et aux passions de l'âme. La quatrième édition, en 1810, de la *Nosographie* ajoute à l'édition originale le cas d'une femme de 46 ans, pour laquelle les règles et leurs dérangements occasionnent des maux nerveux : sujette aux migraines depuis la puberté, cette femme présente des troubles de la menstruation qui suscitent des migraines. L'exemple insiste sur les conditions historiques d'apparition des troubles : la patiente éprouve ces dérèglements au moment de la Révolution française. Plus généralement, les maux de nerfs se sont accrus dans la dernière moitié du XVIIIe siècle : la multiplication des névroses paraît une suite de la décadence des États. La migraine, à laquelle Pinel consacre peu de pages (des ajouts seulement, dans des rééditions), est, comme les vapeurs ou la mélancolie, une maladie historiquement déterminée. Selon un témoignage de Chavoix d'Excideuil, Pinel dans sa pratique psychiatrique avait cependant été amené à soigner des migraineux. Ce divorce caractérise bien le début de ce siècle.

Le diagnostic de névrose reste un diagnostic d'exclusion pendant la première moitié du XIXe siècle. Mais les développements de l'anatomo-clinique suscitent une vive critique du concept : Broussais d'abord, Georget ensuite, lui font subir une série d'inflexions. Au fur et à mesure que l'on identifie des lésions structurelles, la classe des névroses diminue, de sorte qu'on doute de sa légitimité scientifique. Le mérite de Broussais, comme montre López-Piñero, est de suggérer, sans aucune preuve empirique toutefois, un concept de névrose positif, disjoint de celui de lésion structurelle, et rattaché à un processus physiopathologique : l'irritation. Broussais fait des nerfs les agents de la transmission d'une irritation pathologique – qu'il nomme « sympathies morbides ». Ces sympathies se divisent en sympathies organiques (troubles des sécrétions, vices de la nutrition, congestions, etc.) et en sympathies de relation (douleurs, convulsions musculaires, contractions volontaires, aberrations mentales). Par une accumulation de sang dans un tissu, accompagnée de tumeur, de rougeur, de douleur, la partie irritée se désorganise et il y a inflammation. Cette inflammation peut provoquer des sympathies de relation qui « sont devenues pour les auteurs les phénomènes prédominants, et ont fait donner à la maladie le nom de *névrose* » (Broussais, 1829, p. xxv).

L'hypothèse d'une névrose migraineuse renvoyant à une irritation était alors assez commune. Pour Joseph-Louis Deschamps par exemple, en 1804, dans le *Traité des maladies des fosses nasales et de leurs sinus*, la migraine est due à une irritation de la membrane tapissant les sinus frontaux qui s'étend par sympathie jusqu'à l'estomac. Selon un autre étudiant, Christophe Cacault, cette névrose, la plus répandue chez les gens du monde distingués par l'éducation, la fortune ou la mode, fait partie de ces maux issus des contradictions avec la nature, que la ville a produits. Lorsqu'elle est très occupée, remarque une malade, elle n'a pas le temps d'avoir la migraine. *Avoir le temps d'avoir la migraine* : cette oisiveté suppose des loisirs, des professions détachées de l'activité de production. À cause du désir qu'elles ont de se parer, les femmes seraient davantage touchées que les hommes : les produits de beauté les mettent dans un « orgasme » continuel. De manière générale, la sensibilité est pervertie par la civilisation, le cerveau est en permanence irrité. Dans le service de Chomel à l'hôpital de la Charité, Lefebvre, un étudiant également, fait le même constat : la migraine est une espèce d'ivresse, une affection du principe sensitif, telle qu'une sensation désagréable s'impose continûment, ou par accès, de manière exacerbée. Impossible à confondre avec aucune autre, cette douleur, dont l'étiologie est inconnue, dont les causes occasionnelles restent incertaines, est due à la civilisation, assure encore Chavoix d'Excideuil : les femmes, les personnes nerveuses dont l'estomac est irritable, les beaux esprits sont principalement touchés. Pour Prosper Martin, dont le traité sur la migraine et la céphalalgie n'offre guère d'originalité, cette pathologie tient à une modification d'une sensation de plaisir et de peine, ainsi qu'à une irritation de l'estomac.

La migraine est-elle ainsi une irritation d'une partie du corps (des sinus, du cerveau, de l'estomac) ou une irritation morale ? Broussais, dans le *Cours de pathologie et de thérapeutique générale*, la définit comme une névrose des centres nerveux, au même titre que les convulsions, l'épilepsie, le tétanos, la chorée, les tremblements : sans lésion propre, elle dépend d'une irritation. « Le corps vivant est irritable et contractile dans toutes ses parties à différents degrés » (Broussais, 1834, p. 50) ; cette irritabilité se manifeste par une perception douloureuse, une perception de plaisir ou par un mouvement. Normalement, un corps est stimulé de façon qu'il se compose et se décompose selon des règles harmonieuses. Parfois cependant, il est stimulé de manière inappropriée : cette stimulation excessive ou déficiente constitue l'état morbide et est appelée « irritation ». Dans le cas de la migraine, l'irritation se situe dans le cerveau, dans le tube digestif ou dans l'utérus (c'est le clou hystérique) ; quand il n'est pas possible de repérer un foyer d'irritation permanent, la migraine n'est qu'une habitude d'innervation vicieuse. Les causes occasionnelles sont la pléthore et le travail intellectuel. Comme le cerveau agit dans les opérations intellectuelles, il faut lui donner du repos ; « mais si vous le forcez sans cesse, soit par l'étude, soit en vous laissant aller aux mouvements des passions, à entrer dans une nouvelle érection vitale, avant que la dernière soit retombée au degré normal, l'excitation devient excessive, l'irritation est produite », et vous exposez ce viscère à de graves altérations ; or il est difficile de le ramener à son état normal, car c'est un centre de stimulations ; d'où les nombreuses maladies qui dépendent de son irritation : les migraines, les folies, les convulsions, les paralysies, les apoplexies (Broussais, 1839, p. 607-608). Certaines personnes, regardant leur migraine comme une condition d'équilibre des fonctions, ne souhaitent pas guérir, bien que cette maladie puisse se transformer en des maladies graves : en encéphalite aiguë, en épilepsie, en hémiplégie, en imbécillité, en paralysie générale. Il vaut donc mieux ne pas intervenir. Au terme, la leçon dresse un genre de vie migraineux :

> Des hommes de cabinet, des gastronomes oisifs, de grosses femmes que l'ennui tourmente et que la bonne chère étouffe, de petites femmes qui ont les nerfs agacés, les surfaces sensitives excitées, et qui prennent peu d'exercice (Broussais, 1835, p. 569).

La migraine est donc rapportée à un excès d'excitation tel que les principaux viscères se trouvent constamment sollicités. Dans le cas d'une irritation au cerveau, il y va d'une hyperactivité de la mémoire. Celui qui interrompt une activité intellectuelle intense, continue de penser au lieu de s'endormir ; ou les idées se prolongent en rêves. Normalement, avec les distractions, le repos, le sommeil, les impressions cessent, les peines s'oublient, les ressentiments se calment, de sorte que chacun est apte à recevoir de nouvelles impressions. Mais dans l'état morbide, « il y a excès de mémoire » (Broussais, 1839, p. 708-709), inaptitude à la nouveauté. Dire la migraine « irritation », c'est dire aussi qu'elle répond à un dérangement des habitudes.

Excès de mémoire, la migraine est encore une pathologie historique : transformation du monde naturel en un monde de l'esprit, tout est histoire, tout est écrit ; le corps, sur son livre de comptes, note chaque événement par une douleur : à l'intolérable nouveauté, il préfère l'ordre. La définition de la névrose par l'irritation s'exprime en une sociologie : ces pathologies de la civilisation française, qui ne touchent que certaines catégories sociales et relèvent les contradictions entre les villes et les campagnes, choisissent l'ordre du monde contre la Révolution. Elles ne sont plus surprenantes ni extraordinaires, elles n'offrent rien d'intéressant ; elles sont « dans l'ordre ».

Tout à fait par ailleurs en une démarche similaire à celle qui est à l'œuvre dans l'article « Céphalalgie » rédigé pour le *Dictionnaire de médecine*, Georget, qui craint qu'une définition purement négative de la névrose n'ait pour conséquence la disparition même de cette classe, en affirme les caractères cliniques propres. Pour bien des anatomo-cliniciens ayant épousé les thèses de Bichat ou de Laennec (pour qui la lésion est l'essence même de la maladie), une maladie sans altération matérielle était inintelligible, et les mots « nerveux », « névrose » restaient un asile de l'ignorance. Mais la réduction de la médecine à la localisation organique n'est plus, au milieu du siècle, unanimement partagée. En 1851, Sandras par exemple explique qu'à côté des organes, il faut tenir compte des fonctions. Les maladies nerveuses sont aisément reconnaissables ; vertiges, défaillances, hystérie, épilepsie, éclampsie, tétanos, hydrophobie, apoplexie nerveuse, migraine, mal de mer, hallucination, somnambulisme, léthargie, mélancolie, hypocondrie, délire : ces maladies sont telles que « *les fonctions du système nerveux sont altérées, sans que, dans l'état actuel de nos connaissances, on y puisse reconnaître pour cause première, une altération matérielle, locale, nécessaire des organes* » (Sandras, 1851, p. 6). On insiste sur la localisation non pas anatomique, mais physiologique des névroses. Axenfeld rappelle ainsi comment leur classe, définie d'abord de manière négative, a correspondu à un moment de l'histoire de la médecine, l'anatomo-pathologie. La névrose doit être définie *par convention* comme un ensemble d'« états morbides, *le plus souvent* apyrétiques, dans lesquels on remarque une modification *exclusive, ou du moins prédominante,* de l'intelligence, de la sensibilité, ou de la motilité, ou de toutes ces facultés à la fois ; états morbides qui présentent cette double particularité, de *pouvoir* se produire en l'absence de toute lésion appréciable, et de ne pas entraîner par eux-mêmes de changements profonds et persistants dans la structure des parties » (Axenfeld, 1883, p. 15).

Il peut donc y avoir maladie sans lésion organique. La notion de « maladie fonctionnelle » s'impose : les troubles du système nerveux portant sur des fonctions, des systèmes d'opération et non pas, isolément, sur des organes. Les névroses sont alors, chez Janet par exemple, des maladies des fonctions supérieures ou de l'adaptation, qui diminuent la vie du sujet, de telle sorte que les fonctions inférieures, l'envahissant, remplacent exagérément les fonctions supérieures. La névrose témoigne d'une incapacité à l'adaptation, d'un arrêt de l'évolution.

L'extension de la classe des névroses diminue. Mais la migraine, qui n'apparaît pas dans la classification de Pinel, même si elle figure dans le *Dictionnaire des sciences médicales*, auquel il participe, figure et dans la nosologie de Sandras et dans celle d'Axenfeld.

Quel rapport entretient-elle, par ailleurs, avec les névralgies ? Se joue, ici, la distinction entre la migraine et les névralgies trifaciales.

Névralgie, comme *névrose,* est récent : Chaussier serait le premier à l'employer dans le *Recueil de tables synoptiques d'anatomie et de physiologie* en 1801-1802, pour désigner des affections douloureuses qu'on a pu confondre avec le rhumatisme, les spasmes, les convulsions, et dont les nerfs de la face ou des membres inférieurs sont souvent le siège. Les névralgies se caractérisent d'abord par la nature de la douleur qui, périodique ou irrégulière, est vive, déchirante, avec torpeur, formication ou pulsations, élancements, sans rougeur, sans chaleur, sans tension ni gonflement apparent d'une partie ; ensuite par le siège, qui est fixé sur un tronc, une branche du nerf et qui, à partir d'un point primitivement affecté, se propage rapidement dans toutes les ramifications. D'où les symptômes secondaires : spasmes, frémissement, agitations convulsives, gestes automatiques, gonflement momentané des veines, pulsation forte des artères, altération des excrétions. Les névralgies appartiennent, dans la classe des névroses, aux névroses de la locomotion.

Dans la première moitié du XIXe siècle, on se demande si la névralgie est une *inflammation* des nerfs, et si, donc, elle est une « névrite », la terminaison grecque *-itis* exprimant, justement, un phénomène inflammatoire. La névralgie, qui implique une *irritation* matérielle du nerf, implique-t-elle aussi une inflammation ? En ce cas, elle ne saurait être rangée parmi les névroses, mais devrait figurer parmi les phlegmasies (du grec *phlegô*, je brûle), terme qui ne signifie rien d'autre qu'« inflammation ». Selon Pinel, la névralgie suppose une cause matérielle d'irritation fixée sur le nerf. On est donc capable de la *localiser*, quand même on ne serait pas capable de la rapporter à une lésion. D'où la division des névralgies de la face selon les trois branches du nerf trifacial (frontale, sous-orbitaire, maxillaire). Bien que les névralgies soient très douloureuses, on doit disjoindre l'inflammation et la douleur : « que d'exemples à citer de douleurs sans inflammation ! migraines, colique des peintres, odontalgie » (Pinel, 1807, p. 3-4). La névralgie est une *irritation matérielle* du nerf sans *inflammation*. Dans le *Traité de nosographie médicale* de Jean-Baptiste Bouillaud (1796-1881), la migraine, « désolante névralgie », est également une irritation des nerfs crâniens (Bouillaud, 1846, p. 539). Quand elle atteint les filets nerveux intracrâniens en direction de la dure-mère et des méninges, on parle de *céphalalgie interne* ou de *migraine encéphalique*, laquelle, comme dans la fièvre typhoïde, la méningite, la méningo-encéphalite, peut être sympathique, ou bien idiopathique. Quand la névralgie atteint des nerfs destinés à la peau du crâne, on parle de *céphalalgie externe* ou de *névralgie ophtalmique* (par distinction avec la névralgie maxillaire supérieure et la névralgie maxillaire inférieure). Lorsque la migraine dure, il y a une inflammation, donc névrite. La migraine est ainsi intermédiaire entre la névralgie et la névrite.

De la description de la douleur névralgique, Monfalcon, dans le *Dictionnaire des sciences médicales*, conclut au contraire à une inflammation. Puisque les nerfs sont hautement irritables, il est vraisemblable que cette irritabilité puisse être anormalement exaltée. La maladie des nerfs serait alors une « exaltation de [leurs] propriétés vitales » (Monfalcon, 1819, p. 501). Cette définition du concept de névralgie par l'inflammation s'accompagne d'une critique de celui de névrose. Si la névralgie, ou irritation d'un nerf, présente une inflammation, elle doit être reclassée parmi les phlegmasies ; sinon, elle reste parmi les névroses. Monfalcon conserve la distinction entre les névralgies frontale, sous-orbitaire et maxillaire. La seconde espèce, la névralgie sous-orbitaire, correspond à ce que Wepfer avait décrit sous le nom d'*hemi-crania saeva* – « migraine atroce » ou « cruelle » : la douleur envahit soudain, occupant la joue sous la paupière, au niveau de l'os de la mâchoire supérieure et se dirigeant vers la tempe, le front, la partie droite du nez ; elle est plus violente autour de la racine de l'œil, qui pleure abondamment ; c'est une douleur lancinante, piquante, intolérable, mais brève (Wepfer, 1727, p. 134). Les symptômes principaux de cette névralgie « atroce » sont : une invasion lente ou subite, avec de l'anxiété à l'estomac, un prurit, une respiration pénible, des formications, un tremblement des paupières, une tension de la face ; la douleur, comme « un dard enfoncé dans [la] joue à plusieurs reprises », envahissant, à partir du trou sous-orbitaire, la face dans sa totalité ou d'un seul côté ; des convulsions, et le battement marqué des artères. Quant aux symptômes secondaires, ils consistent en une augmentation du mucus nasal, une rupture des dents, des convulsions des muscles de la face, une paracousie, une rougeur de la face, une tuméfaction des paupières ; voire : en des troubles des fonctions digestives et des vomissements, une sécheresse de la peau, une cardialgie et des anomalies des sécrétions. La douleur suit rarement la distribution anatomique du nerf malade, et se propage souvent à distance du point où elle a commencé.

Serait-il possible, néanmoins, de faire correspondre la localisation de la douleur névralgique à une lésion ? François-Louis-Isidore Valleix (1807-1855) propose des critères de localisation, cherchant sur le trajet du nerf des points douloureux à partir desquels la douleur irradie. La douleur névralgique, réglée, ne touche pas indistinctement toutes les parties d'un nerf. Il importe de différencier la douleur *spontanée* et la douleur *provoquée*. La douleur *spontanée* est continue ou intermittente. Continue : la tension, la pesanteur, ne cesse pas dans l'intervalle des accès. Intermittente : les élancements, les piqûres aiguës se reproduisent à des intervalles variables. Or la douleur spontanée intermittente présente des foyers – précisément des points, que la pression fait découvrir. L'autre douleur névralgique est en effet *provoquée* : lorsqu'on presse le trajet du nerf malade, on trouve plusieurs points (qu'on désigne aujourd'hui sous le nom de « points de Valleix »), parfaitement circonscrits, sur lesquels cette pression exerce une douleur vive. L'observation de la douleur continue, par ailleurs, importe dans la mesure où les crises de douleur continue affectent de préférence certains foyers qui sont aussi les points d'où débutent les douleurs intermittentes. C'est même à partir de l'observation de la douleur continue que Valleix établit la place des foyers douloureux. Cependant les points manquent fréquemment.

Témoignant de nombreux bougés, les concepts de névrose et de névralgie se chevauchent donc souvent, malgré les critères de localisation introduits par Valleix. Certains auteurs les traitent parfois comme des indéfinissables, ou comme des notions allant de soi. Bien des médecins font de la migraine une névralgie, et ceux qui les différencient n'en indiquent pas toujours les raisons.

UNE NOUVELLE PHARMACIE ?

L'invention des maladies nerveuses a-t-elle introduit un nouveau paradigme thérapeutique ? À s'en tenir aux listes de noms (quinquina, sangsues, pédiluves, etc.), on a l'impression que rien n'a changé depuis la fin du XVIIIe siècle. Les traitements contre la migraine ne semblent pas avoir évolué. Pourtant, la pharmacie galénique fut soumise à vive critique. Des traitements apparemment identiques n'ont plus le même sens : la saignée, la purgation n'ont plus pour fonction d'expulser l'excès d'une humeur ; mais on continue à les pratiquer. Quels sont les fondements de ces techniques ?

Classes de médicaments et effets thérapeutiques

Publiés entre 1803 et 1805, les *Nouveaux éléments de thérapeutique et de matière médicale* procèdent par classes de médicaments, signalant à propos de chacune les usages et les effets.

Classes de médicaments agissant sur le système vasculaire. Alibert rappelle l'importance de l'introduction du *quinquina* dans la première moitié du XVIIe siècle pour la médecine française. Administrée en poudre, sirop, extraits, son écorce arrête les céphalalgies atroces. L'efficacité est remarquable dans les affections périodiques. On recommande aussi une écorce fébrifuge, l'*angusture*, en poudre, administrée dans du vin blanc étendu d'eau. Dans les céphalalgies gravatives avec vertige, somnolence, pouls fort et vibrant, on préconise la *saignée* ou la *phlébotomie*. Les sangsues sont préférables dans les douleurs de tête violentes. L'*artériotomie* encore est utile en cas de céphalées inflammatoires rebelles. *Moxa, cautères, sétons* constituent des dérivatifs. En cas de migraines par suppression des règles par exemple, on cautérise la jambe pour dériver l'hémorragie de l'utérus.

Classes de médicaments agissant sur le système digestif et les viscères. Sialagogues ou *masticatoires*, appliqués à la surface interne de la bouche afin de stimuler les conduits excréteurs, facilitent la digestion et sont employés dans les céphalalgies dépendant d'une mauvaise digestion. Les *émétiques* sont employés dans les céphalalgies entretenues par des foyers gastriques. On fait usage des *purgatifs* dans les migraines, spécialement chez les gens de lettres et les citadins. Les céphalées par constipation demandent le lavement du gros intestin et le clystère.

Classes de médicaments agissant sur le système tégumentaire. Les migraines par accumulation de mucosités dans les sinus frontaux cèdent aux *vésicatoires.* On n'élimine pas une matière viciée comme pensaient les humoristes, mais on favorise la formation d'ampoules remplies d'une substance qui présente les mêmes caractéristiques que le sérum du sang.

Classes de médicaments agissant sur le système nerveux. À cause du rôle central du cerveau, les nerfs sont la clé de la médecine pratique. Selon la structure, l'origine, le trajet ou la terminaison, les pathologies nerveuses se manifestent par des douleurs variées. Le système nerveux est en outre doté d'une mémoire : la sensibilité a besoin de reconnaître les objets, de se familiariser avec eux. Principe du système nerveux, l'imitation se manifeste par des habitudes. De même, les maladies périodiques dépendent de la disposition qu'a le système nerveux à se répéter. Incapable d'exercer un grand nombre d'actes simultanément, il a horreur de la nouveauté. Tout travail en interrompt un autre : la digestion empêche l'exercice du cerveau, l'éternuement fait cesser le hoquet, les frictions apaisent les douleurs. On guérira donc une maladie par une autre, comme on guérit une passion par une autre passion. L'*opium* agit ainsi en débilitant le corps, par relâchement et engourdissement : il diminue l'énergie du cerveau, stupéfie les forces vitales, interrompt les communications sympathiques de cet organe avec les autres « en interceptant, en quelque sorte, les voies par lesquelles la douleur se propageait » (Alibert, 1817a, p. 74). Fort répandue au XVIIIᵉ siècle, l'*électricité médicale* (bains électriques, étincelles, commotions) s'adresse aux migraines nerveuses : on déplace l'excitation, infligeant des douleurs secondaires, pour débarrasser les patients des douleurs primitives. Dans le *bain*, le patient, situé sur un isoloir, est mis en communication avec le conducteur de la machine électrique grâce à une tige de métal et reçoit de l'électricité. À l'aide d'un excitateur, dont l'extrémité finit en boule et dont le manche de verre est muni d'une chaîne en laiton, on produit des *étincelles* qui permettent d'agir sur une partie spéciale. Pour modifier une habitude nerveuse, des *commotions électriques*, grâce à une bouteille de Leyde, secouent l'ensemble du corps. L'*aimant* (sous forme de barreau aimanté, d'armatures magnétiques, de colliers, de bracelets, de jarretières) d'une part, et le *magnétisme animal* depuis Mesmer d'autre part, furent parfois en usage : le fluide magnétique préside aux combinaisons des humeurs, aux excrétions, aux sécrétions ; lorsqu'un corps est malade, la thérapie rétablit le cours empêché du fluide et sa quantité convenable. En traitement des névroses, on préfère le *fluide galvanique*. On utilise une pile qui a l'avantage de se décharger moins vite que les conducteurs de la bouteille de Leyde :

> L'instrument connu sous le nom de *pile galvanique* est formé d'une série déterminée [variable] de disques de cuivre et de zinc [...] ; on sépare chaque paire de ces disques par un autre disque ou rondelle de carton ou de linge, qu'on a trempé auparavant dans une dissolution de sel d'ammoniac ou de muriate de soude [...] ; de cette réunion résulte une sorte de colonne qui est fixée et contenue par trois tiges de verre, assujetties elles-mêmes à leurs deux extrémités par deux petites planches perforées de trois trous, destinés à recevoir les tiges de verre. On place à la base de la colonne un disque de zinc, que les physiciens appellent *pôle zinc*, ou *négatif*, et à son sommet, un disque d'argent, etc., que l'on appelle *pôle argent*, ou *positif* (Alibert, 1817a, p. 440).

En fonction de la taille du disque, la commotion qu'on reçoit aux bouts des doigts est plus ou moins forte. Prônée par François Magendie dans le traitement des névralgies, l'*électro-puncture* par courant continu s'oriente de l'acupuncture. Diffusée en France au xviie siècle, grâce à deux médecins et botanistes de la Compagnie des Indes, Wilhelm Ten-Rhyne en 1683, dans son traité *De acupunctura* (Ten-Rhyne, 1683), et Engelbert Kaempfer, celle-ci est utilisée à partir de 1810 jusqu'à la fin des années 1820 grâce aux travaux de Jules Cloquet (1790-1883), auquel on attribue le livre de Dantu de Davannes ou Dantu de Vannes, paru en 1826 (*Traité de l'acupuncture, d'après les observations de M. Jules Cloquet et publié sous ses yeux par M. Dantu de Vannes*), et aux travaux de ses élèves. Le *perkinisme*, de son côté, provoque par des aiguilles composées de métal différent, qu'on promène sur la tête, aux régions temporales et frontales, une douleur suivie de soulagement. Les hôpitaux de Copenhague obtinrent, par ce procédé, dit-on, quelques succès. On rapporte le cas d'une femme atteinte « d'une migraine quotidienne, dont les paroxysmes occasionnaient des convulsions dans le bras et le cou du côté malade ; elle se rétablit par le seul moyen du perkinisme » (Alibert, 1817a, p. 453). En cas de céphalalgies opiniâtres, on utilise encore des *aimants artificiels*, en application sur la partie douloureuse. Ces aimants furent popularisés sous la forme de « bagues ». En 1829, Martin signale l'usage de « bagues métalliques ». George Sand reçoit une « bague pour la migraine », le 31 décembre 1857, en cadeau de jour de l'an (Sand, s.d., p. 85) : il s'agit d'un présent de son secrétaire Manceau, lui-même souffrant de migraines. On utilisait des bandeaux, des colliers, des bracelets magnétisés. D'encombrement restreint, la bague accompagnait partout le malade. On lui reconnaît, au fur et à mesure du siècle, une efficacité faible, voire nulle (Claretie en 1878 mentionne l'inutilité bien connue des « bagues électriques »). Le petit cadeau que fait Manceau à George Sand est ainsi ironique : en retour, elle offre à son secrétaire un encrier ! La tradition du réveillon, à Nohant, était de donner des cadeaux qui ne sont « pas méchants », qui fassent clin d'œil ou *private joke*.

Du mécanisme pathologique au mécanisme des procédures techniques

À la différence des remarques éparses d'Alibert, le *Traité élémentaire de matière médicale* de Barbier s'occupe spécialement de la maladie migraineuse et déduit les procédures thérapeutiques de l'engendrement mécanique des pathologies de l'appareil cérébral. Du fait des nerfs, il n'y a que des actions par contact : toutes les sympathies entre la tête et le ventre reposent sur la continuité du système nerveux.

Mécanismes pathologiques. Le premier type de lésion dont le cerveau est susceptible est l'engorgement de ses tissus par le sang ; la dilatation des vaisseaux est telle que la substance cérébrale est comprimée par le crâne : c'est la « pesanteur de tête » (avec obscurcissement des sens, des facultés intellectuelles, et répugnance pour le mouvement) ; au second degré : lenteur des actes vitaux, hébétude, immobilité des traits de la face ; au dernier degré : perte du sentiment et du mouvement (apoplexie, paralysie). Le second type de lésion est l'épanchement du sang dans le cerveau qui produit une compression et des déchirements de la substance cérébrale. Le troisième type de lésion, de loin le plus important, est l'inflammation. L'irritation de l'arachnoïde peut être locale (migraine, clou hystérique) ou générale (céphalalgie, arachnoïdite). Si les lésions de l'arachnoïde (pourtant plus épaisse, injectée et opaque) ne s'aperçoivent pas à l'ouverture de cadavres, c'est que la mort efface les signes d'irritation ; alors que dans l'état normal, elle est mince, transparente, insensible aux actions qu'on exerce sur elle, l'arachnoïde devient, dans l'état morbide, un centre de perceptions. La sensation de douleur s'étend ensuite, par contact, aux autres appareils organiques ; d'où les nausées, les vomissements, les courbatures.

Procédures techniques. L'action des médicaments, divisés en classes (toniques, excitants, diffusibles, émollients, tempérants, narcotiques, purgatifs, émétiques, laxatifs, *incertae sedis* – médicaments de classification incertaine), dépend alors de la capacité qu'ils ont à diminuer l'irritation. De manière générale, les excitants, l'accentuant, ne conviennent guère. Mais en cas de migraine, la lésion est superficielle, et leurs effets sont salutaires. Les diffusibles (éther ou alcool), exaltant le système nerveux, avivent également l'irritation ; cependant, si celle-ci est récente et locale (migraine), l'éther ou le romarin, la mélisse et la lavande la font disparaître. Les émollients (huiles, lait, bouillon de poulet) diminuent au contraire la sensibilité générale en entravant la vitalité du cerveau. Le calme s'étend à tout le corps ; les passions s'affaiblissent ; agitations et insomnies disparaissent. Ces médicaments dont les effets passent souvent inaperçus, ont donc quelque intérêt quand le travail morbide est superficiel. Propres à la vie cérébrale, les narcotiques diminuent l'excitation. La notion de dose est ici centrale ; 6 à 10 gouttes de laudanum, 2 à 4 gros de sirop diacode (ou sirop d'acétate de morphine), ou 1/6 à 1/4 de grain d'extrait d'opium (1/108e à 1/72e de gramme), causent une situation douce où le malade se sent bien en comparaison des souffrances qu'il ressentait. Par contre, un grain (1/18e de gramme) d'extrait d'opium, 15 à 20 gouttes de laudanum, une once (32 grammes) de sirop diacode produisent une céphalalgie, des douleurs le long de la colonne vertébrale, une stupeur de la sensibilité et des facultés intellectuelles. Contre la migraine, en vue d'un calme immédiat, voire de la disparition de la douleur, Barbier recommande donc une petite dose d'opium. La classe des purgatifs est réévaluée. Nul prestige : ils évacuent les intestins. Il est toutefois remarquable que la procédure aveugle des Anciens ait été efficace dans les cas où aujourd'hui la physiologie nous éclaire : c'est que les purgatifs, au secours de la nature, en facilitent le travail. Dans la migraine, des matières séjournant dans

l'intestin troublent la digestion ; en augmentant la vitalité abdominale, ils exercent une action dérivative (ou révulsive) à l'égard
de la tête. De même, les émétiques ont une action mécanique :
en provoquant le vomissement, on agit sur la douleur et sur l'accablement. Barbier disjoint ainsi les anciennes procédures de la
théorie humorale qui leur servait de fondement, et les légitime par
une nouvelle physiopathologie.

Un nouveau paradigme thérapeutique ?

D'autres matières médicales, comme le *Traité élémentaire
de matière médicale* (Ratier, 1829), critiquent violemment les
procédures anciennes. De nouveaux médicaments sont certes
proposés : l'acétate d'ammoniaque liquide. Des médicaments
sont conservés : le tabac en poudre en sternutatoire, dans les
douleurs de tête anciennes. Quant au café, que quelques-uns
ont conseillé, des essais thérapeutiques seraient bienvenus.
Ratier critique surtout les classes en lesquelles les remèdes
étaient divisés. L'usage des spécifiques a en effet réduit la
médecine à une routine. Le but du galénisme en pharmacie
était « d'entasser [...] autant de vertus que d'ingrédients »
(Ratier, 1829, vol. 1, p. 300). Or, bien des remèdes des formulaires sont sujets à caution, leurs effets ne dépendant pas
de leur classe, mais de l'opportunité de l'administration. La
plupart des classes, trop vagues, ne doivent pas être mainte-
nues : soit elles regroupent des principes très différents, soit
elles regroupent des substances susceptibles d'entrer en des
classes différentes. La classe des « anodins » par exemple,
classe de remèdes contre la douleur, n'a pas lieu d'être : c'est
en tant qu'on guérit l'affection que la douleur disparaît. Ainsi
des « céphaliques » ; le concept de « maladies de tête » est
vide, « comme si ces maladies se présentaient sous le même
aspect, et avec les mêmes caractères » (Ratier, 1829, vol. 1,
p. 248). La polypharmacie ou l'usage de prescrire de nombreux
remèdes selon la règle « à chaque maladie, chaque symptôme,
son spécifique » est dénoncée comme étant devenue une
pratique commerciale qui doit disparaître. Il n'y a pas de spécifiques agissant par le biais de vertus occultes, mais des spéci-
ficités médicamenteuses qui agissent sélectivement sur tel ou
tel organe. Ratier prône une réforme générale de la pharmacie,
qui réhabilite le *régime* et bannit les *remèdes*, terme qui d'abord
signifia ce qui dans l'économie d'un organisme détermine un

changement favorable ; mais que l'usage réduisit au sens de médicaments jouissant de propriétés spéciales, puis de vertus occultes, contre une maladie.

*

L'étude des traitements de la migraine pousse à construire une opposition entre un âge du remède (où s'entasseraient indistinctement remèdes de bonnes femmes et remèdes de l'ancienne pharmacie) et un âge du médicament (le remède relèverait d'une routine, et le médicament, d'un choix scientifiquement fondé), opposition qui évidemment serait une micro-coupure au regard du champ qu'embrasse Dagognet dans *La raison et les remèdes* (une coupure épistémologique plus radicale s'imposait en effet à lui). Les bonnes femmes peuvent se saisir d'une substance dont l'usage est médicalement reconnu, et associer, de manière occulte, une substance (le romarin, la bague métallique) à une maladie (la migraine). Mais là n'est pas le problème. Si les bonnes femmes raisonnent en termes de spécifiques, ce qu'il faudrait vérifier, cela ne veut pas dire que la médecine galénique produisit une pharmacie de bonne femme, ni que la pharmacie galénique ne pensa pas sa rationalité en opposition à des superstitions. Il est toutefois constitutif de la pharmacie du xixe siècle de se penser en opposition à ce qui n'est pas elle : qu'on jette un œil sur la manière dont les recettes sont livrées. On trouve, par exemple, chez Martin cette recette (qu'il dit « ridicule ») contre la migraine par coup de chaleur : remplir un gobelet d'eau, le couvrir avec un tissu tendu, l'appliquer renversé sur le sommet de la tête, pour que l'eau tombe goutte à goutte sur la peau ; comme des bulles s'élèvent alors jusqu'à la surface de l'eau, on croit que le soleil, qui était entré dans la tête, est attiré au dehors et qu'il fait bouillir l'eau (Martin, 1829, p. 13). Martin cite Lieutaud qui rapporte aussi cette recette : « J'ai quelquefois rencontré [...] des gens très instruits qui pensaient là-dessus comme le peuple, et qui étaient si sûrs de leur fait, qu'ils ont voulu me convaincre en opérant en ma présence, ne croyant pas qu'après avoir été témoin de l'ébullition de l'eau, il pût me rester le moindre doute là-dessus. Je n'ai pas refusé de me rendre à l'évidence ; mais je leur ai dit que je voulais leur montrer quelque chose de plus surprenant, qui était de tirer le soleil d'une tête de perruque ; et, en employant le même procédé, j'ai obtenu le même résultat » (Martin, 1829, p. 13-14). Un passage identique concernant l'extraction du soleil hors de la tête existe chez Boissier de Sauvages : « Je sais aussi que les femmes ont l'habitude de soigner ce mal [la céphalalgie par insolation] par un procédé singulier qu'elles appellent "extraction du soleil hors de la tête" ; il consiste en une coupe renversée, appliquée au front, et remplie d'eau froide » (Boissier de Sauvages, 1763b, p. 60). Cette transmission savante de pratiques populaires révèle la façon dont le siècle entend trier les représentations. Mais, à côté des recettes de bonnes femmes, ce qui se joue entre les procédures galéniques et celles de la nouvelle pharmacie, ce sont des modes de rationalisation, des modes de classification différents. Le *remède* ne renverrait pas tant à un âge routinier des procédures, tandis que le *médicament*, lui, épinglerait le moment de l'âge libre. Mais le remède comme le médicament renverraient à deux paradigmes techniques disjoints, susceptibles l'un comme l'autre de fonctionnements savant et dégradé (routinier).

À la recherche de l'objet, il y a une *déception*. Le début du XIXᵉ siècle se désintéresse de la migraine. Il s'en désintéresse pour des raisons *théoriques*, d'abord. L'anatomie rencontre une butée. Aucune donnée nouvelle ne rend compte de l'étiologie de la migraine, ni de sa pathogenèse. On ressasse les Anciens. Les concepts de névrose ou de névralgie font écran, liés qu'ils sont à une entreprise nosologique qui repose sur des cadres rigides, sans rapport parfois avec la clinique. On y assemble de manière forcée des maladies, en sorte que des affections éloignées se retrouvent en une même classe ; inversement on omet des pathologies qui n'entrent pas dans le cadre adopté. Certes, il est question de migraine dans les dictionnaires, mais dans cette forme où le savoir ne s'invente pas, on entérine un état de la science ; dans des thèses de médecine encore, mais qui ne témoignent guère d'une recherche ou d'un enseignement vivants : les étudiants parlent de leur propre expérience, éventuellement élargie au cercle familial (ils avouent avoir choisi ce sujet d'étude parce qu'ils sont migraineux, ou parce qu'ils ont dans leur famille un parent migraineux). Seule la notion d'irritation fait concept : la migraine résulterait d'une augmentation d'énergie morale ou d'une exaltation de la stimulation organique. Le désintérêt tient à des raisons *pratiques*, ensuite. Les traitements restent, aux yeux des patients et des médecins, relativement inefficaces. Il y a bien des médications contre tel ou tel type de mal de tête. Il n'y a pas de traitement contre la migraine. Bien qu'elle soit culturellement déterminée, son expérience est si singulière qu'elle paraît échapper à la forme du traité et à l'enseignement universitaire. De célèbres médecins, appelés à soigner des migraineux, ne consacrèrent quasiment pas une ligne à cette maladie. Ce n'est qu'un objet de salon. Quant au malade (et à son entourage), il est indifférent : habitué à la douleur [figure G, voir cahier hors texte], il ne se soucie pas de guérison. Comment la thérapie serait-elle efficace, si le patient même ne désire pas guérir ? Comment les médecins pourraient-ils s'intéresser à une maladie à laquelle leurs patients ne s'intéressent pas ? Le discours médical, la pratique thérapeutique, la souffrance du malade ne se sont pas encore rencontrés. La pharmacie parle à un patient qui ne l'écoute pas. La médecine n'écoute pas un patient qui ne veut pas parler. La pharmacie, pourtant, depuis la fin du XVIIIe siècle, après avoir critiqué les spécifiques et les céphaliques, propose une réforme. Depuis 1825 environ, certains médecins expriment l'attente d'une théorie de la migraine. Mais le patient n'est pas là.

Habitués au nouage patient-médecin-pharmacie, nous ne saurions taire la *déception* qui saisit à la recherche de l'objet migraine. Car il se pourrait qu'en creux, cette déception autorise à en dire davantage sur la notion d'objet médical : il n'y a pas d'objet qui, par les propriétés qu'il présenterait, serait comme tel médical ; pas d'objet qui, *a priori*, appartiendrait au champ de la médecine. L'objet médical est historique, répondant à un ensemble d'intérêts, au nouage ou au carrefour contingent de disciplines : c'est la convergence de ces intérêts qui le constitue et comme objet et comme médical.

CHAPITRE 4

UNE MALADIE VERTIGINEUSE
(maladies-modèles)

Il ne s'agit pas de repérer année après année, auteur après auteur, en un souci d'exhaustivité irréalisable, les traces d'un objet aux contours désormais bien dessinés – la migraine –, objet dont les propriétés jadis confuses, obscures, seraient peu à peu éclairées par la médecine, ainsi que par les sciences et les techniques qui lui sont connexes – cela s'appelle le progrès. Il est possible qu'il y ait « du » progrès ; on ne nie pas la marche des connaissances, les transformations des pratiques. Mais supposer qu'un objet se constitue à travers un ensemble de discours et de pratiques invite à mettre entre parenthèses non la marche historique, mais l'idée selon laquelle cette marche cumulerait, selon laquelle elle produirait de la vérité et des améliorations. C'est ainsi qu'on part de la langue et des usages, pour construire des cohérences et accéder aux représentations et aux modèles, grâce à quoi un objet médical est constitué. Certaines maladies, des *maladies-modèles* (vertige, épilepsie, hystérie), ont fourni des instruments pour rendre intelligible la crise migraineuse. Certaines formes cliniques encore – *modèles de la maladie* – ont suscité des théories qui rendaient compte d'espèces de migraine, voire de phases de la crise (migraines blanches et rouges, théories vasomotrices, migraines sympathico-tonique et neuroparalytique, etc.).

DE CETTE MALADIE-MODÈLE QUE FUT LE VERTIGE

La douleur ou le vertige sont des données de la pathologie, indices d'un dysfonctionnement, avertissant que « quelque chose ne va pas ». La représentation du monde que se donne un malade dépend de celle, modifiée, qu'il se fait de son corps. L'expérience de la douleur pourrait se décrire de bien des manières. Cependant, patient et médecin s'accordent pour reconnaître que la localisation est fondamentale : « *Où* avez-vous mal ? » Dans le vertige, la capacité à localiser les objets, son corps, à s'orienter dans l'espace, est défaillante. « Vertige », du latin *vertigo* (de *vertere*, tourner), signifiant « mouvement en cercle », est dit équivalent au grec *skotodinia* (du grec *skotos*, ténèbres, et *dinos*, tourbillon), à l'allemand *Schwindel*, à l'anglais *vertigo*, *giddiness*.

À la fin du XVIIIe siècle et au début du XIXe siècle, on le définit comme : 1) un état du système nerveux où il semble que les objets tournent et que l'on tourne soi-même ; 2) un état où le corps chancelle, prêt à tomber. On distingue deux types de vertige ; dans le *vertigo simplex*, s'ajoute aux déterminations précédentes le fait que la vue n'est pas perdue ; dans le *vertigo tenebricosa*, ou le vertige ténébreux, il y a apparence de rotation et chancellement, avec obscurcissement (ou bien, si la vue n'est pas tout à fait perdue, des mouches paraissent voler autour des yeux).

Deux conséquences : 1) dans le vertige, la vue n'est pas seule en cause, puisque nous éprouvons des mouvements qui n'ont pas lieu : le lit vacille, la maison penche, nous craignons de tomber ; la perception du mouvement est également en cause. 2) Historiquement, le vertige est une même chose avec la *scotodynie* ou la *scotomie*. Il n'y a pas de différence entre la sensation vertigineuse ténébreuse (tournoiement, étourdissement, avec obscurité [ou perte partielle de la vue avec mouches]) et le scotome (perte d'une partie du champ visuel).

À partir des années 1830, certains phénomènes migraineux (vertige, illusions de la vue) retiennent l'attention des médecins, faisant de la migraine une perversion de la sensibilité. Ce changement de perspective se produit notamment chez Piorry (dont le nom mérite d'y être définitivement accolé). Énoncer les sources qui l'autorisèrent ne va pas de soi. Il y eut des sources médicales, certes. Mais dans quelle mesure d'autres sources, comme l'art vétérinaire, ont-elles modifié la représentation médicale de la migraine ? Ce n'est pas à une refonte seulement spéciale qu'on a affaire. D'autres formes de savoirs médicaux (qu'importe qu'ils soient estimés aberrants), principalement l'homéopathie, décrivent à la même époque des collections symptomatiques qui ne sont pas sans rapport. Il s'agit d'évaluer ce qu'un changement de perspective sur un trouble peut emporter de modifications durables dans les représentations.

DES SOURCES MÉDICALES

La médecine antique envisageait ceux qui souffrent du vertige (les *scotomaticoi*) après les *hêmicranicoï*, constatant un engendrement du vertige par l'hémicrânie. Arétée de Cappadoce note qu'une hétérocrânie chronique qui perdure et s'intensifie devient un vertige. La scotomie est une suite de la céphalée, mais elle est aussi une affection primitive de la tête, avec *obscurcissement de la vue*, *tête qui tourne*, modification de l'ouïe, hallucinations auditives. Caelius Aurelianus, par ailleurs, décrit la céphalée comme une douleur, qui touche la base des yeux, l'occiput, le cou jusqu'à l'épine dorsale, entraîne des vertiges, des obscurcissements de la vue, accompagnés de nausées et de vomissements de bile. Si le vertige est ici encore envisagé à titre de symptôme, Caelius Aurelianus isole la « scotomie » comme une maladie. Un court chapitre traite des *scotomatici*, des gens victimes d'étourdissements. Cette maladie non douloureuse qui attaque les inactifs présage souvent l'épilepsie : empêchement de la vision, vertige, perceptions d'étincelles, pesanteur de tête, bourdonnement d'oreille, transpiration, où le patient craint que tout autour de lui ne s'évanouisse.

Bien des références viennent à l'esprit. Toutefois, une difficulté doit être soulignée, comme on le voit dans les textes de Caelius Aurelianus, ou d'Arétée : la *scotomie* antique, pas davantage que la scotomie du début du XIXe siècle, ne saurait se confondre avec ce qu'on appelle aujourd'hui *scotome* : elle comprend des symptômes d'étourdissement et d'obscurcissement de la vue. Francis Bacon, le célèbre auteur du *Novum Organum*, décrit le même type de symptômes :

> Lorsqu'on a la migraine [*megrim*] ou des vertiges [*vertigo*], on a une sorte de nuage sur la vue, et l'on s'imagine aussi voir tourner tous les objets (Bacon, an VIII-an XI, p. 36-40).

Dans un chapitre consacré à l'hémicrânie, Charles Pison – « Le Pois », « Lepois », ou encore Carolus Piso (1563-1636) – rapporte trois observations, deux auto-observations et le cas d'une fillette de douze ans qui

> fut tout à coup envahie d'une douleur de tête pesante, qui comprimait violemment la tempe gauche, l'œil, et l'oreille du même côté, et qui battait à coups redoublés. Mais d'abord, la malade éprouva un vertige ; peu après une sensation d'engourdissement au petit doigt de la main gauche et un fourmillement (qui du petit doigt parcourut immédiatement le bras entier et s'éleva aussi vite qu'un souffle [aura][1]) ; bientôt en même temps qu'une sorte de paralysie s'étendit à l'annulaire, au médius, aux autres doigts successivement, elle gagna le bras entier ; aussitôt, il y eut une rétraction spasmodique de la tête, un spasme de la mâchoire, accompagné d'un accablement et d'une faiblesse du corps, si bien que la fillette n'appréhenda pas une table qui par hasard se trouvait tout près d'elle, qu'elle s'y appuya de ses mains, et chuta sur le sol ; toutefois sa conscience était en éveil (Le Pois, 1618, p. 67).

Le cas est repris en partie seulement par Tissot, qui ôte précisément du récit ce qui concerne le vertige :

> Une jeune fille âgée de douze ans, fut tout à coup attaquée d'une migraine très violente, qui occupait l'œil, la tempe et l'oreille du côté gauche ; et en même temps elle éprouvait un sentiment de fourmillement qui, commençant par le petit doigt de la main du même côté, gagnant successivement les autres doigts, l'avant-bras, le bras, le cou, lui occasionnait une violente rétraction spasmodique de la tête, et un spasme de mâchoire accompagné d'une faiblesse générale de tout le corps, sans perte de connaissance (Tissot, 1790, p. 111-112).

Ailleurs, il signale des symptômes vertigineux et, citant le médecin suisse Johann Jacob Wepfer, parle d'un homme dont la migraine s'est substituée aux vertiges. Quant à Wepfer (1620-1695) justement, il mentionne au chapitre des céphalalgies le cas d'une dame très célèbre, âgée de 48 ans, mère de plusieurs enfants, qui

> souffre depuis huit ans déjà d'une douleur qui s'étend au sinciput gauche toutes les fois qu'elle affecte la tempe gauche, l'œil et le front, en même temps que l'occiput. Il n'est pas rare également qu'elle occupe toute la tête, elle est quasi continue, et disparaît en quatre à cinq jours. Depuis plusieurs années, à cette céphalalgie s'est ajouté un vertige avec chancellement et tournoiement [vertigo titubans et gyrosa] dont le lit ne la préserve pas. Depuis quelque temps, il s'y est joint une vision double. La douleur de tête est souvent violente,

---

1. C'est une des premières occurrences du terme *aura* à propos d'une hémicrânie. Et je dois exprimer ma reconnaissance à Peter J. Koehler pour m'avoir invitée à lire avec attention ce passage.

piquante ; la peau semble quasiment se décoller. Et dans cette céphalalgie, elle éprouve plutôt une sensation de chaleur que de froid. Elle est beaucoup sujette à la constipation (dont elle n'est délivrée qu'au troisième ou quatrième jour), pour quoi on utilise de fréquents clystères et des purgatifs. Mais la plupart du temps alors, l'occlusion est rendue plus sévère [...]. Quelquefois, la très illustre dame souffre d'une diarrhée bilieuse qui la soulage. Si aussitôt elle est prise de nausées, elle ne vomit ni bile ni quelque autre humeur. La plupart du temps elle a bon appétit [...]. Quand elle s'efforce de soulager son bas-ventre par un grand travail, elle exacerbe fortement la douleur de tête. La totalité de l'abdomen est gonflée par la constipation [...]. Bientôt, elle souffre de bouffées de chaleur, surtout au moment du repas, mais qui ne durent pas longtemps [...]. [Novembre 1676] Lors d'un accident en chariot, où elle s'est fracturé la clavicule gauche et où la totalité du côté gauche a subi un choc violent, elle est rendue très impotente, et la céphalalgie et le vertige se sont beaucoup accrus (Wepfer, 1727, p. 97).

Une autre observation (dont on dit parfois qu'il s'agit de la description d'une aura visuelle) concernant une dame de 23 ans est livrée au chapitre de l'hémicrânie cette fois :

À 10-12 ans, la fillette vomit très souvent des matières aqueuses, acides, amères, sans douleur de tête : ces vomissements furent cause de l'hémicrânie qui suivit, dont la jeune fille d'abord était préservée. En grandissant, les vomissements se firent plus rares, suivant ou précédant une hémicrânie cruelle [*saeva hemicrania*] ; et à chaque fois que celle-ci arrivait sans vomissement, l'orbite de l'œil droit souffrait très cruellement ; de temps en temps, après l'hémicrânie, la tête entière souffre. La matière rejetée par les vomissements qui, auparavant, était amère et aqueuse, est à présent souvent très acide comme du vinaigre [...]. La jeune femme ressent au niveau du ventre faiblesse et douleur. Les règles sont normales et durent cinq ou six jours [...]. 1667 : En automne, elle avale une grande quantité de raisins, suit une hémicrânie plus cruelle avec affaiblissement du ventre. 1669 : [...] une douleur surgit dans le cou, tout à fait cruelle [*dolor... saevus*] qui descendait depuis l'espace entre les deux épaules jusqu'au sacrum et à l'aine droite, et de celle-ci jusqu'à la jambe ; la douleur dura ainsi trois jours, débutant au cou, finissant à l'aine ; et au terme, occupant à nouveau le cou, elle redescendait du dos à la jambe droite, parcourant à nouveau cet espace pendant trois jours. Ainsi, pendant six semaines, cette douleur allait et venait en cercle quasiment, du cou donc au dos jusqu'au sacrum, progressant jusqu'à l'aine droite, et après trois jours, reprenant au cou. La douleur était plus vive au rein droit et à l'aine droite [...]. Après ces douleurs, douleur de l'hémicrânie ou douleur du cou, l'odorat disparaît, et la vue s'obscurcit ; des mouches lui semblent voler ; craignant être aveugle, la dame éprouve un grand abattement. Certes, la tête ne souffre pas de vertige [*vertigo*], mais elle est affaiblie et stupide. Il n'y a pas longtemps, cette dame a souffert d'une douleur dans l'hypogastre droit, des urines troubles s'ensuivirent, un tassement muqueux [...]. Elle a perdu peu à peu l'odorat. La vue en premier lieu a diminué au niveau de l'œil droit, où apparurent d'abord petit nombre de mouches ; à présent, ce sont les deux yeux qui sont affaiblis, et de très nombreuses mouches leur apparaissent [...]. La perte de l'odorat et l'affaiblissement de la vision sont dus moins à l'hémicrânie qu'à l'abondance des vomissements et des mucosités (Wepfer, 1727, p. 146-147).

Ce passage mérite d'être cité : Wepfer caractérise l'hémicrânie dont souffre la jeune personne d'*hemicrania saeva*, dont on a vu que c'est une douleur soudaine, lancinante et insupportable, mais *brève* :

La douleur est lancinante, brûlante, perçante, tensive, proprement intolérable, mais brève et momentanée : ce fut à de nombreuses reprises que pendant deux ou trois semaines elle l'accabla ; quelquefois au cours d'une seule journée, voire bien plus souvent au cours d'une seule heure, la douleur l'assaillait. Aujourd'hui que nous nous sommes rencontrés, en une heure elle eut plus de six attaques (Wepfer, 1727, p. 134).

L'« étonnante douleur » qui saisit la jeune dame de 23 ans est « cruelle » ou « atroce ». La perte de l'odorat et l'affaiblissement de la vue (lequel n'est pas, dit Wepfer, un vertige, mais un obscurcissement avec perception de mouches volantes) sont postérieurs à la douleur de l'hémicrânie et à l'étonnante douleur, et ne sont pas ponctuels, mais durables. Wepfer les attribue au vomissement qui a précédé les crises d'hémicrânie cruelle.

Incursion en médecine vétérinaire

Les notions de tournoiement, vertige, scotodynie ne sont pas propres à la médecine humaine. La médecine vétérinaire décrit aussi des « migraines », « maux de tête », « douleurs de tête » qui, affectant surtout le cheval, présentent des symptômes visuels et vertigineux (Lardreau, 2012). Dans quelle mesure ces travaux de médecine vétérinaire furent-ils connus en médecine humaine ?

Vertige animal. Employé par les maréchaux, *vertigo* est un terme de manège, qui désigne des tournoiements affectant un cheval, dégénérant en folie, avec douleur de tête et vertige ténébreux. Il se rencontre aussi chez l'abeille, le jeune taureau, la génisse, le chien, l'oie, la brebis. À la fin du printemps, les abeilles étourdies volent çà et là autour du rucher.

Chez les brebis, il y a perte d'appétit, abaissement de la tête, puis obscurcissement de la vue et tournoiement ; au bout de quelques jours, l'animal meurt.

Mal de tête animal. Le vertige est distinct du « mal de tête » (Solleysel, 1674, p. 205), lequel se manifeste, chez le cheval, par la tête baissée, l'œil enflammé, le front chaud, alors que le vertige se signale par un chancellement, une douleur de tête qui le font se cogner contre les murs, une perte de connaissance.

Migraine animale. Le *Nouveau et savant maréchal* de Markham écrit :

> Comme la tête d'un cheval est composée de plusieurs parties, ainsi ces parties sont sujettes à quantité de maladies, principalement les membranes qui couvrent le cerveau, lesquelles étant affectées, produisent le mal de tête, la migraine [*megrim*], manie, étourdissement (Markham, 1666, p. 43).

La suite distingue « douleurs de tête » [*head-aches, head pains*] et « vertige [*vertigo*] ou éblouissement [*dizziness*] », et il n'est plus question de migraine [*megrim*].

L'art vétérinaire a reconnu l'existence d'une *migraine du cheval*, non liée aux désordres vertigineux, mais classée parmi les douleurs de tête (avec la démence ou la rage).

Cependant, des textes plus récents – du XIXe siècle – usent du terme « migraine » au sens de vertige. Le terme anglais *megrim* au singulier est d'abord : 1) un équivalent de la maladie décrite en France sous le nom de « migraine » ; il signifie encore : 2a) un caprice, une idée saugrenue, une humeur ; par extension, au pluriel : 2b) la mauvaise humeur. En un troisième sens, *megrims* désigne : 3) plusieurs maladies animales avec perte d'équilibre, démarche et comportement anormaux, et spécialement, chez le cheval, un étourdissement soudain, quelquefois suivi d'inconscience. Cette *migraine du cheval* est une forme atténuée d'apoplexie. Un traité de chirurgie vétérinaire de Delabere Pritchett Blaine (1770-1845), médecin qui exerça aussi bien à Londres qu'à la campagne ou dans l'armée, sur mer que sur terre, soignant les animaux et les hommes, en fait une espèce d'épilepsie :

> Migraine [*megrims*], étourdissement, ou vertige, doivent être considérés comme une espèce de l'épilepsie, à quoi les chevaux sont parfois sujets ; sans signe préalable, l'animal, en exercice, s'arrête brutalement, secouant la tête, avec irrésolution et étonnement : cet état dure quelques minutes, et l'animal se rétablit. En des cas plus violents, il tombe soudainement sur le sol, ou bien tournoyant d'abord, il tombe ensuite sans connaissance (Blaine, 1826, p. 471).

En 1831 et 1832, le *Lancet* publie, séparément, puis en supplément, les *Lectures on Veterinary Medicine*, données par William Youatt à l'université de Londres, dont Henri Gouraud, pour le *Journal des connaissances médico-chirurgicales*, fait un compte rendu. La migraine du cheval [*megrims*] a pour forme grave le « vertige soporeux » [*sleepy staggers*] ou « apoplexie », par distinction avec le « vertige » ou « phrénitis » [*mad staggers*]. La surnutrition est cause de cette congestion sanguine : après un exercice intense, le cheval mange avec voracité, l'estomac se distend, la digestion est entravée. En raison de l'étroite sympathie de l'estomac avec le cerveau, la crise se déclenche. Le palefrenier prévoit l'accès en étant attentif aux symptômes d'inappétence, une stupeur, de l'hébétude, que l'exercice dissipe, mais qui reviennent :

> Debout, il dort ou paraît dormir, ou au moins n'a pas la conscience des objets environnants. Si on l'éveille, il porte sur lui un regard vide ; peut-être prendra-t-il un peu de foin ; mais après l'avoir à demi mâché, son œil se ferme et il se rendort la bouche pleine. Réveillé de nouveau, il n'entend pas la voix, ne sent pas la main de son maître. Son dernier acte volontaire est pour boire [...], le liquide revient par les narines. L'écume vient à la bouche, le balancement d'un côté à l'autre est de plus en plus marqué, jusqu'à ce que l'animal tombe difficilement [...] ; le pouls est lent et concentré, la veine jugulaire très gonflée, le museau froid, les selles involontaires ; les yeux sont de temps en temps ouverts et saillants, avec des pupilles dilatées. L'animal grince des dents, et a des mouvements convulsifs de la face et des membres (Gouraud, 1833, p. 23).

Quand l'attaque n'est pas mortelle, le cheval reste « engourdi, paresseux, stupide, sujet à de fréquentes demi-attaques de vertiges » (Gouraud, 1833, p. 23). Souvent il devient aveugle, par paralysie du nerf optique : on parle alors d'« amaurose » ou d'« œil de verre ». L'examen du cadavre révèle que le système veineux est congestionné : les vaisseaux du cerveau sont gorgés de sang noir. Mais il n'y a pas d'inflammation. Cette affection se rencontre chez les chevaux de ferme ou chez les chevaux de poste, soumis à des exercices qui les invitent à trop manger. Dans les années 1800, elle était extrêmement répandue ; mais les progrès de l'art vétérinaire, l'attention au régime alimentaire des bêtes, ont diminué de 20 à 1 le nombre de cas.

Comme pour l'étourdissement du chien, que William Youatt décrit dans *The Dog*, le cheval ne reconnaît pas les objets environnants, les odeurs et les sons familiers. Il y a perte d'équilibre ; livré à la seule vie végétative, il tombe, paraît dormir, mâche à peine les aliments, a les pupilles dilatées et le regard vide.

Deux faits doivent être retenus : 1) la difficulté à traduire en français l'anglais *megrims* ; 2) le fait qu'ait existé, en France, à côté du vertige, une maladie animale appelée « mal de tête ». Une confusion était dès lors possible entre *megrims*, *megrim*, vertige, mal de tête, migraine. Les descriptions de ces pathologies invitent à évaluer l'importance de la médecine vétérinaire dans l'élaboration du modèle vertigineux pour penser la migraine dans la première moitié du XIXe siècle. Il n'est pas aisé de dire dans quelle mesure ces textes étaient connus des médecins. Ce dont on est assuré en revanche, c'est que les manuels d'hippologie comportaient classiquement un paragraphe sur des maladies bien connues par les gens des campagnes, éleveurs, ou médecins-vétérinaires.

LES ABERRATIONS FANTASTIQUES ET LEUR MÉCANISME

Laurent Marès (1833) conserve le terme « hémicrânie » pourtant jugé inapproprié. Chavoix (1827) déjà considérait les termes « migraine » et « hémicrânie » comme équivalents, bien qu'il préférât le second. Martin (1829) les emploie indifféremment. Le premier à critiquer le mot « hémicrânie » est Piorry (1831), suivi par Pelletan (1832). On peut donc dater précisément la substitution du terme « migraine » à celui d'« hémicrânie », entre 1829 et 1831. Vers 1830 justement, thèses de médecine, articles de dictionnaire, traités de pathologie se font l'écho des travaux originaux de Pierre-Adolphe Piorry et d'Auzias-Turenne.

Traités de pathologie. À côté des prodromes classiques (courbature, malaise, tristesse, susceptibilité nerveuse, somnolence, frissons, inappétence, nausées), Augustin Grisolle (1811-1869) mentionne en 1844 :

> Des éblouissements, diverses illusions de la vue, qui font que les malades voient les objets doubles ou avec un mouvement de rotation, et plus souvent sous des formes bizarres, avec des teintes, des couleurs qui ne leur appartiennent pas. C'est un point curieux, mais fort rare, de l'histoire de la migraine sur lequel M. Piorry a longuement insisté (Grisolle, 1862, p. 804-805).

Au lieu de ressentir une douleur vive, certains patients n'éprouvent, au moment de l'accès, qu'une pesanteur de tête, un sentiment d'accablement. Il n'y a pas toujours douleur : des symptômes visuels, un malaise parfois, caractérisent la crise. Il faut donc agir dès qu'on *soupçonne* l'imminence de l'accès, au moment où paraissent les illusions visuelles, le sentiment d'accablement, les pesanteurs. Il est ainsi possible de faire avorter une crise. Dans le *Traité de pathologie cérébrale* paru la même année, la douleur reste selon l'aliéniste Scipion Pinel (1795-1859), fils du célèbre Philippe Pinel, le symptôme caractéristique de la migraine. Cependant, Scipion Pinel décrit, parmi les prodromes, de la tristesse, des frissons, des horripilations, des troubles de la vue, des éblouissements, des aberrations de l'odorat ; de la faim, des renvois, des vomissements. Quant aux symptômes, ils peuvent être gastriques (vomissements), sanguins (pouls développé, congestions), sécrétoires (pleurs). Il existe des convulsions. Des troubles nerveux : fourmillements aux doigts, au tronc, au cou ou d'un côté de la langue, aberrations visuelles. Chez Grisolle et chez Scipion Pinel, ces aberrations ne précèdent pas seulement la crise et peuvent s'étendre à l'accès.

Dictionnaires. Le *Dictionnaire de médecine usuelle* comporte un article « Céphalalgie » de Louis Martinet. L'entrée « Hémicrânie » renvoie à « Migraine », laquelle, comme l'entrée « Mal de tête », renvoie à « Céphalalgie ». Martinet distingue *céphalalgie sympathique, céphalalgie symptomatique, céphalalgie essentielle*. La première dépend de la connexion étroite entre le cerveau et le reste des organes. La seconde est l'effet direct d'une maladie du cerveau ou de ses membranes (apoplexie, épilepsie, fièvre cérébrale). La troisième, primitive, s'appelle « migraine », « hémicrânie », « céphalée ». La « céphalalgie » désigne des symptômes de courte durée ou d'intensité faible ; la « céphalée » s'applique à la douleur de tête chronique ; le mot « migraine » est réservé aux accès de répétition régulière indépendants d'une cause extérieure, durant entre douze et quarante-huit heures, et renvoyant à la constitution singulière d'un patient. Martinet relève des troubles de la circulation, une surexcitation du cerveau, une exagération de la sensibilité. Dans les cas où la douleur est intense, d'autres phénomènes l'accompagnent : brisements des membres, bourdonnements, sifflements d'oreille, éblouissements, vertiges, tendance à défaillir. Davantage cité, un article de l'élève d'Esquirol et aliéniste Louis-Florentin Calmeil (1798-1895), paru en 1839 dans la seconde édition du *Dictionnaire de médecine*, porte sur la « migraine ». La première édition ne comportait qu'un article « céphalalgie » rédigé par Georget : *migraine* est entré dans la langue technique. Considérée comme une affection rhumatismale, une espèce de névralgie, ou une variété de céphalalgie, cette maladie se distingue du mal de tête par son siège, la nature de la douleur, la périodicité des accès, leur stéréotypie, les symptômes qui la compliquent. On repère des constantes : des douleurs insupportables, localisées, qui n'affectent pas toujours le même côté. Des accès brusques, ou bien des signes précurseurs : pleurs, malaise, bâillements, dégoût pour les aliments, ou faim, froid aux pieds, surdité, illusions visuelles. Parfois les objets semblent dédoublés et tournent sur eux-mêmes. Mais on accorde trop d'importance aux illusions de la vue et à la migraine irienne de Piorry. Si les mécanismes physiopathologiques restent inconnus, des phénomènes névralgiques le long de certains trajets nerveux, et des troubles cérébraux, laissent songer à un trouble nerveux à la fois central et périphérique. Quoi qu'il en soit, toute la maladie ne saurait être constituée par la seule douleur, et la migraine et l'hémicrânie sont bien disjointes.

Thèses de médecine. Le grand nombre de thèses de médecine (dont quelques-unes sont remarquées) de ce second quart du XIXᵉ siècle témoigne d'une rapide circulation du savoir. Les étudiants, diffusant les enseignements qu'ils reçoivent, sont, en partie, responsables du renouveau d'intérêt pour la migraine qui eut lieu en France.

La longue thèse souvent citée de Labarraque se soucie vivement des modifications lexicales qui accompagnent le travail original de Piorry. On a affaire à un nouvel état du vocabulaire médical : le rejet du mot *hémicrânie* et l'usage technique du mot *migraine* (céphalalgie idiopathique ou essentielle) sont entérinés. Le terme *céphalée* est devenu inutile. La *céphalalgie* est réservée à la description des formes symptomatiques. L'insistance sur les symptômes visuels précurseurs de la crise (éblouissements, obscurcissement de la vue) et sur les symptômes visuels (les objets apparaissent environnés de brouillard, ou le malade ne perçoit plus que la moitié des objets) modifie la notion de migraine, laquelle est, par ailleurs, subdivisée en gastralgique, sanguine, irienne, liée à l'utérus ou au sinus : pour chacune de ces formes, la douleur est un symptôme constant certes, mais non déterminant au diagnostic. *A fortiori*, l'unilatéralité n'est pas, à elle seule, un critère. La douleur, pourtant *sui generis*, n'est pas nécessairement localisée d'un seul côté, bien qu'un des côtés puisse être plus affecté que l'autre ; elle prend des formes variables, selon les individus.

S'orientant de Chomel (dans le service duquel, en 1838, à l'Hôtel-Dieu, il a travaillé) selon lequel toute douleur est symptomatique, Vanier en 1840 psychologise la migraine et en propose un traitement moral. Il postule une relation intime, inexplicable, du moi et de l'organisme. La douleur, qui ne saurait être à elle-même sa cause, est l'effet d'une modification matérielle ; elle n'est pas un phénomène spontané, mais un phénomène fonctionnel passif, qui résulte d'une synthèse indissociable entre la conscience et un état morbide du corps ; en rigueur, il n'y a donc ni maladies corporelles ni maladies de l'âme. Admettre, comme fait Labarraque, une céphalalgie idiopathique ou *migraine*, c'est donc « aller au-delà de l'observation » (Vanier, 1840, p. 12). Si l'on s'en tient aux faits, aux seuls phénomènes, la migraine est une maladie fonctionnelle. Vanier en tire une thérapie morale : au terme d'un interrogatoire minutieux, par lequel on obtient des « aveux » qui rendent le médecin, à son insu et à l'insu des malades, le « confident » des pensées (Vanier, 1840, p. 31), la mission du médecin « s'élève jusqu'à l'esprit [...] ; son rôle est changé : l'organiciste, le thérapeutiste, fait place au psychologiste, au moraliste ».

Dans la névrose, constate Monbalon, tout est « psychologique, physiologique, vital », « mystérieux, insaisissable, rien ». « Bizarres, prodigieux, inexplicables », tels sont les phénomènes névrotiques (Monbalon, 1848, p. 6). Si on conserve le terme peu scientifique de migraine à cette névrose d'expression douloureuse, c'est que l'étymologie étant oubliée, il ne véhicule aucun préjugé. Ne laissant aucune trace notable de son passage (sauf, peut-être, une pesanteur de tête, une stupeur, une douleur vague), la crise débute par des « prodromes » qui ne sont pas nécessairement aperçus par la conscience (les auras migraineuses, sait-on aujourd'hui, sont en effet difficilement repérables à un interrogatoire succinct du patient). Certains ne font pas attention aux troubles visuels qui annoncent l'accès (Piorry) : malaise indéfinissable, aussi bien physique que moral, abattement ou agitation, anxiété, impatience, susceptibilité ; bâillements, besoin d'uriner, faim, digestion difficile ; quand il n'y a pas d'hallucination et d'éblouissement, la vue est moins nette ; l'ouïe est hypersensible, ou au contraire entravée ; les narines sèches, l'odorat susceptible ; parfois, le goût est altéré.

La diffusion des travaux de Piorry, pendant trente ans, a été assurée grâce à Pelletan (1832), dont l'ouvrage est massivement repris. Les thèses tardives d'Allory ou de Tamin en confirment l'importance. À la suite de Piorry qui définit la migraine comme une névrose des organes des sens telle que les filets nerveux de chaque sens puissent être affectés, Allory reconnaît, à côté d'une « migraine de l'œil », une « migraine de l'ouïe » et une « migraine de l'odorat », et emprunte ses exemples à Piorry. Dédiée à Piorry, président du jury, la thèse de Tamin reprend cette idée selon laquelle il y aurait des migraines de la sensibilité spéciale. Plusieurs membres de sa famille, ainsi que lui-même, sont migraineux.

Il y a deux ans, je voyageais en chemin de fer, par une chaude et écrasante journée de juillet ; aussi, cédant à un engourdissement général, je m'endormis. Après une heure environ d'un sommeil plus ou moins agité, je remarquai avec effroi les prodromes ordinaires de la migraine dont je suis atteint : yeux larmoyants, sentiment de pesanteur au-dessus de l'orbite et dans la fosse temporale, et une raideur excessive dans les mouvements du cou. Presque au même moment, ma vue se troubla, un nuage occupait le champ supérieur de la vision et variait rapidement en forme et position ; il me semblait que mon œil droit sautillait dans son orbite, et les paupières étaient agitées de mouvements convulsifs. Le nuage disparut, j'eus plusieurs éblouissements successifs, analogues à ceux que produit le soleil vu en face. Quand je fermais les yeux, une impression pénible, indéfinissable, me forçait à les ouvrir presque immédiatement après [...]. Cette hallucination dura quelques minutes, puis les artères temporales battirent avec plus de force, un élancement se fit jour, et les douleurs apparurent, dissipant ou plutôt masquant une partie des prodromes que j'ai cherché à décrire (Tamin, 1860, p. 7 ; 14-15).

Quant à la douleur, elle n'est pas fixée en des points déterminés, bien qu'elle paraisse suivre les ramifications du nerf trifacial. Lorsque, cependant, elle se fixe à l'occiput, elle « occasionne ce que j'appelle la barre » (Tamin, 1860, p. 16). Sourde et tensive, elle s'accompagne ensuite de craquements d'oreille, de soubresauts de l'œil ; le cou paraît retenu par une lame de fer, et il semble que des conques marines, appliquées sur les oreilles, y produisent un bruit de « *houlement* » continuel. L'intelligence est obtuse, la face grippée, injectée. Nausées, vomissements. Les membres sont parfois le siège de frémissements vibratoires. Après le paroxysme : courbature dans la tête, confusion d'idées, crainte que la migraine ne revienne. L'*hémipéricranalgie* – ou « céphalalgie bornée à une moitié du crâne » (Tamin, 1860, p. 7) –, tel est le néologisme par lequel Tamin désigne cette affection, rend malheureux, misanthrope. Les cheveux tombent, blanchissent, les muscles s'atrophient, le visage se déforme, des tics apparaissent. L'odorat, l'ouïe, la vision s'affaiblissent. Parmi les causes déterminantes, Tamin mentionne la masturbation, dont Tissot faisait la cause de nombreux maux de nerfs.

C'est à partir de 1850 que le travail de Piorry commence à être contesté. Ainsi d'après Peujade, Piorry a désigné comme point de départ de la maladie ce qui n'en est qu'une conséquence. Dédiée à Piorry, la thèse de Molènes rend en fait hommage à Auzias-Turenne : loin d'être seulement nerveuse, la migraine a également une origine vasculaire. Renvoyant à des modifications locales ou générales de la circulation, elle se définit comme une « congestion céphalique veineuse » (Molènes, 1853, p. 22). Elle n'est pas une maladie, mais le symptôme d'une altération organique. Les douleurs proviendraient, selon Auzias-Turenne, de la compression du trijumeau, par le sang qui circule mal et est vicié, dans les sinus de la base du crâne. Cette définition n'est cependant « pas assez générale » (Molènes, 1853, p. 42). L'engorgement des sinus n'est pas systématique. En réalité, la compression peut se faire au niveau de toutes les ramifications des nerfs, et non pas seulement au niveau du tronc. Il est temps, en tout cas, d'abandonner la doctrine des sympathies et de lui substituer un mécanisme intégral : congestion/distension des canaux veineux/compression du trijumeau. En prophylaxie, le maître mot est l'hygiène. Le traitement palliatif consiste, lui, en des moyens mécaniques (mouvements et changements de position), une gymnastique.

Travaux originaux. Le *Mémoire* de Piorry (1831) est suivi d'une synthèse rédigée par Pelletan (1832). Un mémoire d'Auzias-Turenne, paru en 1846, réédité et complété en 1849, a une influence plus faible.

Le « Mémoire sur l'une des affections désignées sous le nom de migraine ou hémicrânie » de Piorry se trouve en quatrième partie du *Procédé opératoire par percussion médiate* publié en 1831. Il est complété en 1875 par le « Mémoire sur le vertige ». Pierre-Adolphe Piorry (1794-1879), clinicien, professeur de pathologie médicale, puis de clinique médicale, plus tard membre de l'Académie de médecine, est aussi l'inventeur du plessimètre. D'après Labarraque, les symptômes décrits par Piorry étaient « trop minutieux » pour qu'il ne les ait pas « observés sur lui-même » (Labarraque, 1837, p. 30). Piorry confirme en effet avoir souffert de migraines ophtalmiques (Piorry, 1875, p. 3). La migraine est névropallie : construit sur le grec *pallos* (vibration, tremblement), le terme décrit une modification de l'activité nerveuse se manifestant par des oscillations qui vont de la petite circonférence de l'iris vers la grande. Cette vibration qui s'étend aux autres paires de nerfs produit une douleur (cinquième paire de nerfs), des nausées, des vomissements (huitième paire de nerfs), etc. Les nerfs de la langue, de la face, des membres inférieurs peuvent être atteints. Ce qui fut appelé « sympathies » n'est donc qu'une extension mécanique des vibrations de la périphérie au centre. Il importe d'abord de s'entendre.

Depuis Chaussier, on considère avec raison l'hémicrânie comme une névralgie qui, occupant un des côtés de la tête et spécialement les tempes, donne lieu à des douleurs continues ou intermittentes, ordinairement intenses et dont la durée est variable (Piorry, 1831, p. 405).

Cette forme de névralgie, ayant son siège d'un seul côté de la tête, ne présentant pas de lésions organiques, s'appelle à bon droit *hémicrânie*, mais on ne saurait confondre la névralgie de la face et la *migraine*. D'autre part, le terme même d'*hémicrânie* est peu commode :

Si par hémicrânie on veut désigner une douleur qui n'a son siège que sur un des côtés de la tête, toutes les névralgies de cette partie peuvent mériter ce nom, puisque presque toutes n'attaquent guère qu'une des moitiés du corps sans dépasser la ligne médiane (Piorry, 1831, p. 406).

Mais si on désigne par là une affection spéciale, revenant à intervalles, ayant son siège dans l'œil ou près de l'œil, suivie de vomissement, il faudra la distinguer des névralgies jusquelà connues. Cette *névrose de l'iris* qui s'étend à de nombreux rameaux nerveux se caractérise, en effet, par des troubles de la vision. La migraine, appelée encore *névralgie irienne*, *névralgie ophtalmique*, *monophtalmalgie* (douleur affectant un seul œil), *irisalgie* (Piorry, 1850, p. 75), *iralgie* (Piorry, 1833a, p. 304), touche les individus dont la vue est faible, que la lumière éblouit, ou qui demeurent dans un appartement obscur (ouvriers menant une vie sédentaire, ouvrières spécialisées dans les dentelles, hommes de lettres, demoiselles de comptoirs, typographes) :

Au moment de l'invasion, la vue est moins nette, on éprouve une sensation très analogue à l'éblouissement, il semblerait qu'un nuage se manifeste au centre de l'image qui se peint sur la rétine ; peu à peu le point terne qu'on observait s'étend ; bientôt, et après une ou deux minutes, se dessine à l'entour de l'espace obscurci un arc de cercle lumineux, coloré chez quelques individus, mais pâle chez d'autres, disposé en zigzags, agité par une sorte d'oscillation continuelle. D'abord très petite, cette portion de cercle grandit en même temps que le point central obscurci commence à s'éclaircir, et se développant de plus en plus, scintillant continuellement, semblant se rapprocher successivement de la circonférence de l'iris, l'arc lumineux finit par disparaître lorsqu'il arrive à l'extrémité du champ de la vision. Que l'œil soit ouvert ou fermé, l'hallucination continue (Piorry, 1831, p. 409-410).

Le Mémoire de 1875 reprend quasiment les termes :

On aperçoit d'abord une lumière vague et bleuâtre, souvent phospho-rescente qui empêche de bien fixer les objets. Bientôt après se dessine un arc de cercle dentelé qui, présentant la forme d'un zigzag scintillant d'abord, petit et brillant, grandit et semble envahir successivement le champ de vision. Cette lumière vibrante pâlit, en même temps qu'elle prend une dimension plus grande [...]. Tant que le phénomène lumi-neux persiste, il n'y a pas de douleur (Piorry, 1875, p. 6).

La migraine (vibration dans l'iris) et le vertige (vibration dans les muscles de l'œil) sont de la même famille. Si dans le vertige les contractions involontaires de l'œil produisent des déplacements d'images, dans la migraine les vibrations de l'iris produisent des oscillations de l'image. On pourrait ainsi définir la migraine comme une *irisalgie* (ou *iralgie*) *vertigineuse*. Durant de quelques minutes à une demi-heure, l'image est sans douleur, mais le patient, en une sorte de stupeur, éprouve une pesanteur de tête. À la place du scotome, on rencontre aussi des éblouissements. Chez certains, les troubles sont si légers qu'ils n'y font pas attention et ne se les rappellent qu'après les questions réitérées du médecin. Suivent des élancements dans l'œil et la tempe ; le globe oculaire est douloureux. La douleur n'a pas toujours une même intensité au cours de la crise ; elle peut durer deux ou trois jours. L'ensemble de la sensibilité est altérée. Les facultés intellectuelles ne sont pas atteintes. Des symptômes gastriques sont notés. Parfois, des frémissements douloureux d'une moitié de la langue, de la face, des membres supérieurs ou inférieurs épousent les oscillations de l'image oculaire : « sensation bizarre » proche de ce qu'on éprouve dans le heurt du nerf cubital au coude. Le sommeil est réparateur. Il peut rester une pesanteur qui se dissipe. Le retour des accès est variable. Rarement grave, mais « horriblement douloureuse » (Piorry, 1831, p. 414), cette névralgie dure trop peu pour laisser dans l'œil des traces repérables à l'autopsie, mais l'examen clinique révèle un resserrement de la pupille, une expansion de l'iris, des rougeurs de la paupière. Pour entraver les crises : agir dès qu'il y a éblouissement (laisser le patient dans le noir, faire en sorte qu'il s'endorme). Employer en frictions sur les tempes de la belladone : à la même époque, Trousseau qui recommande le même traitement, accorde à Piorry la priorité de cette décou-verte. On discute de l'utilité de l'opium en frictions. Piorry préco-nise de produire par des excitants (par exemple, du vin à jeun) une irritation sur l'estomac, de sorte que l'action nerveuse y soit concentrée ; pendant la digestion, le vin, le café fort, les liqueurs détruisent le travail pathologique migraineux. On stimule aussi les pieds par l'eau chaude. En prévention : pas de travail intellectuel pendant la digestion ; ne pas stimuler l'œil pendant une sensation de faim ; éviter de passer d'un lieu obscur à un lieu vivement éclairé. À terme, Piorry suppose que les phénomènes sur lesquels il insiste pourraient constituer le point de départ de quelque chose comme une aura : « L'épilepsie n'a-t-elle pas souvent un point de départ de l'*aura epileptica* ? Ce point de départ ne pourrait-il pas être l'œil dans quelques cas ? » (Piorry, 1831, p. 424). Il envisage, par ailleurs, la possibilité que les autres organes des sens connaissent, comme l'iris, des anomalies de leur activité nerveuse. Le *Traité de médecine pratique* signale ainsi un cas de « migraine olfactive » qui dure vingt-quatre heures :

> Un confrère, le docteur D. ressent dans la profondeur du nez, et vers la région de cette partie qui avoisine davantage le front, un sentiment d'oscillation, de fourmillement, de vibration désagréable, et qui, peu à peu, s'étend à une surface de plus en plus large. Quelques minutes après, cette sensation cesse d'avoir lieu, et alors se déclare une névralgie intense dans le front, névralgie qui est suivie de nausées et de vomissements (Piorry, 1850, p. 74).

Une observation de migraine de l'oreille est également faite chez une patiente de 36 ans, ayant souffert d'hystérie :

> Depuis douze ans elle est sujette aux accidents suivants : elle croit entendre *un bourdonnement*, une vibration, fort analogue au tintement d'une cloche, et d'autres fois comparable au bourdonnement que font les abeilles autour d'une ruche. D'abord cette sensation est imperceptible, mais bientôt elle devient très évidente, et les oscillations semblent s'étendre […] ; en même temps celles-ci semblent se propager à toute la tête, mais elles deviennent alors moins distinctes […]. Le plus souvent quelques minutes ou un quart d'heure après, survient une céphalalgie très vive suivie de vomissements et qui dure de 24 à 36 heures (Piorry, 1850, p. 82).

Bien qu'on ait pu reprocher assez vite à Piorry d'avoir privilégié une espèce de migraine, celui-ci n'a jamais considéré sa description comme exhaustive. Il est légitime de le considérer comme étant à l'origine de la notion de *migraine ophtalmique*, au sens où, pour la première fois, à côté de la description clinique, un seul mécanisme physiopathologique est avancé pour expliquer les phénomènes visuels qui précèdent la douleur et cette douleur elle-même. C'est, au reste, dans le Mémoire de 1831, que pour la première fois l'expression « migraine ophtalmique » apparaît (Piorry, 1831, p. 416).

L'ouvrage de Jules Pelletan de Kinkelin (1805-1873) part d'une critique du vocabulaire. La douleur, qui n'est pas toujours latéralisée, peut être localisée au front, à l'occiput, envahir la tête entière, ou être très circonscrite – aux arcades sourcilières, à une orbite, à la racine du nez. Parfois en cours d'accès, elle change de place. Par commodité cependant, on conserve l'adjectif *hémicrânique*, pour signifier ce qui est « relatif à la migraine ». Les nuances interindividuelles ont retardé l'isolement de cette maladie des autres douleurs de tête, et Pelletan retrouve en Piorry « la peinture fidèle de la migraine qui [l]e tourmente depuis l'âge de 7 ans » (Pelletan de Kinkelin, 1832, p. 24). Lorsqu'ils existent, les signes précurseurs sont décisifs au traitement : tristesse, froid aux pieds, réveil brusque, arc de Piorry, éblouissement parfois hémilatéral durant entre cinq minutes et une heure. La douleur qui suit ne ressemble à aucune autre : douleurs vagues, puis déchirements, pulsations, sentiment d'avoir la tête pressée en un étau, sensation de coups de marteau ; cuir chevelu hypersensible ; mouvements impossibles. La face est altérée, jaune, ridée ; le pouls est contracté ; les yeux, cernés ; ou au contraire : la face est rouge, chaude ; les paupières, tuméfiées ; les yeux larmoient ; le pouls est dur, développé ; les artères battent fortement. Il y a salivation, éructations, dégoût ; nausées, vomissements. Parfois : spasmes, aphasie, paralysie momentanée des membres, frissons, fourmillements à la bouche. La migraine se termine par des vomissements, ou par le sommeil, et un « sentiment de pesanteur, de gêne et d'*endoloris* dans toute la tête » (Pelletan de Kinkelin, 1832, p. 46). La plupart du temps inconnues, les causes prédisposantes sont l'hérédité, le sexe, la vie urbaine (même si les campagnards, eux aussi, sont touchés), la pléthore. Les causes déterminantes consistent en des troubles de l'estomac, des contentions d'esprit, des émotions fortes, les règles. La migraine se divise en stomacale, ophtalmique (Piorry), utérine, pléthorique. Le traitement est triple : guérir complètement (*prophylaxie*) ; éloigner les accès (*hygiène*) ; faire avorter l'accès (*traitement palliatif*). Prophylaxie. *Migraines stomacales* : prendre des vomitifs légers ou amers ; ne boire que de l'eau, consommer des viandes blanches, des poissons, des légumes frais et verts ; éviter les excès ; éviter d'être à jeun. *Migraines ophtalmiques* : ne pas se fatiguer les yeux ou fixer une lumière vive, lorsque l'estomac est vide ou trop plein. *Migraines utérines* : faciliter l'écoulement des règles à l'aide de pédiluves sinapisés, de ventouses sèches, de frictions des cuisses, de sangsues appliquées près des grandes lèvres. Armoise en lavement quelques jours avant les règles ; bains de pieds ou de siège ; administrer des bols de valériane et de sous-carbonate de fer. Pendant les menstrues : prescrire les antispasmodiques et l'opium. *Migraines pléthoriques* : éloigner la masse du sang de la tête, avec des saignées à l'anus, des pédiluves, une nourriture légère. *Hygiène* : mener une vie douce, en des lieux élevés ; porter des vêtements peu serrés ; éviter les coiffures et les parfums ; manger à heure fixe ; être sobre ; ne pas consommer de café ; faire des promenades ; éviter les passions. Associées aux plaisirs, les eaux sont conseillées. *Traitement palliatif. Migraine stomacale* : obscurité et solitude ; thé utilisé comme vomitif ; opium. *Migraine ophtalmique* : friction des paupières avec de l'extrait de belladone. *Migraine utérine* : compresses de cyanure de potassium (en calmant). *Migraine pléthorique* : saignées, pédiluves, ouverture de l'artère temporale.

Auzias-Turenne reprend à son compte cette tripartition du traitement. Connu pour le procédé de « syphilisation » qui vise à immuniser un organisme par inoculations successives de chancres syphilitiques, il présente en 1846 une série de propositions devant l'Académie des sciences, *Théorie ou mécanisme de la migraine*, mémoire repris en 1849 dans la *Gazette des Hôpitaux*. La migraine provient de la *compression de la branche ophtalmique du nerf trijumeau par du sang accumulé dans les sinus caverneux*. Les douleurs ne sont donc pas toujours latéralisées, comme laisserait croire l'étymologie du mot « migraine », et peuvent occuper les deux côtés de la tête, ou au contraire être circonscrites. « Il est même de ces douleurs qui, pendant un seul accès, se généralisent et se localisent, se *latéralisent*, si je puis dire, alternativement » (Auzias-Turenne, 1849, p 3). Le mécanisme physiopathologique explique le tableau clinique : la veine frontale est développée ; les yeux sont larmoyants, gonflés, rouges ; la vue est trouble ; les douleurs, pulsatives : « chaque pulsation de la carotide interne correspond à un élancement de la douleur ; c'est que chaque dilatation et redressement de cette artère rétrécit l'espace destiné au sang veineux dans les sinus caverneux » (Auzias-Turenne, 1846, p. 408). Les nausées et les vomissements sont dus à la compression de la huitième paire de nerfs par la dilatation de la veine jugulaire interne. Les hémorragies nasales résultent de ce que les veines des fosses nasales communiquent avec les sinus caverneux. Quant aux causes déterminantes – contusions du crâne, coiffures trop serrées, cravates, fatigues intellectuelles et émotions morales –, elles accumulent le sang veineux dans les sinus caverneux. Inversement, certaines positions de la tête diminuent la douleur en désemplissant les sinus caverneux. Une thérapie mécaniste reposant sur une gymnastique (mouvements, changements de positions, etc.) s'ensuit. Peu retenue, cette hypothèse d'un engorgement de la veine ophtalmique, au niveau du sinus caverneux, qui comprime la branche ophtalmique du nerf trijumeau, indique qu'une origine vasculaire est désormais prête à être accueillie.

Une décision commune – à partir de Piorry et d'Auzias-Turenne – se dessine, qui rejette les sympathies s'appuyant sur une conception finaliste de la causalité et les actions à distance, au profit d'un mécanisme.

Corps supplicié et homéopathie

Un détour, en marge des institutions médicales, offre un autre éclairage sur le modèle. Le traitement homéopathique de la migraine a du succès. La première traduction française de l'*Organon* de Samuel Hahnemann (1755-1843), le fondateur de l'homéopathie, date de 1824 ; en 1832 paraît celle de Jourdan. La même année, les *Maladies chroniques* sont traduites et par Bigel et par Jourdan. Des volumes de propagande paraissent : en 1834 par exemple, le docteur et magnétiseur Achille Hoffmann qui dirige, à Paris, un établissement « médico-électrique », publie *L'homoeopathie exposée aux gens du monde, et réfutation des objections que font contre elle ses détracteurs* ; en 1845, c'est *L'homoeopathie et la vieille médecine, ou la vérité mise à nu*. Divers écrivains font allusion à leur traitement par homéopathie : Michelet rencontre Hahnemann en 1842, un an avant la mort de celui-ci ; nombre de ses amis ont « leur » homéopathe ; lui-même, ayant consulté en 1861 le docteur Jacques Laurent Turrel (1818-1881), ancien chirurgien de la Marine, est frappé par l'interrogatoire auquel on l'a soumis. Maupassant, en 1876, fait soigner un herpès par le docteur Love. Fervente partisane de l'homéopathie, la comtesse de Ségur donne, par lettres, des conseils thérapeutiques. Féval est guéri d'une dépression nerveuse par le docteur Pénoyée. Si l'on n'est pas, ici, capable d'énoncer les raisons pour lesquelles l'homéopathie a pu susciter l'engouement, on voudrait saisir en quoi la représentation qu'elle s'est donnée de la souffrance migraineuse pouvait faire concurrence. Dans son étude des maladies chroniques, Hahnemann part d'un constat d'échec inacceptable : principe de guérison des maladies aiguës, la loi des semblables serait remise en question par la résistance au traitement qu'offrent les maladies chroniques, qui ne guérissent pas, ou qui, après une guérison apparente, ressurgissent sous la forme de symptômes nouveaux. Certes, elles font aussi le désespoir de la médecine allopathique qui leur oppose des doses qui ne font qu'empirer l'état du malade, malgré les noms imposants dont elle se pare : sudorifiques, calmants, clystères, purgatifs. La résistance des maladies chroniques aux traitements allopathiques, comme au traitement homéopathique, en fait des maladies exceptionnelles : à partir de 1816, Hahnemann travaille secrètement à résoudre ce problème, tâche qu'il considère comme son grand œuvre. Il ne s'agit pas de décider de leur étiologie, mais d'en décrire les phases. Car la force vitale qui les produit est inaccessible. Mais les symptômes, dont précisément le médecin doit s'occuper, en sont une image et les rendent évidentes. Cependant, la répétition chronique de signes morbides doit relever d'un « miasme », d'un foyer qui produit la maladie, l'entretient, l'aggrave. Les maladies nouvelles ne sont ainsi que les mille et une facettes d'un même vice. Si les miasmes sont de trois sortes : syphilis, sycosis, psore, la plupart des maladies chroniques, et notamment les douleurs, relèvent de la psore (en grec, *psora* désigne une maladie de peau, spécialement la gale), vice galeux interne, avec ou sans éruption. Contractée au berceau ou plus tard, sans que le sujet en garde souvenir, la psore n'est jamais perçue dans sa totalité au sein d'un même sujet. Elle a une dimension sociale et historique : ayant « traversé des millions d'organismes », elle a acquis une « sphère d'action immense » (Hahnemann, 1832a, p. 17). De Moïse à l'Antiquité grecque, puis de celle-ci au Moyen Âge, elle se propage sous forme de maladies de peau, de difformités corporelles, « grand exutoire » qui veille à la conservation de l'harmonie organique et sociale :

> La vue des lépreux, si propre à insinuer la crainte ainsi que le dégoût, fit penser à se séparer soigneusement de leur société, mesure dont l'effet fut d'arrêter, ou tout au moins de ralentir la propagation du mal (Hahnemann, 1832a, p. 19-20).

En compensation de la douleur, des démangeaisons, le lépreux se voit reconnaître une fonction de maintien du corps biologique et social. Cependant, au xve siècle, réduite aux éruptions de la gale, la psore change de forme, elle s'adoucit, se propage par grattage et humidité, les boutons se voilent. Plus d'exutoire : on lui oppose des médications qui la déplacent, on la refoule. Privée de « l'éclat » du symptôme extérieur local, elle se développe d'une manière interne, se décharge en surface sous des symptômes nouveaux. C'est ainsi que les maux de nerfs apparaissent comme par retour du refoulé : réagissant aux traitements violents, se créent des symptômes propres à décharger du poids des souffrances. Réfractés par les différentes constitutions individuelles, ils se multiplient : hémorragies nasales, nausées, migraines, chute des cheveux, suppression des règles, bouche puante, selles dures, lèvres gercées, etc. La *migraine* est une des mille manifestations primitives par lesquelles se signale la psore latente. Contrairement à ce que l'usage du nom laisserait croire, c'est un symptôme, non une maladie, qui se réduit à une douleur unilatérale, et qui est susceptible de se combiner avec une quantité indéfinie d'autres symptômes : mais il est vrai que certaines de ces combinaisons se reproduisent avec une telle régularité qu'on a pu attribuer un nom à celles-ci. La nausée, par exemple, peut être associée, le vertige de même, ainsi de suite. Mais ce que les nosographies appellent *migraine* (et ainsi des autres maladies : scrofule, asthme, dyspepsie, hystérie, hémorroïdes, jaunisse, hernie, myopie, goître, ulcère, squirrhe...) n'est qu'une espèce nominale que, par abus, on considère comme une maladie particulière. *Migraine* est le nom donné à la répétition plus ou moins semblable d'une série de symptômes. Mais dans bien des cas, des symptômes manquent, ou s'ajoutent : la liste en est indéfiniment variable. Franz Hartmann, élève de Hahnemann, n'hésite pas à décrire ces douleurs migraineuses ; et il note au reste que « quelquefois les accès sont précédés d'obscurcissement de la vue, de vertige » (Hartmann, 1850, p. 388). Découvrir sous les noms la maladie suppose donc qu'on revienne sur les antécédents, qu'on soumette le patient et ses proches à un interrogatoire serré : occupations, genre de vie, relations sociales, âge, sexe ; caractère de la douleur, circonstances influentes, effets du mal (anxiété, entrave des fonctions intellectuelles, altérations de la sensibilité), état de la partie souffrante (rouge, enflée), affections mentales (tristesse, solitude, plainte, dégoût, inconstance, impolitesse, impatience, colère, jalousie, indifférence) ; état des dents, du nez, des yeux, des urines, de la peau ; douleurs pendant les règles, etc.

Et puisque la somme des symptômes est l'image de la maladie, le remède qui convient est celui qui embrasse l'ensemble des symptômes observés : on tracera des tableaux des substances en notant quels accidents morbides elles produisent sur un corps sain.

En 1790, Hahnemann traduisant la *matière* médicale de Cullen, fut si mécontent de toutes les hypothèses à l'aide desquelles on cherchait à expliquer l'action fébrifuge du quinquina, qu'il s'écria : *Je trancherai la question*. Il prit une forte décoction de quinquina, et fut saisi d'un accès de *fièvre intermittente très analogue à celle que ce médicament guérit* [...]. Comment, se demanda-t-il, *la substance qui me donne la fièvre à moi, bien portant, la guérit chez l'homme malade*. Serait-ce là un fait exceptionnel, ou là-dessous existe-t-il une loi constante [...] ? La pratique conduisit bientôt Hahnemann à reconnaître un *fait thérapeutique* de haute importance. Dans ses expériences il avait constaté qu'à la suite des effets d'une substance sur l'homme sain, il s'en développait d'autres contraires aux premiers. Ainsi, tout le monde sait que l'opium produit d'abord le sommeil, l'assoupissement, et ensuite une insomnie souvent opiniâtre. Il admit que ceux-là étaient propres à la substance ; il les appela *effets primitifs* ou *propres* ; ceux-ci à la réaction de l'organisme contre la substance, il les désigna sous le nom d'*effets secondaires* ou *réactifs* [...]. Ainsi, un homme a de l'insomnie : l'indication est de provoquer l'état contraire à ce symptôme, le sommeil. Le *café*, chez l'homme sain, a pour effet primitif ou propre de provoquer l'insomnie, et pour effet contraire ou réactif le sommeil. On administre le café au malade, non dans la vue *d'avoir une action primitive intense*, c'est-à-dire, *d'augmenter son mal, mais dans la vue d'obtenir la réaction*, qui est la guérison (Blanc, 1834, p. 206-208).

En produisant une maladie artificielle semblable à la maladie naturelle, mais un peu plus forte que celle-ci, l'homéopathie substitue une maladie à une autre. La force vitale déploie plus d'énergie pour combattre la maladie artificielle qui est plus forte. Mais la durée d'action du médicament étant faible, la force vitale rétablit la santé. La psore ne peut être guérie que par un spécifique semblable, à dose très faible. Comme en outre, dans les maladies chroniques, la souffrance, issue du long déploiement de la maladie, exalte l'irritabilité et la sensibilité du système nerveux, une dose infime est susceptible d'action. Au reste, ces doses infiniment petites ont acquis, grâce à des procédés de division, trituration, agitation, des propriétés énergiques et leurs propriétés physiques en ont été modifiées (elles deviennent solubles dans l'eau ou l'esprit de vin).

Adressé non à l'organisme entier, mais à la seule partie souffrante, en laquelle la vie du corps s'est comme accumulée, le médicament est en affinité avec l'organe malade – et la pire conséquence à redouter serait la nullité des effets. On cherche donc à développer sur l'homme sain des symptômes analogues à ceux sous la forme desquels les miasmes se manifestent. Non que la maladie artificielle soit identique à la maladie naturelle ; mais elle en est un *analogon*. En d'autres termes, afin d'empêcher le refoulement de la psore, refoulement qui s'accompagnerait d'accidents encore plus graves, il faut aller dans le sens de ces déchargeoirs que sont les symptômes suppléants, les aggraver. N'opérant aucune censure, seul le traitement homéopathique (contrairement à la médecine ordinaire qui en cela suit certains préceptes de la nature) autorise le développement de la maladie en sa perfection. L'aggravation momentanée du mal est le signe même du caractère homéopathique d'un médicament. Une à deux années est nécessaire à la guérison des maladies chroniques ; et il est utile que le malade, par ailleurs soumis aux règles du régime, tienne un journal de ses symptômes. Pour chaque remède, on obtient du même coup le tableau des symptômes qu'il est susceptible de guérir et la liste de ceux qu'il produit sur l'homme sain ; listes évidemment redondantes.

Quelques exemples suivent. Le *soufre*, remède héroïque des maladies chroniques, s'emploie dans les céphalalgies avec « douleurs pressives, soit semi-latérales, soit au front, empêchant d'ouvrir les yeux, aggravation le matin et la nuit, ainsi que par les occupations d'esprit et le grand air ; sensibilité du cuir chevelu » (Oriard, 1861, p. 84-85). La *noix vomique* est le premier moyen à employer en cas de douleur unilatérale violente avec sensation de pression, sensation d'un clou enfoncé dans le pariétal, sensation de déchirement du cerveau ou de brisure ; elle est un traitement classique contre les douleurs lancinantes, la pesanteur, la sensation de meurtrissure dans le cerveau, la constipation, le caractère irascible ; et contre les douleurs latéralisées déchirantes, revenant à la même heure le matin, avec nausées, vomissements, bourdonnements d'oreille, aggravation par le mouvement, le vin, le café ; Hahnemann la conseille aux tempéraments actifs, colériques, dans les affections liées à la vie sédentaire. Contre les céphalalgies de même caractère, contre le mal de tête arthritique ou les migraines suivies de dartres avec ulcères suintants, la *sépia* est bonne ; Hartmann la préconise quand il y a des élancements et des douleurs picotantes. La *belladone* est propre aux céphalalgies hémilatérales avec sensation de pression, d'éclatement, d'ondulation. Contre une douleur hémilatérale térébrante, lancinante, constrictive, et où la tête a la sensation d'être serrée dans un étau, la *pulsatile* convient. D'autres substances méritent d'être prises en considération, comme la *terre de calcaire* dans les migraines, les céphalalgies « pressives, battantes, semi-latérales, accompagnées de sensation de froid dans la tête » (Oriard, 1861, p. 84). Hartmann recommande le *quinquina* dans les sensations de pression avec tiraillement, susceptibilité, agitation, et exacerbation de la douleur par le mouvement et la pression. Le *veratrum* est indiqué dans les douleurs avec battements pressifs et sensation de contusion, afflux de sang vers la tête, constipation. Le *capsicum* (poivre de Cayenne), dans les douleurs lancinantes, pressives, et les migraines hystériques. Hartmann utilise aussi le *lycopodium*.

Les médicaments sont secondés par l'hygiène : exercice à pied ; interdiction des jeux. Pas d'épices, de citron, de porc, d'oie. Peu de vin. Pas de tabac, de thé de Chine. Pas de café.

À côté de l'hygiène, l'homéopathie reconnaît une pertinence à certaines pratiques en vogue mais contestées, comme le mesmérisme. Quel sens a pu revêtir l'alliance entre ces deux contre-pouvoirs ? Hahnemann fait place à l'électricité (à la fin du siècle, on parle d'électro-homéopathie) et au magnétisme. Si, en vertu d'une force invisible, on reconnaît que l'aimant agit à distance, qu'il modifie le corps d'un homme, il n'y a aucune raison de ne pas reconnaître, en même façon, une action de l'homéopathie. Celle-ci fait, au reste, parfois, un usage de l'*aimant* : pendant une minute, on le met en contact avec la partie affectée, ou avec le bout du doigt du malade. Dans le cas où il y a perte du mouvement et du sentiment, on soumet le patient à de légères *étincelles* et on électrise négativement la partie malade. Lorsqu'en revanche il y a tremblement, gonflement du bas-ventre, agitation morale, on invite le patient à toucher le pôle nord d'un appareil magnétique pendant une demi-minute. Et en cas de grande faiblesse nerveuse, on emploie le *magnétisme animal*. Le magnétiseur tient pendant deux minutes les mains du patient dans ses mains, puis les applique sur la partie souffrante.

Quelques mots, enfin, d'un *Traité sur les maux de tête* de l'Américain John Charles Peters (1819-1893) – ami et médecin de Washington Irving –, qui se présente comme une synthèse des travaux européens et américains en homéopathie. Ayant étudié à New York, mais aussi à l'Hôpital homéopathique de Leipzig, à celui de Vienne, Peters, qui concilie homéopathie et allopathie (en 1861, il abandonne partiellement les décisions homéopathiques), est frappé par la minutie des descriptions de douleurs céphalalgiques que font les médecins allemands. Son traité recueille les observations de Theodore Johann Rückert, mais aussi celles de Beauvais et les cas étudiés au New York Homoeopathic Dispensary en 1851 (au total, 66 cas de maux de tête). Peters distingue trois sortes de céphalalgies. 1) D'abord, les *maux de tête nerveux*, sans désordre ou avec perturbations secondaires de l'estomac : migraines, hémicrânies, *sick-headaches* (signalons qu'alors que le français utilise quelques termes, les Anglo-Saxons possèdent un grand nombre d'expressions pour qualifier les maux de tête : *sick-headache, stupid headache, bilious headache*, etc., pour lesquelles il est difficile de trouver des équivalents français). Ces pathologies, ayant leur siège dans les ramifications du grand sympathique, s'accompagnent de modifications de la circulation, de congestion sanguine [Piorry]. Et les divisions de Pelletan (migraine stomacale, irienne, utérine, pléthorique) peuvent guider les homéopathes. 2) Les *maux de tête congestifs* ensuite, artériels (trop rapide apport de sang à la tête) ou veineux (trop lent retour du sang) [Auzias-Turenne]. 3) Les *maux de tête rhumatismaux et goutteux* constituent la dernière catégorie.

Les médicaments se divisent selon les sortes de maux de tête (nerveux, congestifs, arthritiques, avec rhumatismes, avec troubles gastriques), selon la localisation de la douleur (totalité de la tête, sourcils, sommet de la tête, côté gauche, côté droit), son caractère (irritante, assommante, brûlante, sentiment de pression exercée par l'extérieur, par l'intérieur, etc.), selon ce qui l'aggrave ou la soulage, selon le moment de la journée où elle se manifeste. L'*aconit* convient aux migraines avec douleur au-dessus de l'œil gauche, nausées, vomissements, ainsi qu'aux congestions veineuses du cerveau, avec oppression, confusions visuelles, vertige. L'*arsenic blanc* est approprié aux cas de pléthore. Quand la douleur, au-dessus du sourcil, s'étend au globe oculaire, aux os du nez, quand il y a larmes, nausées, vomissements, vertige, quand les mouvements de la tête et des yeux augmentent la douleur : *belladone*. Le *calcaire* est utile dans la migraine avec des dispositions scrofuleuses. Le *poivre de Cayenne* concerne les maux de tête avec sensation d'élancement, d'éclatement, douleurs aggravées par le mouvement, et sensibilité à l'air froid. Dans les maux de tête localisés à gauche, périodiques, accompagnés de pulsations aux artères temporales, avec tintements d'oreille, surdité partielle, sensation de faim, de soif, nausées, flatulences, faiblesse excessive : *china officinalis*. Le *café* est prescrit contre les douleurs tiraillantes, oppressantes, comme si un clou était enfoncé dans la tête, ou comme si la totalité de la tête était écrasée. Contre certaines formes d'hémicrânies, quand la douleur est éveillée par des irritations rhumatismales, arthritiques, gastriques, on donne de la *coloquinte*. *Ignatia* est propre aux hémicrânies hystériques, avec des rêves visionnaires, des douleurs pressives, élançantes, des nausées, une obscurité devant les yeux. Lorsque la migraine provient d'une affection du système ganglionnaire, si le patient est sujet aux hémorroïdes, s'il est d'un tempérament colérique, s'il cède à la boisson, ou a des habitudes sédentaires, la *noix vomique* est recommandée : la tête est tiraillée ; chez certaines personnes affaiblies par la masturbation, des troubles oculaires apparaissent : une partie d'un objet semble se mouvoir ; les mots ne sont pas distingués dans leur ensemble ; des phénomènes lumineux en forme de roues de feu apparaissent. L'*opium* soulage les maux de tête qui ont leur siège dans le cerveau, ainsi que ceux qui sont liés à d'autres désordres corporels (migraines). Contre les douleurs latérales temporales avec vertige, photophobie, inappétence, larmoiement, pâleur, anxiété, hémorragie nasale, palpitation : la *pulsatile*. Lorsqu'il y a migraine et congestion du cerveau, *sépia* est préconisée. Si l'hémicrânie, touchant le côté gauche, s'étend au visage et aux dents ; si le patient est colérique : *spigélie*. Enfin, l'hémicrânie du côté gauche, précédée de sycosis (lequel se caractérise par la formation à la racine des poils de pustules, de nodosités et d'abcès intradermiques), est soignée par *thuya*. L'hygiène recommande l'usage des *douches*, des *bains* d'eau salée à la mer ou chez soi.

L'homéopathie, écrit Gérard-Joseph-Marie Bigel, ne peut être jugée que « sur le théâtre de la douleur », et à condition d'en respecter les préceptes les plus sévères (Hahnemann, 1832a, p. xvii). Ordonnée à l'interrogatoire minutieux des malades, elle impose une hygiène et des règles strictes : interdiction par exemple de tout autre médicament à côté du traitement homéopathique. Sur le théâtre de la douleur, la scène migraineuse joue un catalogue de supplices : quelque chose crépite, vit, remue, écrase ou étire ; couteau dans le crâne, écartement, explosion ou bouillonnement de cervelle, yeux qui sortent des orbites, coups frappés dans la tête, pas qui retentissent et continuels murmures. Un cortège de supplices remplace l'éclatante monstruosité du Moyen Âge. Si châtiments, misère, emprisonnement déploient la psore, une union conjugale malheureuse serait pire encore. Quelque chose qui habite les corps et les âmes veut paraître, que la médecine ordinaire repousse en vain. C'est au corps supplicié, à l'âme torturée que s'adresse l'homéopathie. Apparent paradoxe, elle qu'on associe aujourd'hui parfois aux « médecines douces ».

En livrant des descriptions dont la violence tient dans la répétition des termes, le rejet d'un certain vocabulaire, les longues listes de symptômes qui doivent permettre de dresser une matière médicale, Hahnemann entend établir un « code de la nature ».

*

Au tout début du siècle, le patient manquait. Si les migraineux considèrent toujours leur maladie « dans l'ordre », il y a quelque différence. En ce second quart du XIXᵉ siècle, les cas de migraine dont on discute relèvent davantage de l'hôpital ou de l'asile que de la clientèle privée : Chomel, Broussais, Martinet, Calmeil travaillent en hôpital. Sans doute cela n'a-t-il pas été pour rien dans le rejet de la vision commune selon laquelle la migraine serait la maladie des gens du monde, des beaux esprits, des sédentaires ; d'autres professions sont touchées, les ouvriers travaillant les métaux, les paysans, etc. Cette entrée du migraineux, malgré lui, dans la structure hospitalière, mérite d'être relevée. La médecine a changé de point de vue. Cela se manifeste dans l'évolution de son vocabulaire technique même. À quel besoin, à quel intérêt, à quel problème précis, répond le choix du terme *migraine* ? À partir de 1829-1831, le terme récent d'origine savante (*hémicrânie*) dont l'étymologie trop visible est aussi trop chargée, est mis de côté, comme sont mis de côté les termes grecs et latins dont il dérive, au profit du terme vernaculaire plus ancien (*migraine*), dont l'étymologie s'est effacée et qui, peut-être, au contact de la langue anglaise, s'est enrichi de nouveaux usages. En 1831, l'expression de *migraine ophtalmique*, avancée par Piorry, s'articule à un concept qui n'est pas encore celui de migraine avec aura, mais qui en est la condition de possibilité (Piorry suggère d'importer du domaine de l'épilepsie à celui de la migraine cette notion d'aura, qui reste à construire). Par ailleurs, un fait qui avait été longuement décrit, la scotomie, mais qui jusqu'ici, du point de la pathogenèse migraineuse, avait été laissé de côté, devient un fait polémique dont le modèle de la migraine doit désormais rendre compte. Certes, les modèles explicatifs qui naissent entre 1831 et 1850, modèle ophtalmique de Piorry et modèle congestif d'Auzias-Turenne, sont assez rapidement critiqués. Racle en 1859, par exemple, mentionne bien les troubles sensoriels signalés par Piorry (bourdonnements d'oreille, dureté de l'ouïe, pupilles dilatées, diplopie, hémiopie, affaiblissement de la vue, etc.), mais réaffirme la douleur comme unique caractère de la migraine : « Piorry a voulu [...] localiser [la migraine] à l'iris, mais ce n'est qu'une simple présomption, sans démonstration rigoureuse » (Racle, 1864, p. 64). Le modèle ophtalmique est jugé étriqué ; on accuse volontiers Piorry de réduire la migraine à une seule espèce de migraine. Cependant, Piorry construit un écart irréductible entre l'expérience singulière et l'expérience médicale : cette donnée cardinale de l'expérience immédiate du migraineux qu'est la souffrance est en partie mise entre parenthèses. Piorry ne retient pas tant la richesse des sensations douloureuses, leurs qualités, leur localisation, que des figures, des mouvements (vibrations, zigzags, arcs de cercle), dont il est plus aisé d'expliquer le mécanisme. La migraine est ainsi mise à disposition d'une expérimentation possible.

La reprise du terme populaire dans la langue médicale savante, le travail de transformation qui a été opéré sur lui (disparition graduelle de l'étymologie, redéfinition) a ainsi coïncidé avec l'exclusion du sujet et la construction de l'objet.

CHAPITRE 5

MIGRAINES ROUGES ET BLANCHES
(modèles de maladie)

Partons d'un témoignage à propos de V., 43 ans :

> Deux sortes de migraines, la première qu'il appelle *migraine rouge*, avec rougeur et chaleur de la face, ne le fait pas beaucoup souffrir, il peut continuer à travailler. L'autre, qu'il nomme *migraine blanche*, est intolérable, il est obligé de se coucher (Chaumier, 1878, p. 187).

La manière dont parle la famille de V., notamment la mère (sujet d'une autre observation), permet de se faire une idée du milieu social auquel appartient V. ; la demi-sœur de la mère de V. désigne ses démangeaisons comme étant sa « gratelle » ; quant à la mère de V., elle déclare :

> Cela me bouillait dans la tête, comme dans un pot qui bouille auprès du feu [...]. Quand j'ai été vieille femme, je n'ai jamais eu la migraine ; depuis je n'ai point été malade, seulement j'ai eu des chaleurs vingt fois par jour ; je ne dis peut-être pas assez (Chaumier, 1878, p. 161-162).

L'emploi du subjonctif après « comme », certaines tournures indiquent que la distinction entre *migraine blanche* et *migraine rouge* que fait V. est ici mobilisée dans une langue issue d'un milieu assez populaire. Des symptômes mis en avant, qui n'avaient pas toujours suffisamment retenu l'attention (teinte de la peau pendant l'accès, augmentation ou abaissement de la température de la partie affectée) ont en effet amené à distinguer deux sortes de migraines, les *migraines blanches* et les *migraines rouges*, le teint de la peau pendant la crise devenant métonymique du type de migraine auquel on a affaire : la migraine blanche désignant populairement la migraine par vasoconstriction, la migraine rouge celle par vasodilatation.

Les théories envisageant un rôle des vaisseaux sanguins dans la genèse de la migraine ne sont pas récentes. Mais les théories vasomotrices de la seconde moitié du xixe siècle (Du Bois-Reymond, Möllendorff, Eulenburg, Jaccoud, Latham) reposent sur le développement de la physiologie et sur une découverte expérimentale majeure, qu'on attribue à Bernard et à Brown-Séquard : des nerfs vasomoteurs régulent le flux sanguin des artères. Les premières expériences significatives portant sur le nerf sympathique remontent à Pourfour du Petit : réalisant une section de ce nerf sur un chien, il constate dans les expériences de 1725, publiées en 1727, une énophtalmie et une constriction, et conclut que le muscle dilatateur de la pupille est en partie innervé par la chaîne sympathique cervicale. En 1846, Serafino Biffi, de son côté, s'intéresse à l'excitation du sympathique. Tandis que la section de ce nerf provoque un myosis (constriction pupillaire), sa stimulation électrique provoque une mydriase (dilatation). En plus de ces effets, Bernard en 1852 décrit des effets vasomoteurs et thermiques, après la section du grand sympathique d'un lapin. La température de l'oreille, du côté lésé, augmente, et est accompagnée de turgescence vasculaire. La même année, Brown-Séquard réalise l'expérience inverse : en faradisant le sympathique cervical d'un lapin, il remarque la contraction des vaisseaux sanguins de l'oreille, la diminution de la vascularisation, la pâleur, la diminution de la température du visage, la dilatation de la pupille du côté où le nerf est galvanisé, la diminution de la sensibilité. Brown-Séquard en déduit que la section du sympathique, inversement, doit dilater les vaisseaux sanguins et se manifester par de la rougeur et une augmentation de température.

Ces deux expériences complémentaires de section et d'excitation du nerf sympathique, établissant l'existence des nerfs vasomoteurs, renouvellent la pathogenèse de la migraine. Quelques années après les découvertes concernant le nerf sympathique, deux théories vasomotrices contradictoires sont avancées. La première, proposée par Du Bois-Reymond, fait de la migraine un tétanos des muscles des artères : développant une hyperactivité, une excitation excessive, la portion cervicale du nerf sympathique produit une contraction vasculaire, en conséquence de quoi, la quantité de sang étant diminuée, il y a anémie. Proposée par Möllendorff, la seconde théorie vasomotrice fait, au contraire, de la migraine une paralysie du sympathique, qui occasionne une dilatation artérielle telle que la quantité de sang dans les vaisseaux étant considérablement augmentée, une hyperémie se produit.

Face à ces matrices théoriques, deux attitudes furent retenues : ou bien on a considéré qu'on avait la description de deux types inconciliables de migraine (Eulenburg), ou bien on a considéré qu'on se trouvait devant la description de deux phases différentes de la même crise, une première phase d'excitation et de vasoconstriction, une seconde phase de paralysie et de dilatation (Jaccoud ; Latham).

ANÉMIE, HYPERÉMIE, FLUXION

Provenant du grec, le terme « anémie », construit à partir de *a-* (privatif) et de *haima* (sang) désigne, dans les textes qui suivent, une insuffisance de la quantité de sang circonscrite à une région, le sang ne parvenant plus aux capillaires ; ce trouble circulatoire a deux causes possibles : ou les artères ne conduisent plus aux organes le sang nécessaire ; ou les capillaires des organes n'admettent plus le sang. Les effets de l'anémie locale par défaut artériel (celle qui nous intéresse) sont connus : la partie anémiée devient pâle, jaunâtre ; la température est localement abaissée ; le volume d'un organe anémié diminue ; la peau s'amincit, se ride ; dans les glandes où le sang ne circule plus, les sécrétions sont suspendues (plus de sueur, par exemple).

L'étymologie de « hyperémie » (du grec *huper*, au-delà, surabondance) suggère l'excès de sang. « Hyperémie » est donné comme un synonyme de « congestion », d'« engorgement sanguin », de « fluxion » ; en réalité, ces termes ne sont pas équivalents. L'hyperémie ou accumulation anormale de sang dans un organe a lieu quand il y a un déséquilibre entre l'apport artériel et le retour veineux.

On appelle « fluxion », par opposition à la « stase » (laquelle est un excès veineux) ou à l'« engorgement », l'hyperémie par excès artériel (relativement au retour veineux). On parle alors d'« hyperémie fluxionnaire ». Par exemple, les substantifs (*die*) *Fluxion*, (*das*) *Fluxionaire*, et l'adjectif *fluxionäre*, employés par Möllendorff, s'entendent en ce sens technique.

On a donc deux types d'hyperémie : une hyperémie active ou fluxion (par excès artériel) et une hyperémie passive ou stase (par excès veineux). Dans les deux cas, les petits vaisseaux sont dilatés. Mais dans l'hyperémie passive, que l'on dit par commodité « veineuse », la dilatation est produite par la stagnation veineuse. Alors que dans l'hyperémie active ou « artérielle » (on parle de « fluxion artérielle »), la dilatation est produite par l'afflux de sang artériel.

Le schème mécaniste mis en œuvre est le suivant : due à une excitation du sympathique, la vasoconstriction (ou diminution du calibre des vaisseaux par contraction de sa musculature) produit une anémie locale (pâleur, diminution de la température, etc.). Due à une paralysie du sympathique, la vasodilatation (ou augmentation du calibre des vaisseaux par relâchement de sa musculature) provoque une hyperémie (rougeur, augmentation locale de la température, etc.).

HEMICRANIA SYMPATHICO-TONICA

Élève de Johannes Müller, avec lequel il travaille pendant dix-sept ans, de 1841 à 1858, Emil Heinrich Du Bois-Reymond (1818-1896), fondateur de l'électrophysiologie, lui succède à la chaire de physiologie de Berlin. Avant d'exposer en 1859 sa conception de la genèse de certains phénomènes migraineux, il travaille sur le tétanos. « Zur Kenntniss der Hemicranie » est prononcé à la *Société d'histoire naturelle et de médecine* de Berlin, le 1er mars 1859, et repris en 1860 dans les *Archiv für Anatomie und Physiologie*. Traduit en français en 1861 par le docteur Gordon dans le *Journal de la physiologie de l'homme et des animaux*, il est suivi d'une critique par Brown-Séquard ; cette traduction est souvent citée en son long par les étudiants, d'autant plus volontiers que le texte est court et que Du Bois-Reymond y décrit avec précision les symptômes de sa propre maladie.

Dans certaines migraines, les nerfs moteurs appartenant à la portion cervicale du grand sympathique semblent jouer un rôle sur les vaisseaux sanguins. Du Bois-Reymond se propose d'appliquer les découvertes de la physiologie à sa propre migraine. Précédé de constipation, l'accès se manifeste par un malaise, une douleur à la région temporale droite qui s'intensifie jusqu'à l'étourdissement lorsqu'il y a un afflux de sang vers la tête. Du côté malade, l'artère est dure ; la face, pâle et tirée ; l'œil, petit, injecté, enfoncé ; la pupille, dilatée. Les nausées paraissent au plus fort de la crise. Après, l'oreille droite, chaude, rougit. On a l'habitude de considérer la migraine comme une névralgie, mais « ma migraine est un tétanos de la membrane musculaire des artères de la moitié de la tête qui souffre, ou bien un tétanos sous la dépendance de la portion cervicale du grand sympathique droit » (Du Bois-Reymond, 1861, p. 133). Les membranes musculaires des vaisseaux de la moitié affectée sont contractées. Les variations de pression intracrânienne expliquent l'envie de vomir. Les éblouissements proviennent de la diminution de la pression du sang. À ce tétanos, à cet état d'excitation, succède un état de relâchement en fin d'accès (l'oreille est rouge et chaude). On a affaire à une sorte de crampe, où la douleur est l'effet direct des contractions des muscles lisses des vaisseaux. Il n'est pas besoin de supposer que les nerfs sensitifs sont devenus plus sensibles à la pression sanguine qu'ils ressentent, il suffit de rapporter la douleur à la contraction musculaire des artères. Il y a, en effet, analogie entre la douleur produite par les muscles lisses et la douleur produite par les muscles striés : de même que les douleurs dues aux crampes des mollets sont violentes, de même les douleurs dues aux contractions utérines ou à la colique le sont ; il en va ainsi de la douleur tétanique migraineuse. « Du reste, je suis bien éloigné de croire que toutes les migraines reconnaissent cette cause » (Du Bois-Reymond, 1861, p. 136-137). Mais certains accidents migraineux doivent être reconnus comme une *hemicrania sympathico-tonica*, contractions spasmodiques artérielles qui les apparentent à l'épilepsie. La migraine ne diffère ainsi de celle-ci que par son intensité et son extension moindres. Le siège de cette affection n'est ni le cerveau ni les nerfs du cerveau, mais la région dorsale de la moelle épinière, région qu'on appelle « cilio-spinale ». Au terme, Du Bois-Reymond signale un fait qui ne s'accorde guère avec l'hypothèse d'une excitation sympathico-tonique. L'œil du côté malade est injecté.

CRITIQUE DE L'*HEMICRANIA SYMPATHICO-TONICA*

Pensée sur le modèle de la contraction des muscles striés des mollets, la contraction vasculaire serait directement responsable de la douleur. Or, « nous ne croyons pas que la douleur puisse être le résultat de la contraction des fibres musculaires de ces vaisseaux » (Brown-Séquard, 1861, p. 137). Charles-Edouard Brown-Séquard (1817-1894) présente cinq objections. Premièrement, la sensibilité des vaisseaux sanguins est si faible qu'on ne voit pas comment la contraction produirait une douleur intense.

Deuxièmement, chez l'animal, l'irritation du grand sympathique produit, certes, un spasme des vaisseaux intracrâniens, mais pas de douleur : les chiens, les chats ne crient pas quand on galvanise le grand sympathique. Troisièmement, les conclusions que Du Bois-Reymond tire de la description de sa propre migraine sont douteuses : si l'œil est petit, injecté, si les traits sont tirés, ne faut-il pas supposer une paralysie du grand sympathique plutôt qu'un tétanos ? Quatrièmement, à supposer que toutes les fibres de la portion cervicale du grand sympathique soient excitées, on aurait affaire à une attaque épileptique, non à une migraine. Cinquièmement, il est difficile de comprendre qu'une irritation dans le centre cilio-spinal et la moelle allongée puisse ainsi survenir pendant longtemps sans produire d'autres symptômes ni s'étendre à d'autres régions voisines. La notion de paralysie, que Brown-Séquard oppose, ici, à celle de tétanos, est donc antérieure aux travaux de Möllendorff.

Migraine « neuroparalytique »

Constamment mentionné au cours de la seconde moitié du XIXe siècle, l'article de Möllendorff paraît en 1867, dans les *Archiv für pathologische Anatomie und Physiologie und für klinische Medicin*, sans prénom, avec pour seule indication « Docteur Möllendorff, médecin généraliste à Berlin ». À la différence de l'article de Du Bois-Reymond, l'article de Möllendorff a été moins lu par les étudiants français, sans doute parce qu'il n'a pas été traduit. Friedrich Wilhelm Möllendorff[1] est d'abord conseiller de santé privé. Il passe sa thèse de médecine le 26 octobre 1852, sous le nom de « Guilelmus » Möllendorff. Le candidat est né le 6 octobre 1827 à Rathenow. Möllendorff est habilité à exercer la médecine à partir de 1853. On sait aussi qu'il est venu habiter au 154 Kurfürstenstraße à Berlin, après 1864 et avant 1867 : en effet, en 1864, paraît un article intitulé « Fünf Fälle von Erkrankungen nach dem Genusse von trichinenhaltigem Schweinefleische[2] », signé Möllendorff (sans prénom) et pratiquant à Werder.

---

1. Je remercie Peter J. Koehler, Bernd Holdorff, Thomas Müller, ainsi que la bibliothécaire de l'Institut für Geschichte der Medizin à Berlin, Almuth Kliesch, pour les informations qu'ils m'ont confiées.
2. Almuth Kliesch considère cet article comme étant du même Möllendorff que celui ayant écrit « Über Hemikranie ».

Möllendorff part du constat suivant : quoique bien connue dans ses symptômes, la migraine manque encore d'une explication physiologique complète.

On souhaite prouver que la migraine est un déficit d'énergie unilatéral, en partie typique, en partie atypique, au niveau des nerfs vasomoteurs gouvernant l'artère carotide, qui provoque une dilatation des artères et une fluxion artérielle [excès de sang artériel par rapport au retour veineux, et donc accumulation de sang anormale dans le cerveau] en direction du cerveau (F. Möllendorff, 1867, p. 385).

La migraine est une affection du nerf sympathique, comme le montre l'intermittence des attaques. Les troubles circulatoires « typiques » des accès périodiques liés à la menstruation ont des causes physiologiques. Quant aux migraines non périodiques, elles ont pour causes des émotions ou des activités intellectuelles. Car le nerf sympathique peut être affecté physiologiquement ou moralement. Souvent, une forte excitation du nerf optique, pendant une visite au théâtre, au musée, pendant une étude prolongée avec forte fatigue oculaire, déclenche, le lendemain, un accès : devant l'œil, une étoile éclatante paraît, suivie bientôt d'une douleur unilatérale. Parmi les autres causes, Möllendorff admet des modifications atmosphériques, comme le vent ; ou la tendance pour la goutte irrégulière. Alors même qu'il vient de définir la migraine comme un déficit d'énergie, une paralysie du nerf sympathique, Möllendorff reconnaît des causes excitatrices : il n'y a pas là contradiction. Il admet en effet que dans le cas de causes morales, il y a souvent une excitation de courte durée du sympathique, suivie d'une longue phase de paralysie et d'une perte d'énergie, qui se traduisent par un relâchement, une dilatation artérielle, et qui provoquent l'accès migraineux.

La mobilité de la douleur est caractéristique des troubles circulatoires. L'accès débute par un sentiment de pesanteur au niveau du front ; la douleur s'intensifie, s'étendant aux parties temporale et pariétale ; la tête semble éclater ; les artères battent si fort que toute pensée devient impossible ; lorsque la tête est penchée en avant, la douleur s'aggrave ; lorsqu'on s'allonge, il y a soulagement ; chaque mouvement redouble la douleur. Acouphènes, photophobie, perception d'une étoile éclatante en mouvement, égale contraction des deux pupilles (Du Bois-Reymond notait, au contraire, une dilatation pupillaire d'un seul côté), hyperesthésie de la partie affectée et de la chevelure, incapacité à l'éternuement. Si l'on comprime l'artère carotide du côté douloureux, la douleur s'efface. Si on relâche la pression, la douleur reprend de plus belle. Inversement, la compression de l'artère carotide du côté opposé accroît la douleur. L'ophtalmoscope apporte une preuve de cette augmentation du flux sanguin dans le système artériel. Pour une personne dont les yeux sont noirs, le fond de l'œil du côté souffrant paraît écarlate, la pupille optique est rouge et noyée, l'artère et la veine centrale de la rétine sont dilatées, cette dernière est noueuse, tortueuse, plus sombre. Quant à l'autre œil, il est comme d'habitude. On a ici une « altération de la couleur de la choroïde qui est due à la dilatation immédiate des vaisseaux centraux » (F. Möllendorff, 1867, p. 388).

Tout à fait par ailleurs, dès le début, et pendant toute la durée de l'attaque, on observe un ralentissement des battements du cœur. Le patient respire mal, son pouls est lent. À la surface du corps, la chaleur est inégalement répartie. Pieds et mains sont glacés. Par opposition, la température de la moitié de la tête qui souffre est chaude. La sécrétion de la sueur est supprimée, sauf parfois du côté souffrant. La sécrétion salivaire est au contraire augmentée. Quant à la sécrétion urinaire, elle est considérablement augmentée. Les organes abdominaux enfin sont dans un état de pléthore. Les symptômes principaux de la crise sont identiques aux effets de la section du ganglion cervical du nerf sympathique chez l'animal. L'explication est celle-ci : quand il y a paralysie des nerfs vasomoteurs, l'énergie de l'enveloppe musculaire des artères vient à manquer ; aucune résistance n'est rencontrée par la pression sanguine dans les vaisseaux élastiques des artères ; la pression restant la même, les artères se dilatent, et la quantité de sang artériel augmente. En revanche, le débit veineux, lui, n'augmente pas ; comme les sinus veineux sont rigides, il y a une disproportion entre l'apport artériel et le retour veineux. Le sang s'accumule donc au niveau des vaisseaux capillaires du cerveau, et l'hémisphère cérébral est ainsi comprimé contre le crâne. On retrouve l'explication de l'hyperémie active dont nous parlions au début du chapitre.

On a alors deux phénomènes : 1) une irritation centrale, en conséquence de la fluxion artérielle ; 2) la pression du cerveau contre la base et contre les parois latérales du crâne. Le dégoût, l'incapacité à l'effort intellectuel, l'hyperesthésie olfactive, visuelle, auditive, tactile, et les symptômes gastriques sont dus à l'irritation centrale. Par contre, l'obscurcissement du champ visuel, la difficulté à bouger les yeux, l'incapacité à certains réflexes (comme l'éternuement), les fourmillements ou les picotements, sont, eux, dus à la pression du cerveau contre les parois du crâne. Quant au ralentissement des battements du cœur, il s'explique grâce aux travaux du physiologiste allemand Friedrich Leopold Goltz (1834-1902), d'après lesquels la suppression du tonus dans une région vasculaire implique une diminution de l'activité cardiaque.

Quelle est la cause, cependant, de cet état de fluxion ? L'excitation des fibres nerveuses sympathiques, lors d'affections morales ou lors de l'excitation physiologique d'un organe spécifique, provoque un bref excès énergétique du tonus musculaire des vaisseaux, suivi d'une lente perte énergétique. Quant au caractère unilatéral de la migraine, il serait la conséquence du fonctionnement par paire du nerf sympathique, car les organes qui fonctionnent par paire, comme les ovaires ou les reins, ont rarement, pour chacun des côtés, des activités équivalentes.

L'article de Möllendorff semble avoir été mal connu en France, ainsi qu'en témoigne un article d'Hervez de Chégoin, paru en 1874, intitulé « Pathologie et thérapeutique de la migraine », article signé, mais sans indication de prénom. Il s'agit sans doute de Nicolas-Joseph Hervez de Chégoin (1791-1877), dont c'est l'un des derniers textes (il a alors 83 ans) : nulle mention à Möllendorff, ni à aucun texte récent, d'ailleurs – amorce d'un déclin des théories vasomotrices.

MIGRAINE SYMPATHICO-TONIQUE ET MIGRAINE NEUROPARALYTIQUE

À la demande du psychiatre Wilhelm Griesinger, Paul Guttmann et Albert Eulenburg entreprennent en 1867 la *Pathologie des Sympathicus*, publiée dans les *Archiv* en 1868 et 1869, mais l'ensemble est interrompu par la guerre. Enrichi en 1873, le texte est réédité sous le titre *Die Pathologie des Sympathicus auf physiologischer Grundlage*. Le second des onze chapitres s'intitule « Hemicranie ».

Selon Albert Eulenburg (1840-1917), alors *Privatdozent* à l'hôpital universitaire de Berlin, et Paul Guttmann (1834-1893), également *Privatdozent*, Du Bois-Reymond et Möllendorff auraient rendu compte de deux types de migraine, une *migraine sympathico-tonique*, par hyperactivité du sympathique et vasoconstriction des artères (Du Bois-Reymond), et une *migraine neuroparalytique* ou *angioparalytique*, par paralysie du sympathique et vasodilatation des artères (Möllendorff).

Nos représentations à propos de la migraine sont encore obscures. Cette maladie a longtemps été considérée comme une « prosopalgie » (ou névralgie de la face). Moritz Romberg, qui la rangeait parmi les « hyperesthésies du cerveau », la qualifiait de *neuralgia cerebralis*, névralgie cérébrale – idée que reprend Leubuscher en 1860, lorsqu'il en fait une « névralgie propre au cerveau ». Il faut attendre Du Bois-Reymond pour établir que la migraine, tétanos de la membrane musculaire des artères d'une moitié de la tête, sous la dépendance de la portion cervicale du nerf sympathique, n'est ni une névralgie des nerfs périphériques du cerveau ni une névralgie cérébrale, mais une affection du sympathique cervical ou de la région dorsale de la moelle épinière. Toutefois, Du Bois-Reymond ne précise pas si en fin d'accès, en liaison avec la rougeur et l'élévation de la température, il y a un rétrécissement de l'ouverture de la pupille du côté souffrant, comme Eulenburg et Guttmann l'ont observé dans le même type d'attaques. Par ailleurs, en 1871 Brunner a constaté sur lui, ainsi que sur sa mère, une sensation douloureuse à la pression au niveau des ganglions cervicaux supérieur et moyen ; l'attaque se termine par des battements de cœur et une accélération du pouls.

La question est de savoir si le tétanos de la région du sympathique est un symptôme *accompagnant* la douleur unilatérale ou s'il est *cause* du paroxysme douloureux. D'après Du Bois-Reymond, la crampe des muscles lisses des artères serait ressentie comme une douleur, par analogie avec les sensations douloureuses qu'éprouvent les muscles striés des mollets dans les crampes (ou par analogie avec les douleurs qu'éprouvent les muscles lisses de l'utérus dans l'accouchement et les muscles lisses de l'intestin dans la colique). L'augmentation de la pression, dans les muscles tétanisés, striés ou lisses, augmenterait la douleur. En 1867, Albert Eulenburg et Leonard Landois (1837-1902) – lui-même *Privatdozent* à l'université de Greifswald – se posaient la même question sur « l'origine et le siège des douleurs elles-mêmes » (Eulenburg & Landois, 1867, p. 1383). Il ne serait pas impossible que le tronc du sympathique cervical comporte également des fibres sensibles de l'un ou de l'autre côté de la tête qui, par excitation, produiraient, sous forme de crise, le symptôme de douleur unilatérale. Ils avancent, toutefois, une autre hypothèse :

> Une autre hypothèse paraît très vraisemblable selon laquelle les variations du flux artériel elles-mêmes, l'anémie temporaire occasionnée par la névrose des fibres des vaisseaux du sympathique, soient un aspect qui, par irritation, agit sur les nerfs sensibles de la tête – que ce soit dans la peau, le péricrâne, la dure-mère, l'écorce cérébrale, ou

dans toutes les parties ensemble, et cause la douleur de tête unilatérale (Eulenburg & Landois, 1867, p. 1383).

Dans un état d'intense excitation, les nerfs sensibles réagissent avec douleur : ce symptôme paraît fréquemment dans les autres névralgies, à la suite d'un zona également. La partie cervicale du sympathique n'est donc pas toujours point de départ de l'affection douloureuse. L'excitation des fibres sensibles qui occasionnent la douleur se produirait sans participation des fibres vasomotrices du sympathique. Et l'anémie causerait directement la douleur.

En 1873, Guttmann et Eulenburg ajoutent que l'augmentation de la douleur par le fait de se baisser ou de tousser, l'influence de la compression de la carotide dérivent directement de l'anémie locale. Ils rappellent que selon Du Bois-Reymond, l'*hemicrania sympathico-tonica* n'est qu'une forme de migraine. Y aurait-il une autre forme de migraine que Möllendorff aurait, de son côté, décrite : une *hemicrania neuroparalytica* ou *angioparalytica* ?

D'après la communication de Möllendorff, il ne semble pas impossible qu'il y ait des accès de migraine qui se comportent exactement à l'opposé de ce que Du Bois-Reymond a décrit, c'est-à-dire dans lesquels se trouvent au premier plan non pas des symptômes de crampe vasculaire, de tétanos artériel dans le territoire du sympathique cervical, mais au contraire des symptômes de relâchement des vaisseaux, d'hyperémie artérielle, due à une activité atténuée des nerfs des vaisseaux (Eulenburg & Guttmann, 1873, p. 24).

Ici aussi, il s'agit d'expliquer l'apparition de la douleur. Eulenburg et Guttmann reprennent le même type d'explication que celle qu'ils ont proposée pour la migraine sympathicotonique. Anémie et hyperémie ont des effets analogues. De même que la diminution du flux sanguin et l'anémie, dues à la crampe vasculaire, produisent une irritation douloureuse, de même l'augmentation transitoire de la pression sanguine et l'accroissement des petites artères et des veines par l'irritation et la pression qui s'exercent sur les éléments nerveux d'une moitié de la tête produisent la douleur de tête unilatérale de la migraine neuroparalytique.

Mais comment la douleur peut-elle être la conséquence des troubles vasomoteurs : « le phénomène capital dans la migraine, c'est la douleur ; ce ne sont pas les troubles vaso-moteurs » (Grasset & Rauzier, 1894, p. 175-176) ?

L'« ÉCLECTISME »

Des théories mixtes voient le jour de 1869 à 1876. En 1869, le médecin suisse Sigismond François Jaccoud (1830-1913) harmonise les théories vasomotrices de Du Bois-Reymond et de Möllendorff. Longtemps, on a fait de la migraine une névralgie du cerveau ; mais « les observations de Du Bois-Reymond ont fait entrer la question dans une nouvelle phase » (Jaccoud, 1870, p. 453). Ayant constaté une rétraction de l'artère temporale, une pâleur du visage, une dilatation de la pupille, une énophtalmie, Du Bois-Reymond admettait une excitation du sympathique, provoquant une contraction tonique des muscles vasculaires. De son côté, remarquant la dilatation des petites artères, Möllendorff admet au contraire un état de paralysie temporaire du nerf cervical sympathique :

> Je suis porté à croire que si les deux observateurs ont vu des phénomènes opposés, c'est tout simplement qu'ils ont observé à des périodes différentes ; j'admets, en d'autres termes, que l'accès de migraine est constitué par une excitation anormale du sympathique suivie d'une paralysie par épuisement, qui marque le déclin et le terme du paroxysme (Jaccoud, 1870, p. 453)[3].

En mars 1872 et février 1873, à Addenbrooke's Hospital (à Cambridge), Peter Wallwork Latham (1832-1923) délivre deux conférences *On Nervous or Sick-headache, Its Varieties and Treatment*. Lorsque la première est prononcée, Latham n'a pas connaissance des articles de Du Bois-Reymond et de Möllendorff. Dans la seconde en revanche, il compare leur point de vue respectif, ainsi que le point de vue de Samuel Wilks (1824-1911) qui a publié le 2 janvier 1869, dans *Medical Times and Gazette*, un compte rendu sur la migraine, sous le titre de « Lectures on diseases of the nervous system », conférences éditées dans ce journal depuis 1868 et rééditées en 1878. Il s'agit de montrer que ce qu'on appelle *sick-headache* ou *bilious headache* résulte d'une activité incontrôlée du système nerveux sympathique.

---

3. Comme on a vu, Du Bois-Reymond signale en fin d'accès une rougeur de l'oreille, une sensation de chaleur, qui s'expliqueraient par un relâchement semblable à celui produit par une paralysie du sympathique. Möllendorff, par ailleurs, envisage la succession d'une phase brève d'excitation et d'une phase longue et douloureuse de relâchement.

Dans la première conférence, Latham part d'un cas rencontré à l'hôpital, un jeune homme de 17 ans, ayant eu quatre attaques de *nervous headache*, ou *sick-headache*, ou encore *bilious-headache* ; brouillard devant les yeux, puis douleur frontale unilatérale, nausée, vomissement. Le mal de tête est précédé de désordres sensitifs, dont le plus frappant est le trouble temporaire de la vision. Latham cite longuement les descriptions de Herschel et d'Hubert Airy (sur lesquelles nous reviendrons). Tantôt, la sensation lumineuse débute à l'extérieur du champ de vision, tantôt presque au centre. Les phénomènes peuvent être accompagnés de couleurs, ou être seulement lumineux. La sensation lumineuse peut être associée à un fourmillement. La majorité des migraineux sont anémiques ; les systèmes musculaire et artériel sont relâchés ; le pouls est petit, lent, s'accélérant à la moindre excitation ; le tempérament est nerveux. Les attaques sont produites par un travail intellectuel prolongé, l'anxiété, les passions, la fatigue, la dépression qui suit une excitation. Les causes prédisposantes épuisent ainsi les forces, la tonicité du système. Après avoir rappelé les effets respectifs de la section et de la galvanisation du sympathique chez le lapin, Latham conclut : dans l'affection migraineuse de même, il y a d'abord une « contraction des vaisseaux du cerveau et, par conséquent, une diminution de l'approvisionnement du sang due à l'excitation et à l'activité incontrôlée du sympathique. Après l'excitation, suit un épuisement du sympathique qui cause une dilatation des vaisseaux et le mal de tête » (Latham, 1873, p. 16), les troubles visuels, de leur côté, devant provenir d'une diminution de l'approvisionnement sanguin dans le cerveau. On pourrait ainsi résumer le mécanisme de la migraine : les fibres du système cérébro-spinal ont sur le nerf sympathique une action inhibitrice, en sorte que *la section (ou la paralysie) de ces fibres produit les mêmes effets que produirait la galvanisation (ou l'excitation) du sympathique* : soit, la contraction des artères et l'anémie.

1. Lorsque, par la fatigue, l'anxiété, la dépression, ou par le fait d'émotions violentes, il y a une diminution de la tonicité générale du corps, et que le système cérébro-spinal perd le contrôle de l'activité du nerf sympathique, il suit une activité et une excitation excessive du nerf sympathique. Les artères se contractent, et la sensation lumineuse se produit.

2. L'excitation est suivie d'un épuisement du nerf qui aboutit à une suspension momentanée de ses fonctions, à une paralysie, qui se manifeste par une dilatation des artères, et conséquemment par le mal de tête.

Latham explique, par ailleurs, que parfois les troubles visuels ne sont suivis d'aucun mal de tête. Tout dépend, en effet, du degré de relâchement des fibres musculaires du système artériel : lorsqu'elles sont très légèrement relâchées, une petite irritation du sympathique suffit à provoquer le trouble visuel ; l'épuisement du nerf qui suit est alors si léger que les vaisseaux ne sont pas assez dilatés pour produire le mal de tête. Reste à prouver que la contraction des artères implique bien les phénomènes ophtalmiques qui précèdent le mal de tête. C'est l'objet de la fin de la seconde conférence. Latham s'appuie d'une part sur les expériences que Thomas Lauder Brunton a menées en 1866 sur la digitale et qui ont été publiées en 1868 dans sa thèse, et d'autre part, sur les travaux de Jan Evangelista Purkinje, en 1825. Brunton rapporte les effets dus à l'absorption de la digitale :

> Le trouble de la vue que je remarquai était de deux sortes – premièrement, des objets plongés dans le brouillard, comme avant un évanouissement ; et, deuxièmement, une tache large et brillante s'avançant devant moi qui, par moments, ressemblait à un cercle présentant faiblement les couleurs du prisme (Brunton, 1868, p. 46).

De son côté, Purkinje, prenant quotidiennement trois grains d'extrait aqueux de digitale pendant quatre jours, perçoit devant l'œil gauche une sensation lumineuse qui devient une figure entourée de vagues concentriques lumineuses et sombres en mouvement, avec au centre du champ visuel, une tache faiblement lumineuse ; la figure se transforme en trèfle lumineux, si l'on augmente les doses. Soulignant l'analogie entre ces figures et les scotomes décrits par Hubert Airy [figure H], Latham conclut que les phénomènes visuels qui précèdent l'accès sont bien dus à une excitation du sympathique et à une vasoconstriction.

Admettant deux phases – de vasoconstriction et de vasodilatation –, les partisans d'une conception vasomotrice mixte hésitent sur la façon de qualifier leur attitude. Émile-Léon Poincaré (le père d'Henri Poincaré), connu par ailleurs pour ses travaux sur l'hygiène, parle dans ses *Leçons sur la physiologie normale et pathologique du système nerveux périphérique*, d'« éclectisme ». Ils admettent une inégalité des deux phases, qui n'occupent pas la même durée. L'une de ces phases, la phase d'anémie, peut passer inaperçue. Davantage, une phase peut manquer : aussi peut-il y avoir des troubles sensitifs (qui d'habitude précèdent la phase douloureuse) sans qu'il y ait douleur.

Traitements : vasoconstricteurs et vasodilatateurs

Les théories vasomotrices ont transformé l'approche théra-peutique de la migraine, avec l'usage de l'ergot de seigle. Mais il serait vain de croire qu'on trouva là le remède par excellence. On entra plutôt dans une période de tâtonnement. Le choix de la thérapie dérive du type de migraine dont le patient souffre. S'il s'agit d'une forme sympathico-tonique, on soigne à l'aide de substances vasodilatatrices (nitrite d'amyle, chloral, croton-chloral) ; s'il s'agit de la forme neuroparalytique, on traite avec les vasoconstricteurs (digitale, sulfate de quinine, caféine, ergot de seigle, paullinia, bromure de potassium).

Vasoconstricteurs (migraines neuroparalytiques)

Digitale. On l'emploie sous forme de pilules de 10 centi-grammes, à prendre chaque soir, pendant plusieurs mois.

Caféine. Modérément utilisé, à dose de deux grammes par 24 heures pendant l'accès.

Sulfate de quinine. Rarement employé, sous forme de pilules, trois à quatre par jour, et en composition avec d'autres substances.

Ergot de seigle. Emploi timoré en France. En 1843, un phar-macien à Chambéry, Joseph Bonjean, décrit une préparation – un extrait aqueux d'ergot repris par l'alcool – couramment désignée comme « ergotine de Bonjean ». De son côté en 1875, Charles Tanret, pharmacien en Haute-Marne, isole un alcaloïde, l'ergotinine, qui possède à un haut degré les propriétés de l'ergot. L'utilisation de l'ergot de seigle contre le mal de tête remonterait à 1862. Mais c'est essentiellement un article d'Edward Woakes (1837-1912) en 1868 qui fut fondateur. Les symptômes migraineux, et plus géné-ralement névralgiques, étant dus à un trauma paralysant les fibres sympathiques, l'ergot de seigle restaure la tonicité des vaisseaux. Suit une série de cinq cas où l'ergot est appliqué avec succès : un cas de zona (cas I), un cas de sciatique (cas II), deux cas de tics douloureux (cas III et V), un cas d'hémicrânie (cas IV). Voici le récit de ce dernier qui, d'après les historiens de la médecine Koehler et Isler, serait une description de migraine :

John Gray, 35 ans environ, a été, à maintes reprises, traité pour cette forme de névralgie qu'on appelle *brow-ague* [terme populaire dési-gnant une névralgie frontale] [...]. Il fut vu pour la dernière fois en mai 1868, alors qu'il avait une attaque très violente de névralgie à la tempe droite. On lui ordonna de prendre toutes les quatre heures une once d'une préparation contenant 2 drachmes d'extrait liquide d'ergot dans 6 onces d'infusion d'ergot. Après avoir pris cela pendant deux à trois jours, il guérit de manière plus satisfaisante et plus rapide que dans les précédentes attaques (Woakes, 1868, p. 361).

Traduit en allemand dès 1869, l'article parvint à la connaissance d'Eulenburg et de Guttmann. Un autre article, paru en 1875 dans *Hygiea*, à Stockholm, est traduit en 1878 dans le *Lancet*, « Ergot in the treatment of angioparalytic megrim ». Selon son auteur, Schumacher, il y a deux sortes de migraines, une forme angio-tétanique, une forme angio-paralytique. Cette dernière est traitée par des doses d'ergotine progressivement augmentées (de 0,33 à 0,83 grammes par jour). À la différence de ce qui se passe chez Woakes, où elles sont réparties sur la journée, une dose est, chez Schumacher, donnée en une seule prise.

Alors que l'usage de l'ergot de seigle se répand, les médecins français jugent ce médicament trop « théorique » (Grasset & Rauzier, 1894, p. 180).

Paullinia, guarana. Efficacité contestée en France. Apprécié en Angleterre dans les migraines ophtalmiques, le guarana a été soumis à des expérimentations méthodiques, notamment dans un hôpital du Middlesex. Quand il y a trouble de la vue, on donne 15 grains (7,5 décigrammes) dès l'apparition du mal de tête, ou pendant le trouble visuel, afin d'entraver le mal de tête. Les doses, en France, vont jusqu'à 1 à 2 grammes. Quant au paullinia, très à la mode à Paris, son efficacité est douteuse. Et son prix est élevé.

Vasodilatateurs (migraines sympathico-toniques)

Nitrite d'amyle. Procédé répandu, commode, mais peu fiable. En inhalation, au moment des crises : 5 gouttes, d'après Oskar Berger.

Chloroforme. En inhalation, au moment des crises. Ou en sirop. Action rapide. Soulage complètement les malades.

Chloral. En potion, solution, perle gélatineuse, dragée, lavement. Action assez rapide et de longue durée. Le terme « chloral » est une abréviation de l'expression : « hydrate de chloral ». En juin 1869 à la Société de médecine de Berlin, puis en août à l'Institut de France, Oscar Liebreicht énonce les propriétés thérapeutiques (hypnotiques et anesthésiques) du chloral. Le retentissement dans le monde médical est immense : en Angleterre, d'août 1869 à février 1871, la consommation d'hydrate de chloral dépasse 36 millions de doses.

Croton-chloral. Nécessite des doses élevées. Effets peu probants. En 1871, Kramer et Pinner découvrent le croton-chloral, qui présente les propriétés affaiblies du chloral ; à doses égales, il est moins sûr.

Galvanisation, faradisation

Avant 1890-1891, on distingue quatre applications diagnostiques ou thérapeutiques des courants électriques. *Franklinisation*. C'est l'application de l'électricité statique [figure 2] de très haute tension dans un but thérapeutique (étincelle, friction, aigrette, souffle, effluve, douche, bain). *Galvanisation*. La pile galvanique utilise l'électricité dynamique qui passe d'un pôle à l'autre. Les courants que produit la pile de Volta (également produits par des accumulateurs, ou transformés d'un courant alternatif) sont des courants continus de basses fréquences. La *galvanisation* est l'application de ces courants à des structures vivantes dans un but expérimental, diagnostique ou thérapeutique [figure 3]. *Faradisation*. Tandis que Faraday découvre en 1831 l'électricité d'induction, qui prend naissance dans des conducteurs placés dans un champ magnétique variable ou qui se déplacent dans un champ magnétique, Duchenne de Boulogne l'applique médicalement. Le courant faradique [figure 4] est un courant alternatif interrompu, obtenu par exemple par les bobines de Ruhmkorff ou de Clarke. Il a donc « une forme particulière : la fin d'une onde est séparée du commencement de la suivante par un intervalle considérable ; dans le courant sinusoïdal, au contraire, ces deux points sont confondus » (Bordier, 1897, p. 121). L'excitation affecte ainsi brusquement le patient. *Galvano-faradisation*. En 1882, Armand de Watteville, employant simultanément courants faradiques et galvaniques, obtient la galvano-faradisation [figure 5].

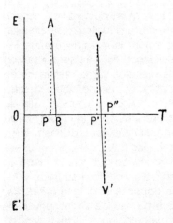

Figure 2. Forme d'un courant statique : l'étincelle, segments [AB] et [V'V"]. (E'E) représente l'axe des potentiels, et (OT) celui des temps (Bordier, 1902, p. 83). © Collection privée.

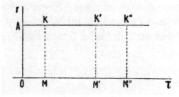

Figure 3. Forme d'un courant galvanique. En ordonnée : l'axe des intensités ; en abscisse : l'axe du temps. Le courant galvanique est défini par une ligne parallèle (KK") à l'axe des temps (Bordier, 1902, p. 34).
© Collection privée.

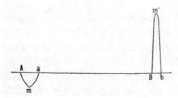

Figure 4. Forme d'un courant faradique : en A commence un courant induit de fermeture ; en B, un courant induit de rupture ; de a jusqu'à B, il n'y a pas de courant (Bordier, 1902, p. 74).
© Collection privée.

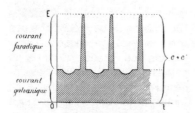

Figure 5. Un exemple de forme du courant galvano-faradique. En ordonnée : axe des intensités ; en abscisse : axe du temps (Bordier, 1902, p. 80).
© Collection privée.

Électrodiagnostic. Introduite par Romain Vigouroux en 1879, la mesure de la résistance d'une partie du corps humain montre que celui-ci n'est pas un conducteur homogène : la résistance varie en fonction de la nature des tissus observés. L'épiderme est un bon isolant ; mais plus il est riche en liquide, plus il devient conducteur. Ainsi, ce qui modifie son état (comme une vascularisation plus ou moins abondante) modifie également la résistance entre les électrodes : la diminution de la résistance tient à l'augmentation de la vascularisation. Une série de mesures sur la résistance au courant du corps en bonne santé et du corps anémique, spécialement migraineux, est réalisée, en 1887, par Eulenburg, afin de déterminer des minima relatifs de résistance. Eulenburg utilise des électrodes larges, plates, non polarisables. La transmission du courant s'effectue sur la partie sagittale, parfois en direction ascendante (depuis les parties cervico-occipitales jusqu'au front) et détermine d'abord, à partir d'un nombre suffisant d'individus en bonne santé, de sexes opposés et d'âges différents, la résistance moyenne et l'étendue de ses variations physiologiques, avant de passer aux cas pathologiques. Il met ainsi en évidence des constantes physiologiques : par exemple, la résistance relative minimale, chez une personne en bonne santé, varie de 1 200 à 1 500 ohms, de 1 100 à 1 900 ohms tout au plus. Dans les anémies intenses, locales ou générales, le minimum relatif de résistance est au contraire élevé, dépassant parfois 3 000 ohms. Dans la forme anémique ou sympathico-tonique de la migraine, il constate, outre une augmentation fréquente de la résistance au courant, des différences plus ou moins importantes entre les deux côtés du crâne, hors des crises et pendant les crises. Les valeurs de résistance sont anormalement élevées ; et la plus grande résistance concerne la moitié de la tête affectée par la douleur. Ces différences dépendraient d'anomalies de la répartition sanguine, la résistance augmentant avec le défaut de vascularisation.

Électrothérapie. La galvanisation [figure 6], efficace dans les deux formes de migraine, exerce une influence puissante, localement limitée, qu'on fait varier en quantité et en qualité [figure 7]. On applique le courant sur le nerf sympathique cervical et sur la section supérieure de la moelle épinière. Pour localiser le courant avec une certaine densité sur un point déterminé et peu profond, on emploie des électrodes de surfaces inégales. L'intensité recommandée est de 5 milliampères au maximum (laquelle doit être augmentée lentement), pour une durée de cinq minutes.

Figure 6. Appareil à galvanisation, environ 1880. Boîtier en acajou. L'appareil comporte 18 éléments, avec deux électrodes par élément. À droite sur le plateau : collecteur dont la fonction est de grouper le nombre d'éléments que l'on emploie. Sur l'avant : interrupteur ; à gauche : galvanoscope ; au milieu : volant qui permet l'immersion des éléments dans le liquide ; sur le côté droit, on aperçoit un plot ; l'autre est manquant. © Collection privée.

Figure 7. Détail de l'appareil précédent : les 18 éléments avec leurs électrodes. © Collection privée

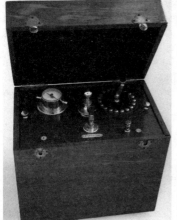

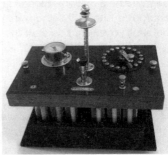

Méthode polarisée de Brenner[4]. Une électrode est placée au niveau de la partie cervicale du sympathique, l'autre est mise dans la main. *Migraine sympathico-tonique* : l'anode (pôle positif) est appliquée sur le sympathique, et la chaîne de la pile (composée de 10 à 15 éléments) est brusquement fermée. L'effet de l'anode est sédatif. *Migraine neuroparalytique* : la cathode est mise sur le sympathique, et la chaîne est tour à tour ouverte et fermée ; parfois, en inversant le sens du courant, l'excitation est plus violente. La cathode augmente l'excitabilité.

Méthode monopolaire de Chauveau[5]. En application quotidienne. On place la cathode ou électrode active (la plus petite) sur le sympathique, et l'électrode indifférente (dite ainsi à cause de la faible intensité du courant à son niveau), plus large, se situe à la nuque. La durée de la séance est de quarante-cinq secondes environ, et la densité électrique, très faible.

Appareils portatifs. Les appareils portatifs autorisent un traitement pendant l'accès. En traitement de fond, Elizabeth Garrett Anderson[6] utilise la pile Stohrer (modification de la pile Bunsen), qu'elle trouve très simple d'utilisation. Chaque application dure quarante secondes, pendant six à dix jours ; on reprend le traitement après quelques semaines.

En traitement de la migraine, la faradisation semble moins répandue que la galvanisation [figure 8]. L'électricité statique, par ailleurs, est encore en usage, et sa combinaison avec le courant continu lui confère davantage d'efficacité dans certains cas de migraine.

Commercialisés principalement par les maisons Charles Chardin, Gustave Trouvé, Adolphe Gaiffe, les modèles portatifs ont perduré jusqu'en 1920. Les prix varient de 50 francs à 210 francs pour les pièces plus sophistiquées.

Appareil de Trouvé. À la fin du XIXᵉ siècle, certains appareils permettent la galvanisation et la faradisation : l'appareil de Trouvé comporte une batterie de 30 éléments et un chariot avec des bobines produisant du courant induit [figure 9].

---

4. August Rudolf Brenner (1821-1884) exerça une partie de sa vie en Russie, avant de devenir professeur extraordinaire d'électrothérapie à l'université de Leipzig.
5. Jean-Baptiste Auguste Chauveau (1827-1917) est mieux connu pour ses travaux en art vétérinaire.
6. Elizabeth Garrett Anderson est anglaise, mais sa thèse et son jury sont français. Elle est la première femme à obtenir le titre de « docteur » en Angleterre.

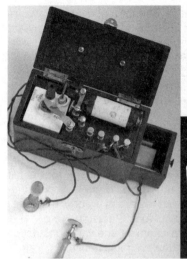

Figure 8. Appareil à faradisation à pile type Chardin, fin XIXᵉ siècle © Collection privée. Coffret en acajou de petite taille. À droite : bobine à induction, avec interrupteur trembleur. Sur le côté, tiroir ; à gauche : pile au bichromate de potassium en céramique, avec électrode qui peut s'extraire pour mettre la pile au repos.

Détail de l'appareil précédent : pile type Chardin © Collection privée. Dans le modèle Chardin, le mode d'emploi était inscrit sur la pile même : 1 000 g d'eau, 150 g de bichromate de potassium, 200 g d'acide sulfurique, 50 g d'acide chlorhydrique. Ici, sont seulement indiqués « Trou du liquide », et « Zinc au repos ». Le mode d'emploi manuscrit a été retrouvé : 1 000 g d'eau, 250 g de bichromate de potassium, 100 g d'acide sulfurique.

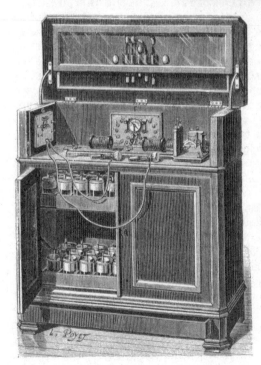

Figure 9. Appareil à galvano-faradisation de Gustave Trouvé (L. Poyet).
© Cnum - Conservatoire numérique des arts et métiers
En bas, à gauche, batterie de 30 éléments, produisant du courant continu. Sur la partie moyenne du meuble, verticalement, on a un collecteur, un galvanomètre, un inverseur de courant, un rhéostat. Horizontalement, un chariot à plusieurs bobines permet la production de courant faradique : à droite du chariot se situe l'interrupteur à mouvement d'horlogerie. Un commutateur permet de sélectionner les courants continu ou induit. En bas du meuble, le tiroir sert à ranger différentes sortes d'électrodes (Dr. Z, 1882, p. 252).

Les hypothèses vasomotrices se sont construites contre des théories qui faisaient de la migraine une névralgie. Pendant la première moitié du XIXe siècle, dans les pays de langue allemande, ces dernières avaient été plus vivantes qu'en France : névralgie du trijumeau qui s'étend jusqu'aux rameaux que ce nerf envoie aux méninges et aux os du crâne (Hasse) ; névralgie d'une des branches du trijumeau, plus précisément du nerf sus-orbitaire (Lebert) ; névralgie du cerveau lui-même (Romberg). La contribution de la médecine allemande dans la formulation des hypothèses vasculaires fut décisive. Souvent complexes, ces hypothèses ont parfois subi des simplifications abusives (Hervez de Chégoin), alors que Du Bois-Reymond envisage tout à fait une phase de vasodilatation après la phase de vasoconstriction que principalement il décrit – au reste, ses propres migraines évoluèrent vers des formes ophtalmiques (Baralt, 1880, p. 11) –, et que Möllendorff mentionne explicitement une vasoconstriction précédant la mise en place de la douleur migraineuse.

Dépendant des expériences menées à partir de la physiologie animale, les premières théories « expérimentales » de la migraine, au sens où Claude Bernard s'efforce d'en construire le concept dans l'*Introduction à l'étude de la médecine expérimentale*, apparurent. Impossible, dès lors, de séparer la physiologie, la pathologie, la thérapeutique : l'ophtalmoscope réalise des mesures comparatives du fond de l'œil dans un état normal et dans un état pathologique ; l'électrodiagnostic mesure la résistance du corps humain dans l'état normal et l'état pathologique ; les appareils de galvanisation et de faradisation traitent avec précision les différentes sortes de migraine. L'activité médicale s'apparente ainsi à une activité de plus en plus scientifique. La thérapeutique est de moins en moins empirique. Les antimigraineux proviennent d'expérimentations réglées, reposant sur un principe simple : un phénomène morbide lié à la vasodilatation nécessite un traitement vasoconstricteur, et réciproquement.

Destin déconcertant, pourtant, que celui des théories vasomotrices. À la fin du XIXe siècle, elles suscitent diverses critiques. Par exemple, Armand de Watteville (1846-1925) dénonce avec violence les principes sur quoi repose la galvanisation, comme mettant en œuvre une physiologie imaginaire et une pathologie fantastique. Bien des médecins constatent la fugacité, voire l'absence, des phénomènes vasomoteurs ; parfois, les symptômes sont contradictoires par rapport aux symptômes que la théorie prédit. On est loin du déterminisme appelé par Claude Bernard, et dont la gale fournit le modèle. Alors qu'on avait entrepris de classer les symptômes migraineux en fonction des découvertes de la physiologie, on se heurte à l'insoumission de l'expérience. Le jugement de Paul Julius Möbius est radical :

> Je suis convaincu que la théorie vasomotrice est morte, qu'elle n'est plus enseignée qu'en vertu de la *vis inertiae* (Möbius, 1894, p. 105).

Les hypothèses vasomotrices sont bientôt reléguées au second plan, au profit du concept de diathèse, aujourd'hui bien obsolète. À partir de 1930 environ, une hypothèse vasculaire en revanche voit le jour, celle prônée par l'équipe du neurologue new-yorkais Harold G. Wolff (1898-1962), hypothèse dont la proximité avec les formulations de Latham est parfois frappante. Selon Wolff, la migraine débute par une vasoconstriction intracrânienne – phase non douloureuse –, qui précède le mal de tête et explique les différentes formes de l'aura ; cette phase initiale est suivie par une vasodilatation qui provoque le mal de tête proprement dit : les vaisseaux affectés deviennent œdémateux et rigides ; la contraction prolongée des muscles du crâne et du cou devient douloureuse. Cette hypothèse majoritairement retenue jusque dans les années 1970, n'est plus aujourd'hui dominante. Mais elle connut un succès incomparable avec celui que connurent, au XIXe siècle, les théories vasomotrices. En témoignent les éditions révisées du fameux ouvrage de Wolff, *Headache and Other Head Pain*, en 1963 (seconde édition, posthume), 1972 (troisième édition), 1980 (quatrième édition), 1987, 1993, 2001, etc. À la différence des médecins du XIXe siècle, les médecins du XXe siècle travaillent davantage en équipe : entre 1938 et 1941, Wolff collabore avec Graham, mais aussi avec Sutherland ou Schumacher.

Quelques raisons, insuffisantes, peuvent être avancées pour comprendre pourquoi les premières théories expérimentales de la migraine suscitèrent peu d'engouement.

La première raison tient aux matériaux mêmes sur lesquels les médecins travaillent. L'irrégularité des phénomènes migraineux, leur contradiction forment la donnée avec laquelle le médecin doit compter. L'enjeu d'une théorie expérimentale est de soumettre cette hétérogénéité à la loi. Peut-on produire une migraine impersonnelle, objective, un mécanisme décomposable ? Alors que les théories vasomotrices défont la subjectivité du malade en des éléments quantitatifs mesurables, les théories des maladies constitutionnelles que nous allons voir au chapitre suivant le considèrent au contraire comme une totalité indécomposable : les maladies ne renvoient pas à des sections de nerf, des vaisseaux sanguins, mais à une histoire, une vie, un ensemble qui forme un monde.

Les deuxième et troisième raisons tiennent aux procédures de transmission du savoir. La difficulté, d'abord, que l'on a à rassembler des informations sur l'identité de Möllendorff est éclairante. Qu'importe, aux étudiants, aux médecins, aux hommes de la science, de connaître l'auteur de telle hypothèse. Les textes, incomplètement lus, ont été simplifiés, caricaturés. Souvent, la thèse de médecine, ou le manuel, consacre un paragraphe aux hypothèses vasomotrices : passage obligé de l'enseignement, dont on ne sait que faire. Les références sont de seconde main. Ce mode de circulation des représentations médicales n'est certes pas propre à la période. Mais le déploiement rapide des recherches, dans un contexte européen, rencontre le barrage de la langue : à quoi, d'ailleurs, certains auteurs remédient, par des publications internationales.

Troisième raison enfin. Ce contexte européen est un contexte de dispersion. Il a manqué, certainement, un travail en équipe, une direction dans les recherches. Les différentes hypothèses restent relativement isolées les unes des autres. L'idéal du laboratoire, du travail collectif, affirmé pourtant avec force depuis Claude Bernard, et avant lui, repris plus tard par Bergson et Husserl, n'est pas encore rempli.

CHAPITRE 6

GOUTTEUX, RHUMATISANTS, OBÈSES
(une remarque sur le style en médecine)

Dans une leçon sur la goutte, Trousseau rapporte une observation demeurée fameuse :

J'étais lié d'intime amitié avec un major anglais depuis longtemps sujet à des migraines revenant avec une telle périodicité de deux mercredis l'un, qu'il savait, à une heure près, quand il allait avoir ses accès. Ceux-ci étaient si réguliers dans leur marche et dans leur durée, que, chose plus extraordinaire encore ! il pouvait dire quand ils finiraient. Ils duraient en effet, quelques heures, et laissaient le malade dans un état de parfaite santé [...]. C'était en 1825 [dans une leçon sur l'asthme, la date est 1824], je commençais à peine l'exercice de la médecine et j'ignorais ce qu'était la migraine. Prenant avis de quelques-uns de mes confrères, je mis le malade à l'usage des pilules écossaises à haute dose. Sous l'influence de ces purgatifs répétés, les attaques perdirent de leur périodicité [...] ; ce ne fut pas au bénéfice de la santé générale [...]. Un matin, il me fit réveiller pour me montrer son pied dont il souffrait cruellement. Une tuméfaction avec rougeur considérable des parties me disait assez que j'étais en présence d'un accès de goutte aiguë bien franc. Je ne me doutais pas alors de ce qu'était la goutte régulière, j'ignorais combien ses manifestations demandent à être respectées ; je ne savais pas davantage que la goutte et la migraine sont sœurs [...]. Je subissais, comme beaucoup d'autres, l'influence des doctrines de Broussais alors en pleine vigueur, et je vis l'indication d'intervenir avec la médication antiphlogistique pour éteindre cette violente inflammation ; des sangsues furent en conséquence appliquées sur la partie affectée, qui fut ensuite recouverte de cataplasmes arrosés de laudanum. L'inflammation céda, à la grande joie du malade, à la grande satisfaction du médecin. Je n'eus bientôt que trop à me repentir de mon imprudente intervention. À partir de ce moment, mon malheureux ami perdit sa belle santé d'autrefois [...]. Le major [...] devint lourd, maussade, ennuyeux. Enfin, il eut une première attaque d'apoplexie, et deux ans après il fut emporté dans une seconde attaque. Voilà donc [...] une manière d'être de la goutte larvée, la *migraine*, la migraine périodique, précédée de malaises, accompagnée de vomissements, qui, avec la douleur de tête, la caractérisent, et qui ne durent généralement que quelques heures [...]. Elle est si bien, en un grand nombre de cas, une manifestation de la diathèse goutteuse, que goutte articulaire et migraine s'observent chez le même individu, l'une cédant quand l'autre apparaît ; et que souvent aussi c'est la seule expression de la prédisposition héréditaire chez des sujets nés de parents franchement goutteux (Trousseau, 1882c, p. 363-365).

Souvent cité, ce récit rédigé dans le style d'une confession a une valeur d'*exemple*. Il témoigne aussi de ce qu'en France la migraine est la manifestation d'une maladie constitutionnelle ou d'une diathèse (goutte, dartre, rhumatisme, etc.), dont le type est la goutte, maladie la mieux connue de toutes, et par là, « maladie modèle » (Charcot, 1874, p. 39). Mais qu'entendre par « maladie constitutionnelle » ? À la fin du xviiie siècle, pour désigner un changement de localisation d'une maladie, ou un changement de localisation et de nature, on parlait encore de *métastase* : la goutte peut se porter sur une articulation autre que celle sur laquelle elle s'était initialement portée, mais aussi se transformer en une autre maladie. Dans le cadre d'une médecine humorale, les métastases se légitimaient par un transport de matière peccante, mais comment rendre compte au xixe siècle de migraines remplaçant la goutte ou les rhumatismes ? Maladie constitutionnelle et diathèse répondent justement à ce problème, ce qui n'est pas sans susciter des critiques, y compris du point de la pratique :

Notre regretté maître, le professeur Lasègue, s'élevait fort contre cette tendance de certains collègues chez lesquels, disait-il, elle résulte d'une opinion par trop préconçue. Lorsqu'un migraineux, ajoutait-il, se présente à l'observation d'un praticien, celui-ci de lui dire immédiatement : « Vous êtes migraineux, vous devez être rhumatisant ou vous devez être goutteux. » C'est là un syllogisme toujours présent à l'esprit, et dont il est fort difficile à certains de se défendre (Chaumier, 1878, p. 58).

La notion de « maladies constitutionnelles » impose une méthodologie : la recherche de comorbidité. Dans le domaine des soins, la fécondité est évidente, puisque les médicaments efficaces sur tel type de douleur sont transposables pour telle douleur constitutionnellement liée.

Diathèses et maladies constitutionnelles

Maladie constitutionnelle. L'adjectif « constitutionnel » rapporté à « hémicrânie » se rencontre en 1818. Trente ans plus tard, Ambroise Auguste Tardieu (1818-1879) mobilise l'expression « migraine constitutionnelle » de manière récurrente. Après avoir décrit la migraine en insistant sur les phénomènes signalés par Piorry, et après en avoir indiqué les formes anomales (paralysie, cécité, etc., symptômes qui cependant se dissipent), Tardieu caractérise sa marche : celle-ci peut être *accidentelle* (passagère et légère) ou *constitutionnelle* ; les attaques sont alors répétées, l'intensité sévère, les paroxysmes prolongés, les conséquences aggravées, en sorte que parfois des accidents nerveux remplacent la migraine. Chez un même individu, cette marche s'annonce toujours de la même manière, s'accompagnant des mêmes accidents, ce qui fait que la migraine est aussi l'indice d'une « prédisposition individuelle, souvent héréditaire » (Tardieu, 1848, p. 346). Cette « habitude morbide » capable de modifier, en retour, les conditions de la vie peut donc être qualifiée de constitutionnelle.

Habituellement, les « maladies constitutionnelles » désignent : ou bien des maladies développées sous l'influence d'un état de l'atmosphère, d'une constitution météorologique, ou bien des maladies liées à la structure d'un individu telles qu'attaquant un organe, elles deviennent inhérentes à la constitution et affectent l'ensemble des systèmes organiques.

« Constitutionnel » est alors l'expression d'une totalité, par opposition à des troubles ou lésions localisables et repérables. La notion de maladie constitutionnelle suppose un auto-développement, par conséquent une conception germinale de la maladie (ses manifestations impliquant des temps de latence, le développement au bout d'un temps plus ou moins long, selon les circonstances). Est constitutionnel ce qui est enveloppé, inscrit dans le corps à la naissance. C'est pourquoi les maladies constitutionnelles sont le plus souvent héréditaires, la constitution des parents influant sur celle des enfants. La maladie qui se déploie dans un organisme est également totale, en sorte qu'elle se présente sous une variété de symptômes telle qu'aucun ne lui est propre. Laissant de côté le sens météorologique et hippocratique, on dira ainsi que : 1) est constitutionnelle, en un premier sens, une maladie qui affecte un individu en sa totalité ; tout ce qui arrive à l'individu est expression ou symptôme de cette maladie,

laquelle n'a donc aucun symptôme propre ; 2) est constitutionnelle, en un second sens, une maladie dont le développement
est inscrit dans le corps. La maladie constitutionnelle est cause
d'elle-même. C'est en ce sens précis que Carlos López-Beltrán
montre qu'au début du xixᵉ siècle le concept d'hérédité émerge
dans le milieu médical français, la réflexion sur la maladie invitant à porter une attention particulière à la notion de transmission
héréditaire. Mais celle-ci n'équivaut certes pas à la notion d'hérédité. Il faut en effet attendre qu'on passe de l'idée de prédispo-
sitions physiques et mentales à celle de *cause* responsable de la
constitution d'un individu : et c'est le concept de constitution qui
joue ce rôle dans la médecine française.

Diathèse. Qu'entendre, à présent, par « diathèse » ? *Diathesis*
vient du verbe grec *diatithêmi*, je dispose, je constitue. Chez
Aristote, *diathesis* est souvent, mais pas toujours, distingué
de *hexis* : ce dernier terme désigne la manière d'être, l'*habitus*, la disposition permanente ou acquise, par opposition à
diathesis qui désigne la disposition passagère. La disposition
ou « diathèse » peut s'invétérer, devenir état, *habitus*. C'est ce
dernier sens qui fut discuté en médecine, le concept s'imposant
de la clinique. Mais il recouvrit des significations passablement
différentes.

Chez nombre de malades, les phénomènes morbides ont
tendance à se répéter au cours de la vie. Une unité profonde
préside aux actes et à l'évolution de l'organisme. La diathèse,
cependant, n'est pas une simple prédisposition à contracter une
maladie, mais une « *habitude morbide* portée à sa plus haute
puissance » (Raynaud, 1869, p. 412), c'est dire qu'elle n'est pas
une aptitude latente, mais une puissance de production, une
disposition spontanée : elle n'a pas besoin d'une cause occa-
sionnelle pour se déployer. Par ailleurs, le nombre de symptômes
dont dispose un organisme étant assez pauvre, des symptômes
semblables sont mobilisés dans des maladies différentes : ces
symptômes sont « comme les lettres de l'alphabet. Ce sont des
signes communs, de nombre limité, toujours les mêmes, mais
avec lesquels on peut faire une infinité d'agencements divers
qui constituent une série immense de mots » (Grasset, 1884,
p. 249). Les diathèses se traduisent par des « phénomènes assez
vulgaires, n'ayant pas par eux-mêmes une grande signification »
(Raynaud, 1869, p. 450). La migraine se rencontre ainsi en une
quantité de diathèses : dartreuse ici, goutteuse là, rhumatismale ailleurs. On comprend désormais l'utilité thérapeutique de

cette notion proprement française : la diathèse n'est « ni un être de raison, ni un mot vide de sens ; c'est une réalité clinique » (Grasset, 1884, p. 213). Affectant la totalité de la vie individuelle, elle produit un tempérament morbide, un sujet scrofuleux, goutteux, migraineux.

Diathèse et maladie constitutionnelle sont-elles équivalentes ? Bazin les distingue : la diathèse se caractérisant par l'unicité du produit morbide, la maladie constitutionnelle par la multiplicité des produits morbides. Mais les termes sont souvent interchangeables : Grasset les considère synonymes. La *maladie constitutionnelle* est une affection dépendant de la constitution d'un sujet, qui se déploie spontanément et présente des symptômes variés non pathognomoniques. La *diathèse* est une affection spontanée qui se développe indépendamment d'une cause profonde, qui présente des symptômes non spécifiques et produit un tempérament morbide. Si l'usage les traite comme équivalents, la *diathèse* indique cependant que la constitution du patient est un produit de la maladie, tandis que la notion de *maladie constitutionnelle* souligne que la maladie est produite par la constitution, voire l'hérédité, du patient.

DES FORMES IRRÉGULIÈRES DE GOUTTE

L'histoire de la goutte s'est longtemps confondue avec celle du rhumatisme, un même terme générique s'appliquant aux deux affections : *arthritis* ou *articulorum passio*, dont les Grecs et les Latins reconnaissent des espèces en fonction du siège apparent de l'affection. Bien que la médecine antique ait insisté sur les localisations de la maladie articulaire, elle envisage également des formes anomales, regroupées plus tard sous l'expression de « goutte irrégulière ». Parmi les désordres qui paraissent de manière intercurrente chez un goutteux, figurent les migraines et d'autres affections, entre lesquelles il devient possible de repérer des parentés. Cependant, on perçoit la difficulté qu'implique la reconnaissance de manifestations irrégulières : comment distinguer les différents maux de tête qui arrivent dans la vie d'un goutteux ; dépendent-ils tous de la goutte ?

Gutta, goutte. En latin classique, *gutta*, d'où dérive « goutte », a deux sens principaux ; au sens propre, il désigne une goutte de liquide ; au sens figuré, il signifie une petite partie. En latin tardif, *gutta* acquiert une multiplicité de significations et signifie : 1) le ruisseau ; 2) l'eau qui tombe goutte à goutte ; 3) la tache ; 4) l'hydropisie ; 5) la goutte au sens de *podagra* ou *arthritis* (maladie articulaire) ; 6) le catarrhe ou la fluxion [*rheuma* ou *fluxio*], c'est-à-dire ces affections qui renvoient à un écoulement goutte à goutte ; et donc 7) par exemple, *gutta paralytica* ou *palestina* (paralysie), *gutta cadiva*, *caduca* (mal caduc, épilepsie) ; *gutta ciata* (sciatique) ; *gutta estranguria* (strangurie), *gutta rosacea* (goutte rose, ou couperose), *gutta serena* (goutte sereine), *gutta fantilia* (variole), *gutta malogranata* (goutte migraine). *Male gote* apparaîtrait autour de 1170, *goute* vers 1200. En français médiéval, le mot est couramment suivi d'un adjectif ou d'un substantif : « gouttemigraine » ; « goute felonnesse » ou « goute » (épilepsie) ; « goute crappe », « goutte-grampe », « goutte-crampe » (crampes) ; « goutte sciatique » (sciatique) ; « goutte sereine » (amaurose ou perte de la vue) ; « goutte nouée » (affection qui fait venir des grosseurs aux jointures), etc. « Goutte » a donc eu un sens large et descriptif. Il ne va pas de soi de déterminer à partir de quelle époque il se spécialise.

Arthritis. Quant au terme grec *arthritis* (l'*articulorum passio* des Latins), il fut appliqué à toutes les douleurs des articulations, qu'elles soient goutteuses ou rhumatismales. Dans nombre de textes anciens, *arthritis* désignait un genre, dont *podagra*, *chiragra*, *ischiagra*, *cephalaea*, *hemicrania*, etc., étaient des espèces. Au XIIIᵉ siècle encore, Gilbert l'Anglais décrit ainsi l'*arthetica* et explique que lorsque la maladie des articulations siège à la tête, on l'appelle céphalée ou hémicrânie.

L'aspect clinique typique de la goutte est la crise du gros orteil (*podagre*), crise qui peut s'étendre à d'autres articulations. En vieillissant, elle laisse sur les parties qu'elle attaque des dépôts « pierreux » qui usent la peau : les *tophi* (du grec *tophos*, roc rugueux, qui s'effrite). À côté de ces formes régulières, il existe des formes anomales (les accès sont plus longs, la douleur habituelle est remplacée par des douleurs irrégulières), qui empruntent le masque d'affections étrangères à la diathèse goutteuse, et dont la migraine est une manifestation privilégiée.

Mais la notion de goutte irrégulière (dont les manifestations ont aujourd'hui disparu) est loin de faire l'unanimité au XIXᵉ siècle, du moins jusqu'à la parution d'un abrégé des leçons cliniques de Trousseau en 1858, qui lance la « mode de la diathèse », et ce jusque dans le premier quart du XXᵉ siècle. D'après certains étudiants, le succès de Trousseau tient dans son refus de tout théorème et aphorisme abstraits. Dans le fameux récit du major anglais, une rhétorique est mise en œuvre : détails imagés, considérations brillantes. Mais l'observation en elle-même ne diffère en rien de la réminiscence clinique que n'importe quel praticien pourrait avoir : comme telle, elle n'a pas valeur de preuve. Il s'agit d'un exemple bien choisi, transformé en un récit exemplaire. Le succès de Trousseau est d'abord le succès d'un grand professeur et d'un *style*, celui de la confession, quasiment du repentir. Trousseau fait un récit biographique, intime, qui lie la mort d'un ami à un échec au début de sa carrière. Aux étudiants qui l'écoutent, la date (« C'était en 1825 ») donne à la confession une portée historique (l'époque de Broussais). C'est ensuite le style du récit de cas (« un major anglais », « le malade »). C'est enfin le style de la leçon (« voilà donc etc. »). Laquelle repose sur une certaine conception de ce que doit être l'enseignement de la médecine : une accumulation non de connaissances abstraites, mais un exercice de la mémoire, une fréquentation assidue des malades comme des salles d'autopsie, une instruction quotidienne, une accumulation d'expériences, de connaissances, d'ignorances, d'échecs et de rectifications, de conseils bons ou mauvais pris auprès des collègues. L'idéal ici revendiqué est celui de la transmission d'un savoir constamment adossé sur (et corrigé par) la clinique. L'expérience du médecin est composée de souvenirs dont il faut tirer des leçons. De même, la leçon clinique se fonde sur des souvenirs exemplaires qui ont frappé l'esprit du professeur et qui viennent à leur tour instruire le futur médecin.

Pour justifier, par ailleurs, que la migraine soit une expression de la diathèse goutteuse, on met en avant les relations de comorbidité entre goutte et migraine. Bien des médecins restent prudents dans leurs formulations. Les accès de migraine se présentent à diverses périodes de la maladie goutteuse : parfois, ils précèdent de plusieurs années les attaques de goutte articulaire ; parfois, ils alternent avec elles. Sir Charles Scudamore (1779-1849) rapporte le cas d'un homme de 51 ans (né de parents goutteux) dont les crises de goutte et de migraine, bien que distinctes dans leur nature, proviennent de la même cause d'irritation et cèdent au même type de traitement :

Il avait été beaucoup affecté de la maladie qu'on appelle communément « migraine » [*sick-headache*] : la veille, il était tourmenté de froid aux pieds, et d'une espèce de dépression nerveuse [...]. Le jour du mal de tête, il ne pouvait supporter l'air froid ni l'eau froide ; et il était complètement accablé de *torpeur*, avec *un besoin irrépressible de dormir* (Scudamore, 1823, p. 368).

Les exemples les plus connus sont ceux que donne Trousseau dans *La clinique médicale de l'Hôtel-Dieu de Paris* : celui déjà cité du major anglais reconnaît que la diathèse goutteuse se traduit par des affections différentes de celles qui d'ordinaire la caractérisent. Dans la leçon sur l'asthme, Trousseau livre une autre observation.

> Le 15 juillet 1861, un jeune homme de trente ans [...] venait me consulter à Paris [...]. Il offrait toutes les apparences d'une brillante santé et disait qu'il n'y avait pas eu de goutteux dans sa famille. Dans son enfance, de dix à quinze ans, il avait eu aux jambes une dartre humide qui disparut assez brusquement pour revenir dix ans plus tard. Mais à partir de l'âge de dix-sept ans jusqu'à vingt et un ans, il avait été tourmenté par de fréquentes attaques d'asthme [...]. À vingt et un ans il fut pris d'accès de goutte régulière, et depuis lors il n'eut plus d'asthme. Cependant, comme il supportait impatiemment ses douleurs de goutte, et qu'il voulait à tout prix en être débarrassé, il eut recours à cet effet aux préparations de colchique, et aux arcanes funestes, tels que le sirop de Boubée, les pilules de Lartigue, la liqueur de Laville[1], remèdes si efficaces mais si dangereux aussi. Il fut délivré de sa goutte, mais, en moins de trois ans, sa santé s'était profondément altérée [...]. Il alla alors à Tours consulter Bretonneau, qui lui fit cesser au plus vite ses périlleuses médications et lui conseilla le ratafia des Caraïbes (liqueur faite avec le tafia et la racine de gaïac) en même temps qu'un régime substantiel et beaucoup d'exercice ; sous l'influence de ce traitement la goutte aiguë revient et avec elle la santé. À quelque temps de là, le jeune homme se rendit aux eaux de Bagnères-de-Luchon, qui eurent pour résultat de le laisser deux ans et demi sans accès de goutte ; puis ces accès reparurent à un faible degré, et quand je le vis, il y avait dix-huit mois qu'il n'en avait éprouvé. Mais il se plaignait alors de migraines revenant tous les huit ou quinze jours, commençant par la tempe droite et finissant par la région occipitale du même côté, et durant à peu près trois ou quatre heures. La santé était d'ailleurs parfaite, à cela près de ces hémicrânies qui, permettez-moi le mot, étaient comme la monnaie des attaques de goutte régulière (Trousseau, 1882a, p. 486).

Dans les deux célèbres descriptions, Trousseau souligne la périodicité des accès de migraine goutteuse, la courte durée des crises, la parfaite santé dont jouit le malade entre les crises. Migraine et goutte se substituent l'une à l'autre, leurs manifestations alternent, sans coexister. Trousseau ne souhaite traiter ni les unes ni les autres, les thérapies produisant des effets inverses de

---

1. Les pilules de Lartigue et la liqueur de Laville sont des purgatifs. Le sirop de Boubée, comme les pilules de Lartigue, est un remède dont la composition reste secrète.

ceux qui étaient attendus : le corps entier devient un foyer pour la goutte : les articulations sont affectées, les viscères atteints. *Natura medicatrix* est ici préférable.

Chaumier, un étudiant, livre des observations personnelles, dont une observation en abîme par rapport à l'histoire du major. Il s'agit du cas d'un homme de 32 ans, souffrant de migraines avec troubles oculaires dès l'âge de 19 ans. Pendant son voyage de noces, il a des accès d'asthme. Depuis un certain temps, son médecin lui prescrit des pilules purgatives :

> S'il sent un commencement de migraine le matin, il n'a qu'à prendre une pilule pour faire, dans un bon nombre de cas, avorter l'accès. Un jour, je lui fis lire l'histoire du major de Trousseau qui, ayant fait disparaître sa migraine à l'aide de puissants purgatifs, fut atteint de goutte. Il ne fut pas persuadé. Mais, dans la nuit du 22 au 23 avril dernier, à minuit, il éprouva une douleur intolérable dans le gros orteil. Le gros orteil était rouge et enflé. Le docteur H., appelé dès le matin, déclara qu'il avait un accès de goutte (Chaumier, 1878, p. 159).

La goutte n'a pas seulement pour expression la migraine ordinaire, mais encore la migraine ophtalmique. Selon Charcot, qui avait soutenu sa thèse de médecine en 1853 sur une forme de goutte découverte par Landré-Beauvais (l'arthrite rhumatoïde), la migraine ophtalmique est souvent une manifestation de la diathèse arthritique. De son côté, Féré signale que « la migraine ophtalmique survient quelquefois chez des goutteux » (Féré, 1881, p. 627).

D'après Soula, la goutte apparaît cependant peu chez les migraineux : sur 70 migraineux, trois sont aussi goutteux ; mais elle se rencontre fréquemment chez les ascendants : 16 ascendants de 70 migraineux sont goutteux.

La migraine est susceptible également de remplacer d'autres manifestations de la diathèse goutteuse (asthme, hémorroïdes, gravelle, obésité, eczéma, etc.). Sur 19 observations de gravelle que Soula présente, se trouvent quatre cas de migraine. Les relations entre migraine et lithiase biliaire sont plus fréquentes : sur 22 patients atteints de lithiase biliaire, il y a sept cas de migraine. Sur 115 obèses, 48 sont migraineux. Quant à la comorbidité entre manifestations migraineuses et manifestations diabétiques, jusqu'ici inaperçue, elle est fréquente : sur 81 patients souffrant de diabète sucré, 22 sont migraineux.

Rhumatismes migraineux

Manifestation également commune de l'état constitutionnel rhumatismal, la migraine ne présente pas de forme propre au rhumatisme. Quelles relations les différents rhumatismes (articulaires, musculaires) entretiennent-ils avec la migraine ? S'appliquant à toute espèce de fluxion humorale accompagnée d'évacuations pituiteuses ou muqueuses, les mots *rheumatismos*, *rheuma*, *fluxio*, *rheumatisme*, *rheume* ont primitivement nommé des symptômes. C'est tardivement au début du XVIIe siècle que *rhumatisme* renvoie à une maladie définie. Ce terme eut également un sens populaire, désignant des douleurs, que les médecins entre eux appellent, selon le lieu, *hemicrania*, *lumbago*, etc.

Rheuma et fluxio. Sous le nom de *rheumatismos*, les Grecs ont désigné des affections différentes de celles qui ont ensuite été désignées sous le nom de « rhumatisme » : *rheumatismos* était synonyme de *katarroos* [flux d'humeurs et, par extension, catarrhe] et de *rheuma*. Le terme grec *rheuma* signifie, au sens large, « flux » (y compris le flux menstruel), « ce qui s'écoule », et spécialement en médecine « écoulement d'humeurs », « suppuration » : *rheuma* désigne alors un mucus qui coule du cerveau aux jointures et aux autres parties du corps ; de même, le verbe *rheumatizein* signifie « couler » ou « souffrir d'un épanchement d'humeurs ». L'équivalent latin de *rheuma* est *fluxio*. Le terme *rheuma* s'applique donc à toute maladie qui s'accompagne ou résulte de fluxion d'humeurs.

Rheumatisme et rheume. Au XVIe siècle, *rheumatisme* apparaît synonyme de *rheume*. Le *Dictionnaire de la langue française du seizième siècle* les définit ainsi : « *rheumatisme* : écoulement d'humeurs. Fluxions nommées des Grecs rheumes ou rheumatismes » ; « *rheume* : écoulement d'humeurs, fluxion » (Huguet, 1965, p. 593). On parle de « rhume de dents », « rhume de gencives », d'un « rhume sur la moitié du visage » (Marguerite de Valois), d'un « rhume qui lui tombait en l'estomac » (Montaigne). C'est au cours de la première moitié du XVIIe siècle que *rheumatisme* désigne une maladie précise, décrivant ce qu'on appellera plus tard la « maladie de Bouillaud », la « fièvre rhumatismale », ou encore le « rhumatisme articulaire aigu ». Le *Dictionnaire universel* de Furetière témoigne de ce changement de sens : « *Rheumatisme* – grande fluxion qui se jette sur diverses parties du corps, et qui va de l'une à l'autre. Il a un *rheumatisme* sur l'épaule. Il lui est tombé un *rheumatisme* sur les cuisses, sur les jambes, sur la moitié du corps » (Furetière, 1690, vol. 3, n. p.). On ne parle plus d'écoulement, mais de mobilité des humeurs. Au début du XVIIIe siècle, le sens se spécialise, et la synonymie entre *rheumatisme* et *rheume* disparaît : « *Rheumatisme* – douleur qu'on sent en diverses parties du corps, accompagnée de pesanteur, de difficulté de se mouvoir, et souvent de fièvre [...]. Le *rheumatisme* a beaucoup de rapports avec la goutte [...] ; il en diffère en ce qu'il n'attaque pas seulement les jointures comme la goutte, mais aussi les muscles et les membranes qui sont entre les jointures » (DUFL, 1732a, p. 1561-1562) ; « *rheume* – espèce de catarrhe ou de fluxion qui tombe sur la trachée-artère, et sur les parties voisines, qui fait tousser, moucher et cracher » (DUFL, 1732b, p. 1562).

L'hémicrânie rhumatismale. Les atteintes viscérales du rhumatisme, à l'exception des cardiopathies, furent mentionnées pour la première fois par Boerhaave : « diathèse inflammatoire de la partie séreuse du sang », le rhumatisme produit de violentes douleurs dans les hanches, les genoux, les lombes, les poumons, le cerveau : « en ce cas, il n'y a pas de symptômes fiévreux, mais de grandes douleurs de tête et du délire » (Boerhaave, 1738, p. 381). L'hémicrânie rhumatismale est attestée à la fin du XVIIIe siècle, dans un court traité du médecin allemand Schobelt (1741-1807), paru à Berlin en 1776 ; le *Tractatio de hemicrania*, dont la définition de l'hémicrânie est citée et critiquée de la fin du XVIIIe siècle jusqu'à la fin du XIXe siècle :

> L'hémicrânie est cette espèce singulière de rhumatisme par laquelle une moitié de la tête seulement est terrassée par la souffrance (Schobelt, 1776, p. 7).

Le passage qui suit n'est jamais cité. Schobelt y rappelle pourtant que le mot « rhumatisme » [*rheumatismus*] est en grand usage à son époque « à l'imitation des Français », car :

> Sous ce nom, les médecins actuels désignent couramment cette maladie qui, par ailleurs, reçoit un nom spécifique selon le lieu qu'elle affecte ; ainsi « lumbago » pour le rhumatisme des articulations, de la poitrine, de l'épaule, ainsi encore « hémicrânie » pour celui qui affecte un seul côté de la tête. En effet, le rhumatisme pris comme genre est considéré comme un spasme extrêmement douloureux, provenant d'une pseudo-inflammation. De là, son application à l'hémicrânie est aisée (Schobelt, 1776, p. 7).

Les médecins français répandirent l'usage du terme *rheumatismus*, tandis que *hemicrania* restait d'un emploi spécialisé (désignant un rhumatisme affectant un seul côté de la tête). La douleur rhumatismale est lancinante, mobile ; elle dépend d'un spasme affectant les membranes, les ligaments, les articulations et produisant une pseudo-inflammation, due à une stagnation de la lymphe dans les plus petits vaisseaux. L'hémicrânie, quant à elle, peut avoir deux causes antécédentes : un afflux des humeurs dû à une stagnation de la lymphe, ou une mauvaise digestion qui produit dans le corps une lymphe épaisse. En général, l'hémicrânie se distingue des autres douleurs de tête par la localisation et le type de douleur :

> Il est facile de distinguer l'hémicrânie de n'importe quelle céphalalgie qui occupe ou tout le casque [galea] ou seulement telle ou telle partie du visage ; l'hémicrânie, ainsi que son nom l'indique, admet pour siège une seule moitié de la tête, et la douleur de la céphalalgie est plutôt gravative, tandis que dans l'hémicrânie elle est en effet lancinante (Schobelt, 1776, p. 18-19).

Mais, en raison des causes qui y concourent, la douleur est plus ou moins lancinante et mobile, et l'hémicrânie reçoit des qualificatifs différents : on parle ainsi d'« hémicrânie vraie » ou de « pseudo-hémicrânie », d'« hémicrânie fixe » ou « vague », et même d'« hémicrânie simple », ou d'« hémicrânie cacochyme » (dépendant d'une humeur mauvaise, quand la lymphe est trop épaisse) :

> L'hémicrânie vraie est celle dont les douleurs sont lancinantes, et dans laquelle les parties affectées, soit, en premier lieu, l'œil et l'oreille, manifestent une hypersensibilité telle que le moindre bruit ou la moindre luminosité augmentent la douleur ; alors que la pseudo-hémicrânie présente seulement une douleur affaiblie et que tous les symptômes sont très largement réduits. L'hémicrânie fixe, elle, occupe toujours un seul et même lieu ; quant à l'hémicrânie vague, elle se déplace ici et là, change de siège le plus souvent. On a ainsi des rhumatismes qui occupent d'abord l'épaule, migrent vers la tête, descendent à l'épaule, continuent jusqu'à la main, et de nouveau remontent, ce pourquoi précisément il est difficile de les distinguer de la goutte vague. Enfin, on peut appeler hémicrânie simple, celle qui a pour seule cause antécédente la congestion des humeurs ; cacochyme, celle qui naît d'une digestion mauvaise, se renforce d'un appétit excessif, et se manifeste par des rots nauséabonds (Schobelt, 1776, p. 12-13).

Schobelt fut essentiellement transmis par la lecture qu'en fit Tissot.

Les fraîcheurs féminines. La douleur de tête rhumatismale se fonde populairement sur une « météorologie » des maux de tête et des rhumatismes :

On conseillera aux femmes qui souffrent habituellement de la tête, de se couvrir très légèrement cette partie ; chose qui n'est pas facile à obtenir, parce qu'en général, elles attribuent ces maux de tête à des *fraîcheurs*, à des *rhumatismes* (Georget & Calmeil, 1834, p. 126).

Rhumatismes articulaires et musculaires aigus et chroniques. Les médecins du XIXᵉ siècle distinguent rhumatismes articulaires aigus, rhumatismes articulaires chroniques ; rhumatismes musculaires. De manière générale, la migraine est une expression plus fréquente de la maladie constitutionnelle rhumatismale que de la diathèse goutteuse. Elle est moins fréquente dans la forme articulaire aiguë que dans la forme articulaire chronique. Le rhumatisme articulaire aigu (dit encore « maladie de Bouillaud » ou « fièvre rhumatismale ») se manifeste, entre autres, par des douleurs articulaires, parfois légères, parfois vives et atroces. Quand il se généralise, les malades sont comme des statues. Le vulgaire désigne cette maladie sous le nom de « douleurs ». Le rhumatisme articulaire aigu peut s'accompagner de violentes douleurs de tête. La migraine survient avant les attaques articulaires ou alterne avec elles. Selon Trousseau, elle s'établit souvent au cours de l'attaque ou après. Selon une note de juillet 1875, publiée dans le *Lancet*, la forme ophtalmique de la migraine pourrait être une expression du rhumatisme articulaire aigu.

Arthrite rhumatoïde (« polyarthrite rhumatoïde »). La première forme de rhumatisme articulaire chronique correspond à ce qu'on appellerait, aujourd'hui, polyarthrite rhumatoïde. En 1800, Landré-Beauvais découvre la goutte asthénique primitive, que Chomel nomme goutte rhumatismale. L'expression de rhumatisme goutteux est également employée. Trousseau parle de rhumatisme noueux, Charcot de rhumatisme articulaire chronique primitif, puis de rhumatisme articulaire chronique progressif, Garrod de *rhumatoïd arthritis* (arthrite rhumatoïde). Les symptômes sont les suivants : jointures douloureuses, tuméfiées, déformées ; fièvre lente. Les muscles des membres immobilisés s'atrophient, les membres s'amaigrissent, la peau est parcheminée. À l'autopsie, on constate des inflammations cardiaques et des atteintes symétriques articulaires : les articulations homologues sont touchées ; ce n'est pas le cas dans la goutte. Tandis que Bouchard nie le « rhumatisme goutteux » (ou arthrite rhumatoïde), ainsi que son rapport à la migraine, Charcot, lui, considère la comorbidité de cette forme avec la migraine.

Nodosités d'Heberden. Décrite par William Heberden (1710-1801), cette forme de rhumatisme articulaire chronique, qui se signale par de petites tumeurs dures du volume d'un pois au-dessous de l'extrémité des doigts de la main, au voisinage de la seconde articulation phalangienne, est fréquemment associée à la migraine.

Arthrite sèche (« arthrose »). Quant à la troisième forme de rhumatisme articulaire chronique, l'*arthrite déformante* (Virchow), *arthrite sèche* (Deville et Broca), ou *rhumatisme articulaire chronique partiel* (Charcot), qu'on appellerait aujourd'hui « arthrose », le xixᵉ siècle hésite à la confondre avec l'arthrite rhumatoïde. En 1839, l'Irlandais Colles montre qu'elle est l'expression d'un double processus opposé : 1) absorption de l'os ancien et de son cartilage et 2) formation d'un os nouveau. Selon Charcot, le début en est insidieux : les douleurs sont peu prononcées, les membres affectés conservent leur mobilité ; puis des difformités apparaissent au niveau des jointures, du fait de l'exubérance des bourrelets osseux ; les douleurs se font alors plus violentes ; il y a des craquements ; le cartilage est détruit, du tissu osseux supplémentaire est produit. Selon Bouchard, elle appelle évidemment les migraines.

L'épicrânie. À côté du rhumatisme articulaire (aigu ou chronique), le rhumatisme musculaire s'annonce parfois par un malaise, une lassitude, une lourdeur, un engourdissement des membres, des frissons. La douleur en est un symptôme constant. Les formes peuvent être aiguës ou chroniques. Selon le lieu affecté, on distingue 1) *torticolis* (rhumatisme des muscles du cou), 2) *lumbago* (rhumatisme des muscles de la région lombaire), 3) *pleurodynie* (rhumatisme des muscles qui recouvrent les parois de la poitrine), 4) *hémicrânie* ou *épicrânie* (rhumatisme du muscle occipito-frontal). Il n'est pas assuré que ce qu'on appelle « rhumatisme nerveux » (lumbago, douleurs vagues, hémicrânie) soit des rhumatismes, car ces manifestations offrent souvent les caractères des névroses. Pelletan de Kinkelin met également en garde contre la méprise entre douleurs rhumatismales et migraine. Cependant, les malades savent discerner ces sortes de douleurs ; quant au médecin, il remarquera que les douleurs rhumatismales ne présentent pas les symptômes caractéristiques de la migraine. On s'efforce donc de ne plus confondre épicrânie et migraine, malgré leurs ressemblances. On parle parfois de *céphalalgie musculaire* pour cette affection qui naît sous l'influence du froid, de l'humidité, des courants d'air : douleur générale et superficielle, ne s'accompagnant pas de fièvre ; douleur sourde, contusive, rarement vive, sans élancements, plus forte à l'arrière de la tête qu'à l'avant, augmentée par la pression. Dans certains cas, le rhumatisme n'occupe pas seulement les muscles et s'étend au périoste : la douleur devient profonde, tensive, rémittente. Reprenant Morisson, Axenfeld et Huchard signalent que cette affection douloureuse rhumatismale du péricrâne ne s'accompagne ni de nausée ni de vomissement. L'association signalée par Schobelt entre rhumatisme et hémicrânie reprend donc un sens sous le chef de l'*épicrânie*.

TRAITEMENTS

Les antalgiques sont une des avancées de la fin du XIXe siècle. On s'inspire aussi du traitement de la goutte et des rhumatismes. Jadis administré contre la goutte, puis condamné par Sydenham, le colchique est réhabilité. L'emploi du bicarbonate de soude devient classique dans le traitement du rhumatisme articulaire. L'hydrothérapie enfin est efficace dans les migraines rhumatismales et goutteuses.

Colchique. Traitement ancien, peu répandu. Efficacité remarquable, en crise, selon les types de céphalalgie. Utilisé aussi en prophylaxie. Le colchique fut dans la première moitié du XIXe siècle employé dans les névralgies : 30 gouttes de vin de semences de colchique, trois fois par jour. En cas de migraines intolérables remplaçant des douleurs articulaires goutteuses : 10 gouttes d'alcoolature de bulbes de colchique toutes les six heures dans une tasse d'infusion de feuilles de frêne. En prévention, on recommande, sans vraiment y croire, une cuillère à café matin et soir.

Bicarbonate de soude. Efficace contre les migraines périodiques. Une cuillère à café (2 à 3 g) dans un litre d'eau à prendre au moment des repas.

Hydrothérapie. Bains, douches, sudations dans des étuves, auxquels on associe le régime et les exercices. D'abord développée empiriquement, l'hydrothérapie au cours du XIXe siècle observe les effets thermo-vasculaires de l'eau froide, de l'alternance eau froide-eau chaude sur le corps, et mesure expérimentalement les modifications de la température locale, du pouls, de la respiration, la contraction et la dilatation des vaisseaux. Les eaux exaspèrent les douleurs, en déterminant une crise artificielle chez le malade : une « fièvre thermale » (James, 1867, p. 10). Le traitement des migraines par hydrothérapie est lié aux bons résultats obtenus dans le traitement de la goutte, du rhumatisme, la migraine ayant des affinités avec ces maladies. Le rhumatisme musculaire est un des principaux champs d'exploration, qui donne lieu à diverses espèces de *gravedo* (pesanteur ou épicrânie). Selon ces espèces, on recourt à la *douche* et à l'*étuve*, ou aux *douches locales* et *générales*. En cas de migraine avec anémie : *friction en drap mouillé* deux fois par jour pendant quatre jours ; puis : *douches en pluie générale* et *douches en jet* sur tout le corps ; rarement : *sudations en étuve sèche*, suivie d'*immersion*.

Douches générales : on utilise une lance pour la douche en jet ou une pomme d'arrosoir pour la douche en pluie. *Douches locales et céphaliques* : recouverte par une serviette pliée en quatre et mouillée, la tête seule reçoit la douche en pluie. *Frictions en drap mouillé* : on jette sur le malade un drap mouillé et on le frictionne énergétiquement pendant cinq minutes. *Sudation en étuve et immersion* : le malade nu est placé sur une chaise à sudation percée de trous, par lesquels la chaleur passe. Cet apport de chaleur peut s'effectuer par une lampe à alcool placée sous la chaise (« étuve à la lampe »). L'« étuve sèche » désigne, elle, un type d'installation coûteux : une salle hermétiquement fermée, parcourue de tuyaux d'air chaud ou de vapeur d'eau. La température est élevée à 55 ou 60 °C. Le malade est entouré de deux couvertures en laine et recouvert d'un manteau imperméable. En fin de séance, on enlève le manteau imperméable et une des couvertures : le malade s'immerge dans la piscine.

Une fois les soins pratiqués, il faut se divertir. Le changement de vie opéré à l'occasion d'un séjour en station thermale a autant d'importance que la nature même de l'eau ; s'y déploie une société – ennuyeuse comme à Barèges, joyeuse comme à Spa. La population des établissements est hétérogène : haute société (noblesse, haute bourgeoisie, commerçants), mais aussi indigents. Le prix d'une cure d'une durée de vingt et un jours environ serait, d'après Penez, fort élevé.

Salicine et salicylés. Entre 1826 et 1829 en divers pays d'Europe, on extrait la salicine à partir de l'écorce du saule. En 1831, le pharmacien Johann Pagenstecher extrait à partir de la spirée l'aldéhyde salicylique. Karl Löwig isole, quatre ans plus tard, l'acide salicylique [qu'il nomme *spirsäure* : *spir* pour « spirée », et *säure* pour « acide »] comme étant le principe actif de la reine-des-prés. En 1838 et 1839, le chimiste napolitain Raffaele Piria prépare, à partir de la salicine, l'acide salicylique. Quant à l'acide acétylsalicylique, il est découvert, sans être identifié, par Gerhardt en 1853, puis synthétisé en 1859 par von Gilm. Les travaux de Gerhardt sont repris, quarante années plus tard, par Felix Hoffmann : travaillant pour les laboratoires Bayer, Hoffmann souhaitait « trouver une substance susceptible de soulager la douleur sans avoir les inconvénients du salicylate de soude (nausée, crampes d'estomac, œdèmes) » (R. Rey, 2000, p. 279). La légende veut qu'il ait synthétisé l'acide acétylsalicylique en 1897, afin de soigner les rhumatismes de son vieux père qui ne supportait pas l'acide salicylique. Le 1er février 1899, après qu'on eut proposé « Enspirin », la marque Aspirin® est déposée par Bayer ; le 6 mars 1899, l'Aspirin® est commercialisé : *a* en abréviation du radical « acétyl », *spir* pour *spirsäure*, à quoi le suffixe *-in* est ajouté.

SALICINE. *Fièvre intermittente*. À la fin du XVIIIe siècle, l'écorce de saule est employée dans la cure de la fièvre intermittente. À cause de l'amertume de cette écorce, on suppose que ses propriétés thérapeutiques sont similaires à celles du quinquina.

Rhumatisme articulaire aigu. Inaugurant, comme dit Chast, la « rhumatologie moderne », MacLagan, en 1874, part de l'analogie selon laquelle le rhumatisme, de nature humide et froide, doit avoir pour remède le saule qui lui-même pousse dans les pays humides et froids. L'arrêt des symptômes douloureux, notamment, suit si immédiatement l'administration de la salicine qu'on doit l'attribuer à son usage. Ces résultats ne sont pas encore publiés lorsque Stricker et Riess rapportent, de leur côté, leurs propres expériences avec l'acide salicylique. L'importance que prennent l'acide salicylique et le salicylate de soude est inattendue. Les essais sont étendus à la migraine.

Hemicrania. Un article de Waring-Curran de 1870 (antérieur donc aux articles de MacLagan ou de Stricker et Riess) porte sur la cure de l'hémicrânie, en opposition à *brow-ague*. *Brow* désignant le sourcil, l'arcade sourcilière, et *ague*, la fièvre intermittente, le frisson, *brow-ague* serait une douleur intermittente localisée au niveau du sourcil. À la différence d'*hemicrania*, *brow-ague* se signale, selon Waring-Curran, par sa fréquence journalière et se traite par les arsenicaux. Les cas d'hémicrânie, en revanche, résistent à tout traitement : dans un cas cependant, la salicine a fait disparaître la douleur. Dans un autre, elle a produit une amélioration.

SALICYLATE DE SOUDE. *Rhumatisme et goutte*. Une communication de Germain Sée à l'Académie de médecine en 1877 contribue à généraliser l'emploi du salicylate de soude.

Comme on avait dit déjà bien des choses sur l'acide salicylique et sur ses dérivés, il s'agit, pour Sée, de « faire passer toutes les assertions, toutes les statistiques, par le contrôle de l'expérimentation à la fois clinique et physiologique » (Sée, 1877, p. 4). Les inconvénients de l'acide salicylique lui font préférer le groupe des dérivés de cet acide, notamment le salicylate de soude. Sée constate son excellente efficacité dans le traitement de la goutte aiguë et chronique, ainsi que dans le cas du rhumatisme articulaire aigu ; de bons résultats dans le rhumatisme musculaire aigu ; des résultats satisfaisants dans le rhumatisme chronique.

Migraine. Le pouvoir analgésique du salicylate de soude dans le traitement du rhumatisme et de la goutte conduit à étendre son usage dans d'autres affections douloureuses, précisément dans les névralgies et migraines. Mais l'amélioration n'est pas toujours la règle. Et peu à peu l'antipyrine remplace le salicylate.

ACIDE ACÉTYLSALICYLIQUE. Quant à l'usage de l'Aspirine®, on remarque que la brochure promotionnelle distribuée par les produits Bayer ne mentionne qu'un cas de migraine guéri par l'acide acétylsalicylique :

> Un [...] cas de *migraine* très violente du côté gauche qui se produisait chez une jeune fille à chaque époque de menstruation, avait été traité par le salicylate de soude et le chlorhydrate de morphine sans aucun succès, l'administration de l'aspirine fit rapidement disparaître toute douleur (Document promotionnel, s. d. [1900 ?], p. 27-28).

Le traitement par les salicylés, par rapport aux autres analgésiques, n'est donc, dans les cas de migraine, guère répandu.

Pyrazolés. ANTIPYRINE. Une étape importante dans la découverte de l'Antipyrine® fut la synthèse de la phénylhydrazine par Emil Fisher en 1875, substance dont l'intérêt thérapeutique pourtant était nul. Mais, réagissant avec de l'acide acéto-acétique, on obtenait un composé qui donnait un antipyrétique : la phénazone (antipyrine) [figure 10]. Suivant les conseils de Filehne, Ludwig Knorr, aidé de Fisher, produit en 1883 l'antipyrine, alors qu'il recherche un produit substituable à la quinine – dont la structure permet d'obtenir d'autres composés aux propriétés antipyrétiques similaires, comme la kairine ou la quinoline. Filehne n'est pas favorable à une commercialisation immédiate de l'antipyrine, préférant davantage de tests. La dénomination par ailleurs, insistant sur un seul des effets, ne convient guère. Cependant, la commercialisation de l'Antipyrine® a lieu dès 1884 par la maison Hoechst.

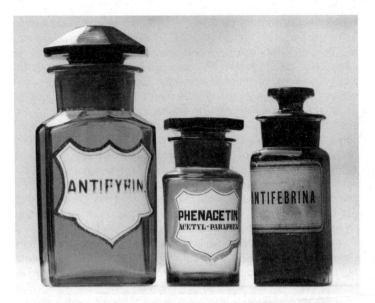

Figure 10. Pots de pharmacie. Antipyrine, Phénacetine, Antifébrine (acétanilide), fin xixᵉ siècle. © Collection privée.

Les propriétés analgésiques de l'antipyrine sont soulignées par Germain Sée, dans une communication à l'Académie des sciences le 18 avril 1887, qui a un vif retentissement. John Blake White dans le *Medical Record* du 6 février 1887 mentionne son usage dans la migraine. Dans la revue *Centralblatt für klinische Medizin* de novembre 1886, Ungar, *Privatdozent* à Bonn, dit que l'antipyrine est le successeur des salicylates et qu'il l'administre à raison de 1 à 1,5 g par heure, sans constater d'effets secondaires. Hamilton expérimente, de son côté, Antipyrine® *versus* Antifébrine® (ou Acétanilide) qui lui succédera, dans les migraines angio-spastiques (avec anémie, pupilles dilatées, baisse de température – type Du Bois-Reymond) et les migraines angio-parétiques (qui correspondent à des migraines congestives, type Möllendorff) : l'antipyrine n'est efficace que dans la première sorte de migraine avec des doses de 15 grains (0,97 g) à renouveler. Hammond constate, au contraire, l'efficacité analgésique de l'antipyrine dans les seules migraines angio-paralytiques, la substance étant en effet un vasoconstricteur. Il préconise dès les prodromes de très faibles doses. Les résultats sont bons ; ni trouble secondaire ni accoutumance. Mais bien des noceurs l'emportent désormais dans leur portefeuille, se livrant sans règle à l'automédication. Le 23 août 1887, Sée rend compte de ses résultats à l'Académie de médecine. Publié dans le *Bulletin de l'Académie de médecine*, l'article « Du traitement des maux de tête (céphalées, migraines, névralgies faciales) par l'antipyrine » est repris en Angleterre dans le *Medical and Surgical Reporter*, et en Allemagne dans *Allgemeine Wiener medizinische Zeitung*. En présence des céphalées de croissance qui touchent les adolescents, Sée combat le « maître symptôme » : la douleur. Ayant, par ailleurs, mené des expérimentations avec les salicylés sur le rhumatisme, la goutte, la migraine, il ne suppose aucun rapport entre cette dernière et les deux autres affections, récusant même une origine diathésique. La migraine est autonome. Ce n'est donc pas par analogie qu'il essaie l'antipyrine, mais parce qu'il cherche un bon antalgique sans contre-effet notable.

Les premiers essais dans la migraine sont menés à New York en 1885, à Bonn en 1886, à Paris en 1887. La production augmente significativement. Trois ans après les débuts de sa commercialisation avec 12 130 kilogrammes vendus pour 1887 (soit deux fois plus qu'en 1886), le succès de l'antipyrine est incontestable. Les résultats sont « quasi magiques » (Forsbrook, 1887, p. 1163). L'effet préventif est excellent. Reste que l'usage est uniquement symptomatique, et qu'on n'est pas d'accord sur les quantités à administrer.

MIGRAININE. À base d'antipyrine à 85 %, de caféine à 9 %, et d'acide citrique à 6 %, la Migrainine est mise au point en 1888 par le conseiller médical Overlach, qui en vante les bienfaits, avec un ton parfois franchement publicitaire :

> La Migrainine est exclusivement produite par la fabrique de colorants, anciennement Meister Lucius et Brüning à Hoechst sur le Main. La renommée de cette fabrique répond du procédé le plus soigneux pour la fabrication et répond de la pureté et de la proportionnalité des composants de la Migrainine, dont l'efficacité dépend. C'est pourquoi il est recommandé de prescrire [...] la marque « Migrainine Hoechst ». Cela fait cinq ans que j'expérimente la Migrainine [...]. Et durant ces cinq années, je n'ai pas connu un seul échec (Overlach, 1893, p. 1245).

En 1893, cinq cas de migraine sont soulagés par des doses de 1,1 g ; trois doses peuvent être nécessaires en respectant un intervalle de deux heures entre les prises. Le médicament est administré dans de l'eau ou du pain azyme (il s'agit de cachets, constitués de deux feuilles rondes de pain azyme). Si son action n'est que symptomatique, la Migrainine est capable d'interrompre une attaque, si on la prend dès les prodromes. Par ailleurs, malgré son nom, la Migrainine n'est pas exclusivement utilisée contre la migraine : des expériences sont menées dans d'autres types d'affections par Bauernstein ou par Bernheim (maux de tête alcooliques, neurasthéniques, névralgies du trijumeau, névralgies cervicales) ; seul le mal de tête syphilitique lui résiste. Le premier essai clinique sur la Migrainine est celui de Julius Weiss en 1894 qui porte sur 29 cas de maux de tête. Après avoir décrit l'engouement du public et des médecins envers tout nouveau médicament, il revendique la nécessité d'une expérimentation scientifique des substances mises sur le marché par l'industrie pharmaceutique, critiquant le style publicitaire jusqu'ici adopté : « Jusqu'ici, il n'y a eu aucune communication clinique sur la valeur de la Migrainine, mais de fait, une série d'affirmations de praticiens isolés (Overlach, Bauernstein, Bernheim, Kriemer, entre autres), vantant les bienfaits de sa prescription » (Weiss, 1894, p. 592). La Migrainine a bien un effet sur les cas typiques de migraine ou dans les maux de tête nerveux, mais elle est sans effet sur les formes les plus sévères et sur les migraines ophtalmiques.

PYRAMIDON. Dérivé de l'antipyrine, et trois fois plus puissant qu'elle, le Pyramidon® (amidopyrine ou aminophénazone ou phényl-diméthyl-amino-diméthyl-pyrazolone), mis au point par Wilhelm Filehne et Friedrich Stolz, est commercialisé en 1896 par les usines Hoechst ; sa production est alors de 38 kg ; de 253 kg en 1899 ; en 1928 : 174 754 kg contre 402 845 kg d'Antipyrine®. La consommation de Pyramidon® augmente jusqu'en 1934 – date à laquelle on découvre des cas d'agranulocytose : en janvier 2000, le Pyramidon® existe encore en Allemagne. Ses dérivés, comme la dipyrone synthétisée en 1920, ou noramidopyrine méthane-sulfonate sodique (Optalidon®, Novalgine®, Avafortan®, etc.), peuvent présenter ce type d'effets secondaires ; en France, depuis une date récente, ces produits ne sont plus commercialisés. Le Pyramidon® a des effets analogues à ceux de l'Antipyrine® mais agit à petites doses, et dans la durée, ce qui le rend supérieur dans le traitement des symptômes douloureux.

Acétanilide et dérivés. ANTIFÉBRINE (ACÉTANILIDE). On connaît l'anecdote : les propriétés antifébriles de l'acétanilide furent mises en évidence par erreur. Travaillant sur des dérivés du naphtalène, Arnold Cahn et Paul Hepp avaient, en fait, reçu de la part de leur fournisseur – la pharmacie Kopp à Strasbourg – de l'acétanilide ; s'apercevant que la température des malades baissait, ils soupçonnèrent l'action antipyrétique de la substance qu'ils avaient, par

mégarde, administrée ; et la dénommèrent « antifébrine » [figure 10].
Découverte en 1852 par Gerhardt, l'acétanilide n'était cependant pas une substance nouvelle. Jusqu'en 1908, l'Antifébrine®,
produite par une fabrique du nom de Kalle, fut commercialisée à
bas prix. Dès 1891, le nom d'antifébrine fut remis en cause car c'est
comme analgésique que l'acétanilide était désormais employée.
Ott en recommande l'usage dans les céphalalgies, la migraine, la
névralgie du trijumeau, les douleurs de la dysménorrhée (une à deux
doses de 0,5 g espacées d'une heure ou deux). L'action n'est que
symptomatique. Quelques expériences cliniques sont menées à la
fin du siècle : en 1887, Allan McLane Hamilton rapporte cinq cas
de migraine traités avec cette substance (trois des patients sont
soulagés).

« BROMO-SELTZER ». Aux États-Unis, apparaît en 1888 la
célèbre marque Bromo-Seltzer, dont chacun connaît la petite
bouteille de couleur bleu cobalt : il s'agit alors d'un mélange (dont
la composition a changé) de 10,53 % de bromure de potassium,
de 4,58 % d'acétanilide et de 1,20 % de caféine.

PHÉNACÉTINE. Synthétisée en 1887 par Oscar Hinsberg qui
travaillait pour les laboratoires Bayer, la phénacétine fut mise en
vente en 1888 [figure 10].

EXALGINE. Alors que Hoffmann l'avait découverte en 1874,
l'exalgine [du grec *ex* : hors, et *algos* : douleur] (ou méthylacétanilide) fut introduite dans la thérapeutique par Dujardin-Beaumetz
et Bardet en 1889. Le nom fut donné par le chimiste Brigonnet. La
substance se fabriquait en grande quantité et à petit prix. Elle est
avant tout un analgésique, dont l'action paraît bien supérieure à
celle de l'antipyrine et à celle de l'acétanilide.

PARACÉTAMOL. En 1878, Harmon Northrop Morse synthé-
tisa l'hydroxyacétanilide, ou acétaminophène – substance plus
connue aujourd'hui sous le nom de paracétamol. Sa commercialisation ne fut autorisée qu'à partir de 1953.

*

Quelques remarques enfin sur le mode de vie migraineux, la
personnalité migraineuse, la migraine comme maladie familiale, et
l'économie de la migraine.

Mode de vie. « Quelque chose d'assez bizarre, c'est que si
l'on veut étudier les affinités de la migraine, ce n'est pas dans les
ouvrages écrits sur cette affection qu'il faut chercher » (Chaumier,
1878, p. 21). En dehors de quelques thèses de médecine (Chaumier,

Soula, Thomas), il n'y a pas d'ouvrages sur la migraine comme affection constitutionnelle. Pas de théorie de la migraine comme affection diathésique. Remarques et observations sont éparpillées dans des articles de revue, de dictionnaire, des cours, où la description clinique est centrale, laquelle parfois s'appuie sur des données chiffrées réunies en tableaux. En revanche, il y a une théorie des modes de vie. Une maladie diathésique concerne la totalité d'un sujet : il y a ainsi une vie (un *bios*) migraineuse, une vie syphilitique, une vie cancéreuse. On ne vit pas sa migraine comme on vit sa syphilis. Obésité, migraine, syphilis, cancer, asthme, diabète, gravelle impriment à la vie une manière d'être, un style, en sorte que, malgré les temps de latence où les symptômes ne paraissent pas et où l'on semble en bonne santé, des actes morbides se répètent. D'où l'usage désormais courant de « migraineux » pour désigner justement une de ces constitutions. Le *Trésor de la langue française* signale l'apparition du substantif « migraineux » en 1889, mais on trouve des occurrences une vingtaine d'années avant, chez Jules Michellet par exemple ; le terme est constamment employé dans les thèses de médecine. Quant à l'adjectif, il apparaît par exemple dans la thèse de Soudry, dans l'expression un « fils migraineux ». De même, « migrainé » et « migrainant » sont en usage au même moment dans les thèses de médecine.

Personnalité migraineuse. Comment ne pas passer d'une vie migraineuse à une « personnalité migraineuse » ? Un certain nombre d'études au XXe siècle, comme celles de Wolff, de Frieda Fromm-Reichman, d'Hilda Weber, d'Olga Knopf, etc., orientées par la psychologie ou bien par la psychanalyse, paraissent donner à l'idée d'une personnalité structurée par des traits émotionnels et physiques un remplissage empirique. La « personnalité migraineuse » exprime sous formes d'équivalents psychiques une inadaptation à l'environnement extérieur (sensibilité excessive, angoisse, timidité, ambition, jalousie, perfectionnisme) ; elle se manifeste aussi biologiquement par un manque de plasticité intérieur (par exemple, le sujet est incapable de se plier aux changements d'un emploi du temps socialement imposé, d'où la « migraine du dimanche » ou la « migraine du lundi »). Ces traits constituent un « type migraineux constitutionnel » (Touraine & Draper, 1934, p. 183). La notion de constitution prend un sens psychobiologique ou psychosomatique – sens qui était de quelque façon enveloppé dans la définition qui était donnée au XIXe siècle de la « maladie constitutionnelle » (maladie qui concerne la totalité d'un individu aussi bien au physique qu'au moral). Une étude menée par

Wolff sur 46 enfants migraineux montre que plus de la moitié sont timides, repliés sur eux-mêmes, têtus, rebelles. Quelquefois, un attachement excessif à la mère est noté. Ils prennent soin de leurs jouets, incapables de s'en défaire en grandissant. Ce sont des enfants propres qui, avec la puberté, sont obsédés de moralité. Devenus adultes, ils sont soucieux de réussite ; et perfectionnistes, ils travaillent beaucoup. Les vacances leur causent des migraines. Rigide, le migraineux aime l'ordre, le classement, du moins dans le domaine intellectuel (il peut être, au contraire, indifférent à l'ordre dans sa maison). Il éprouve souvent du ressentiment, de la colère rentrée ; Touraine et Draper mentionnent son extrême susceptibilité vis-à-vis des critiques. Les relations sociales sont sources de malaise. La sexualité est insatisfaite, notamment chez les femmes qui vivent le rapport sexuel comme un devoir conjugal (Wolff, Knopf). La période des règles est mal vécue.

Maladie de famille et famille de maladies. Dès la seconde moitié du XIXe siècle, la constitution migraineuse se fonde, en outre, sur une hérédité qui, jusque-là, n'avait été qu'une ritournelle des chapitres sur la migraine depuis l'Antiquité. L'hérédité peut d'abord être comprise comme la transmission directe des ascendants aux descendants. Dans sa thèse, Soula indique que sur 64 migraineux, 14 possèdent des ascendants migraineux. Face à ce pourcentage relativement faible, il commente d'une formule : « Le père est marchand, le fils *caballero*, le petit-fils mendiant » ; « si le changement d'état brise l'hérédité pathologique, il n'y a rien de commun entre les maladies de l'aïeul et celles du petit-fils ; le *caballero* [ici, le "monsieur"] sera migraineux si son père l'était, peut-être ; le mendiant ne le sera plus » (L.-H. Thomas, 1887, p. 56) : le changement des conditions hygiéniques enraye les effets de l'hérédité directe. En revanche, les faits d'hérédité indirecte, liés à la nature diathésique de la migraine, semblent évidents. Un patrimoine diathésique commun est transmis non pas seulement des parents aux enfants, mais entre collatéraux. Par ailleurs, dans le cas d'une diathèse, il n'y a pas, en rigueur, transmission d'une maladie, mais d'une disposition morbide : chaque enfant réalise à sa manière les accidents qui se rattachent à la diathèse goutteuse ; au lieu de processus articulaires, il présente des migraines, de l'asthme, de l'eczéma, de l'obésité. Ainsi, la question de l'hérédité de la diathèse migraineuse suppose deux faits pathologiques : 1) « nos ascendants nous transmettent, non la maladie, mais le tempérament morbide, la prédisposition, qui peut ne se révéler par aucune manifestation

extérieure » (Sarda, 1886, p. 80) ; 2) l'hérédité « peut aussi manifester son influence par la transmission d'autres affections se liant
d'une manière étroite à l'affection migraineuse » (A. Thomas, 1889,
p. 22). Un enfant migraineux peut avoir une mère asthmatique,
une sœur rhumatisante, un grand-père eczémateux. De ce point,
l'hérédité apparaît moins comme ce qui conserve le semblable
que comme ce qui produit de la différence (Gayon, 1992).

La migraine est donc maladie familiale, *family complaint*, disent
les Anglais. Source de gènes, mais encore ensemble de conditions environnementales. On peut en effet mettre en avant un rôle
de la « pseudo-hérédité » : au sein d'une famille, il n'est pas rare
qu'un patient imite un parent migraineux, rivalisant avec lui dans
la maladie. La migraine elle-même appartiendrait à une « famille
de maladies », entre lesquelles se dessineraient des corréla-
tions. Les troubles de la diathèse arthritique ne se rencontreraient
pas tous chez le migraineux, mais se rencontreraient, du moins,
chez ses ascendants et descendants, « constituant de la sorte
de *vraies maladies de famille* et *une famille de maladies* » (Soula,
1884, p. 12). De successions et coïncidences, on conclut à une
liaison entre différentes affections, à des parentés morbides. Mais
« ce que l'on considère comme migraine goutteuse, arthritique ou
dartreuse, peut n'être qu'une migraine simple chez un goutteux,
un rhumatisant ou un dartreux » (Hirtz, 1876, p. 505). C'est pourquoi les partisans des diathèses, Bouchard tout le premier, n'hésitent pas à émettre une réserve sur la nature constitutionnelle de
la migraine, et à affirmer son autonomie relative par rapport aux
autres affections.

L'économie de la migraine. La découverte des analgésiques
provient d'une réflexion sur les fièvres : on recherchait des antipyrétiques, en substitut à la quinine. Testés en traitement de la
goutte et du rhumatisme, ils furent appliqués à la migraine et
aux névralgies. Leur conditionnement a développé une nouvelle
forme de rapport à la médecine et à la pharmacie : les médecins conseillent à leurs patients de garder sur eux des cachets
et des poudres ; et ils constatent en même temps que le pouvoir
qu'ils délèguent leur échappe peu à peu. Avec le monopole de
Bayer par exemple, l'arrivée des produits de synthèse issus de
la recherche allemande – antipyrine et autres –, le traitement de
la migraine devient un marché. Le mode de vie des migraineux
en sera changé. Par ailleurs, bien que Bayer ait toujours voulu
avoir de bons rapports avec les médecins, la politique de cette
industrie, avec l'aspirine, fut avant tout commerciale. La voie

s'ouvre à une incroyable activité économique. La migraine produit des *clients* : « Aucune catégorie de médicaments n'a été sujette à autant d'abus que les prétendus remèdes contre la migraine » (Austin & Larrabee, 1906, p. 1680-1681) (McTavish, 2004, p. 98). Plus possible dès lors de l'envisager à l'intérieur d'un seul pays, ou même d'un seul continent. La dimension économique, les relations de concurrence entre industries pharmaceutiques lui ont conféré une dimension internationale qu'elle n'avait jamais eue.

CHAPITRE 7

PHÉNOMÉNOLOGIE DE LA MIGRAINE
(en marge de l'épilepsie)

Bien que les accès n'aient pas toujours la forme familière de
l'hémicrânie, le malade sait les reconnaître. À mesure qu'il vieillit,
il n'est pas rare que les crises se compliquent ou se réduisent à
des malaises, des bâillements, etc. – formes qui sans les commémoratifs passeraient inaperçues. Que faire de ces formes margi-
nales ? Sans doute les différencier déjà. 1) Les formes frustes
désignent des formes rudimentaires où un certain nombre de
symptômes manquent. 2) À côté des formes frustes, existent
des accès incomplets. D'abord réservé aux fièvres, le concept
d'accès, se rapportant à un ensemble de phénomènes morbides
revenant à des intervalles fixes, permettait de discerner les fièvres
à type continu et les fièvres à type intermittent qui présentaient
trois stades (frisson, chaleur, sueur) : si l'un faisait défaut, on
parlait d'accès incomplet. Dans l'épilepsie ou la migraine, l'expression d'accès incomplet caractérise la marche interrompue
ou avortée de la maladie. 3) Une maladie enfin peut se présenter
sous des formes compliquées. Trois formes d'irrégularité donc :
les formes frustes en lesquelles des symptômes font défaut ; des
accès incomplets dont la marche est empêchée ; des formes
compliquées, avec une surabondance de symptômes par rapport
au type normal. La diversité clinique des formes inhabituelles
– rudimentaires, incomplètes ou mixtes – déplace l'intérêt. On
demande en effet : « Qu'est-ce que la migraine, non pas dans
son essence, mais dans sa phénoménologie ? » (Lasègue, 1873,

p. 581). La description clinique est centrale : y a-t-il entre les formes intermédiaires des différences de degré ? Doit-on reconnaître des espèces de la migraine ?

Deux moments se distinguent. Jusqu'à la seconde moitié du XVIIIe siècle, dans la migraine entendue comme hémicrânie, on avait passablement laissé de côté des symptômes considérés comme « marginaux » – les fourmillements, les troubles de la parole, les troubles visuels pourtant décrits par Pison et Wepfer. La possibilité d'une migraine sans céphalée avait cependant vu jour, invitant à réévaluer le statut de ces phénomènes : aussi paradoxal que cela paraisse, la reconnaissance de certains de ces phénomènes comme migraineux – ainsi des aberrations visuelles – n'a pas tant relevé du champ de la médecine que de celui de l'astronomie. Le scotome scintillant, certes signalé dès le Corpus hippocratique, fut traité jusque dans la seconde moitié du XIXe siècle à part de la migraine. Les troubles visuels des migraineux ne furent pas d'abord un objet *médical* – ce qui n'est pas sans questionner le fonctionnement même de la médecine. Au sein de la médecine ensuite, la neurologie s'est constituée autour de la reconnaissance de processus nerveux normaux et pathologiques obéissant à des lois d'équivalence ; la migraine et l'épilepsie sont des pathologies affines dont les symptômes empiètent les uns sur les autres : zone de recouvrements, « marge », « frontière » (*borderland*) (Gowers, 1907), qui pose entre les maladies des équivalences, de sorte que tel phénomène de l'une peut devenir un équivalent morbide de l'autre.

Aux frontières de la médecine : des astronomies visionnaires

Dans la première moitié du XIXe siècle, les astronomes s'intéressent aux auras visuelles migraineuses : ombres, lueurs, phénomènes insolites dans le ciel étoilé. Ne fallait-il pas des spécialistes des objets naturels pour relever ces irrégularités de la nature, quand la médecine dépend du récit imparfait des patients ? Sans doute les erreurs d'interprétation liées aux troubles de la vue rendent-elles les astronomes attentifs aux manifestations optiques inhabituelles. Des habitudes d'observation rigoureuse les auraient invités à décrire les visions migraineuses. Mais l'hypothèse suffit-elle à rendre compte de l'appropriation d'un objet par cette science ? Voici un trouble étudié à peu près simultanément par une discipline technique, la médecine, et par une discipline scientifique, l'astronomie. Les descriptions sont restées parallèles jusqu'aux travaux d'Hubert Airy en 1870, qui justement par sa biographie même, réunissait ces discours : son père étant astronome, lui-même étant médecin. À partir de l'article d'Hubert Airy en revanche, la médecine confisque l'étude des troubles visuels migraineux, s'appropriant la description de la migraine avec aura. Cette singularité de l'histoire des sciences est-elle exceptionnelle ? Ou renseigne-t-elle sur la manière dont se constitue un objet médical, plus généralement sur la manière dont se constitue un objet scientifique ? Un objet, ici, n'appartient pas en effet *a priori* à un domaine déterminé, mais se construit historiquement comme relevant d'une discipline plutôt que d'une autre ; l'aura visuelle n'est pas, *de définition*, une question médicale, mais le devient. Elle aurait pu être aussi bien une question d'astronomie qu'une question spirituelle, voire une question esthétique ou technique, comme signale Gowers, quand il mentionne le cas de Mr. B, aquarelliste qui dessinait ses sensations, ou le cas de Beck, ingénieur mécanicien qui décrivait ses visions avec une précision mécanique.

Troubles visuels migraineux, avant 1870. Les grandes descriptions médicales que l'on considère *rétrospectivement* comme des « migraines avec aura » remontent au xviie siècle avec Pison et Wepfer. À la fin du xviiie siècle, Tissot élargit le concept de migraine. Remettant en cause la place naguère centrale de la douleur, Piorry envisage la migraine comme une « névropallie » : liés à la névrose de l'iris, les symptômes visuels sont premiers. Objets de vives discussions universitaires, ses écrits sont cependant peu connus des praticiens, guère familiarisés avec le diagnostic de migraine ophtalmique. Les ophtalmologistes français, suisses, anglais, espagnols connaissent mal les symptômes visuels de l'aura migraineuse. Les travaux anglais sur le scotome scintillant de la fin du xviiie siècle et du début du xixe siècle ne furent connus en France que dans la seconde moitié du xixe siècle. En 1778, Fothergill compare le scotome à une ville fortifiée, comparaison que Charcot reprendra. Parry décrit une aura migraineuse visuelle sans céphalée. La première illustration d'un scotome scintillant est par ailleurs due à Christian Georg Ruete (1810-1867) dans l'édition originale du *Lehrbuch der Ophtalmologie* [figure 11]. Échappant à l'exposé dogmatique, les descriptions partent souvent du récit d'expériences propres. Au reste, signe de la confusion qui règne alors au sein de la terminologie, les dénominations ne sont pas arrêtées : les expressions « hémiopsie passagère », « demi-cécité », « demi-vision »,

« amaurose partielle temporaire », « scotome scintillant »
s'emploient concurremment,
sans que les auteurs soient
assurés de parler du même
phénomène lorsqu'ils usent
du même terme.

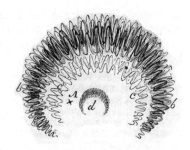

Figure 11. Scotome (Ruete, 1855, p. 160).
Remerciements à H. Stanley Thompson.

*Erreurs optiques et physio-
logie de l'appareil oculaire.* Les
questions optiques que les
astronomes posent visent à
prévenir les erreurs d'obser-
vation : en quoi les calculs sont-ils modifiés par les erreurs optiques
constatées ? Les aberrations observées remettent-elles en cause la
structure nerveuse de l'appareil oculaire ? Selon un schéma en X,
le nerf optique provenant du thalamus gauche et se dirigeant vers
l'œil opposé, croise le nerf optique provenant de droite. Au point
de contact, on supposait que bien que les fibres soient mélangées,
elles continuent à suivre leur trajectoire originelle. Mais l'hypothèse
de la *décussation* semble contredite par un phénomène d'hémiopie
que Wollaston signale en 1824 :

> Essayant de lire le nom JOHNSON sur une porte, je voyais seule-
> ment …SON : le commencement du mot était totalement caché à
> mes regards. La perte de la vue, dans cet exemple particulier, avait
> eu lieu à gauche, soit que je regardasse avec l'un ou avec l'autre œil.
> Cette cécité n'était pas néanmoins tout à fait complète ; mais les
> objets paraissaient couverts d'une ombre intense, sans limites bien
> définies […]. Cette affection, autant qu'on en peut juger, est la même
> dans les deux yeux (Wollaston, février 1824, p. 224-225 ; 228) (Arago,
> 1858, p. 517).

Les yeux sont altérés par les *mêmes* accidents en raison de
leur structure : chaque partie droite de chaque œil (réciproquement,
chaque partie gauche) doit ainsi recevoir les filaments du même
nerf optique. Il est alors plus juste de parler de *semi-décussation*,
puisque ce ne sont pas les nerfs en leur entier qui se rencontrent,
mais seulement une partie d'entre eux. Rendant compte à la fois
de la vision normale et de la vision pathologique, cette hypothèse
(déjà formulée en 1723 par Vater et Heinicke) invite Arago à remarquer qu'il souffre, lui aussi, de la même affection et que certaines
de ses observations des satellites de Saturne s'en sont trouvées
modifiées. Les phénomènes d'hémianopsie que Wollaston et Arago
signalent sont des cas d'amaurose partielle temporaire (perte

partielle et temporaire de la vue) : incapacité à percevoir certaines lettres des mots et obscurcissement d'une partie de la vue.

Aucun obscurcissement, en revanche, dans l'hémianopsie que rapporte Brewster en juin 1865. Causée par la pression des vaisseaux sanguins sur la membrane nerveuse, l'affection aurait son siège dans l'œil ; plus besoin de supposer la *semi-décussation* : chaque vaisseau étant distribué également sur chaque œil, la perturbation vasculaire expliquerait qu'il y ait le même effet sur chaque rétine. Non seulement les parties de la rétine, qui ne perçoivent pas les formes d'objets, sont pourtant sensibles aux impressions lumineuses ; mais encore les parties affectées possèdent une luminosité propre, qui apparaît lorsqu'on se trouve dans une pièce obscure.

En réponse, en juillet 1865, George Airy, astronome royal, précise que ses troubles visuels sont accompagnés d'aphasie et de perte de mémoire [figure 12]. À la différence de ce que d'autres avaient dépeint comme une amputation du champ visuel, il décrit l'apparition d'une arche colorée qui brouille la vision normale, suivie d'un trouble du langage et de la mémoire :

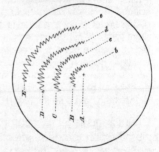

A, the beginning of the disease.
Bb, Cc, Dd, Ee, successive appearances, as the arch gradually enlarges.

Figure 12. Scotome scintillant (G. Airy, 1865, p. 20).
© Collection privée.

Dans une de mes attaques qui survint pendant que je causais avec une de mes connaissances dans une voiture de chemin de fer, je m'aperçus avec douleur que je ne parlais plus avec ma facilité ordinaire, la mémoire me fit tellement défaut, que je ne savais plus ni ce que je disais, ni ce que j'essayais de dire, et peut-être ai-je prononcé des paroles incohérentes (G. Airy, 1865, p. 20-21).

Après la traduction de l'article dans *Les Mondes*, le 16 avril 1868, George Airy reçoit une lettre de l'ophtalmologue Marc Dufour (1843-1910), datée du 24 avril 1868, qui marque la fin de l'évolution parallèle qu'avaient prise, sur cette question, la médecine et l'astronomie : « Votre description de l'hémiopie rend compte si *exactement* et si *parfaitement* de ce que je ressens, qu'il ne peut y avoir aucun doute » (cité par H. Airy, 1870, p. 250). L'histoire de l'astronomie livre une série de faits à la curiosité scientifique, sans avoir construit pleinement un concept. À la jonction des deux disciplines, astronomie et médecine, Hubert Airy relève ces curiosités comme constituant un fait polémique.

Un phénomène morbide. Selon lui en effet, un témoignage de Charles Wheatstone (1802-1875) – inventeur du « kaléidoscope phonique » et du stéréoscope – permettrait de supposer une gradation entre le type d'hémiopsie décrit par Wollaston et le type d'hémiopsie décrit par George Airy (à quoi on réservera le nom de « scotome scintillant ») :

> Ce soir, écrit-il [Wheatstone] le 30 septembre 1849, j'ai éprouvé une curieuse altération de la vision. Tandis que j'écrivais, les caractères voisins du centre de vision devinrent invisibles. Ainsi, lorsque je fixais les yeux sur la figure 6 dans le groupe $^{4\ 6}/_7$, le 4 et le 7 se trouvaient complètement occultés. En fermant alternativement chacun des yeux, j'obtins exactement le même résultat. Cela ne résultait pas d'un spectre oculaire, puisqu'aucune tache, qu'elle fût noire ou colorée n'était projetée sur le papier, la disparition était précisément celle d'un objet lorsqu'il est placé dans la projection de l'entrée du nerf optique [point aveugle (*punctum caecum*)]. Après un court moment, la tache s'élargit, gagnant la gauche dans les deux yeux jusqu'à occuper un large espace ovale ; les objets situés au centre de la vision, ou proches de celui-ci, réapparurent, mais quasiment la moitié gauche de chaque rétine restait aveugle (H. Airy, 1870, p. 253).

L'hémianopsie et la scotomie sont-elles des variétés de la même affection, ou deux affections différentes, demande Hubert Airy, dans le fameux article « On a distinct form of transient hemiopsia » ? La première expérience qu'il fait de l'hémiopie date de 1854. En opposition à « hémiopsie permanente », il propose d'abord l'expression d'« hémiopsie passagère », pourtant fort inadéquate, puis le terme de « téichopsie » (du grec *teichos* : mur d'une ville, et de *opsis* : vision) pour nommer ces symptômes :

> Ce matin, j'ai eu une attaque de demi-cécité [...]. J'étais incapable de voir le « t » dans « *tan A* », quand je regardais en haut. C'était d'abord juste une tache, comme celle que l'on voit après avoir regardé le soleil ou quelque objet brillant [...] ; cela se mit à augmenter [...]. Quand cela fut à son apogée, cela ressemblait à une ville fortifiée entourée de bastions des plus magnifiquement colorés (H. Airy, 1870, p. 255).

Entre 1854 et 1870, il dit avoir éprouvé cette affection une centaine de fois, une seconde attaque débutant parfois avant que la première ne soit finie [figure H]. Des attaques lors d'un rêve l'ont réveillé : la seule trace en était un mal de tête au matin. D'autres fois, lors d'une lecture, quelques lettres, près du centre de vision, ont été éclipsées par un nuage ; à peine perceptible, la tache ne se remarque que par l'effet d'oblitération qu'elle produit dans le champ visuel. Si on ferme les yeux, on se rend compte qu'elle est faiblement lumineuse. Aussitôt qu'elle s'élargit suivant la forme d'un fer à cheval, elle prend des contours dentelés et devient colorée. Quand la tache aveugle prend naissance à distance du centre de vision, la marche du phénomène est sensiblement autre : elle s'agrandit, conservant des contours intacts, et prend l'apparence d'une étoile. Dès que le contour approche le centre de vision, une brèche apparaît, le cercle devient incomplet : l'une des branches se divise en fines dentelures ; l'autre, qui forme des angles plus importants, s'éloigne vers le bas. L'image est mobile, en extension, présentant une ondulation lente de ses parties, et un tremblement rapide de la marge, de l'ordre de cinq vibrations par seconde. Au bout de vingt-cinq minutes, la turbulence est à son maximum. Pendant la durée du phénomène, chacun des yeux est affecté en même façon. Que l'on ferme l'un ou l'autre œil, que l'on ferme les deux, la figure est la même : l'hypothèse de la semi-décussation semble confirmée. La tête sent que ça va faire mal. La céphalée s'installe, durant cinq à six heures, parfois plus, accompagnée de nausée, de trouble de l'audition. Ces phénomènes sont si localisés que leur cause aussi doit l'être. L'aura parfois se réduit à un sentiment de perplexité, qui peut passer inaperçu. Vision d'une ville fortifiée, la téichopsie est la « photographie » véritable d'un procès morbide se passant dans le cerveau (H. Airy, 1870, p. 264). Sa contemplation suscite deux passions opposées, mais complémentaires, l'épouvante ou la ferveur. Phénomènes véritables, spectacle vivant d'un procès morbide, ou sensation d'étrangeté, que nulle figure ou image précises ne vient concrétiser : à quoi répond cette expérience de l'horreur ou de la beauté ?

Quel serait le statut de visions qui se produisent indépendamment de la volonté, d'images épurées, de formes abstraites ou de schémas ? La question n'est plus scientifique (par quel mécanisme les images sont-elles produites ?), mais spirituelle (pourquoi sont-elles produites, quelle est leur origine ?).

Les images dormantes. Hubert Airy entretient une correspondance avec l'astronome John Herschel (1792-1871), dont les visions de ville fortifiée sont signalées dès 1858 ; un matin, quelque chose d'indistinct paraît à l'extérieur gauche du champ visuel : une fortification avec angles et bastions. Le 4 mai 1868 : une attaque a lieu, alors qu'il lit : c'est la conséquence d'une occupation de l'esprit. Le 17 novembre 1869 : dans certains angles d'une figure fortifiée, des carrés paraissent, comme un échiquier. Le 22 juin 1869 : un motif fortifié aux couleurs brillantes apparaît avec des rectangles et un patchwork dans le reste du champ visuel. Une problématique surgit : quelle est l'activité de l'esprit pendant la vision ? Dans le cas des spectres oculaires, l'image correspond à un objet : les relations qu'elle entretient avec celui-ci sont constructibles. Mais à côté de faits calculables, la plupart des gens sont « visionnaires » (Herschel, 1871, p. 403) : les yeux fermés, dans le noir, ils voient des visages, des paysages. L'imagination interprète des formes indéfinies comme l'expression de réalités. S'il est aisé d'expliquer comment se forment des visages à partir de traits, il ne saurait en aller ainsi avec la production involontaire d'impressions visuelles, puisque dans ce cas il n'existe aucun objet correspondant aux images : figures, couleurs ne renvoient à rien. Herschel demande donc d'où viennent ces visions, et quelle est l'essence de ces motifs géométriques : ce ne sont pas des rêves ; l'esprit n'est pas endormi, mais actif ; produirait-il lui-même une image transportée jusqu'à la rétine, une impression analogue, mais plus faible, à celle que l'on reçoit de la lumière ? La question demeure :

> Où le motif lui-même, ou bien *son prototype dans l'intellect*, ont-ils leur origine ? Assurément pas dans quelque action *consciemment* exercée par l'esprit, car le motif précis qui va être formé et le moment de son apparition n'échappent pas simplement à notre volonté et à notre contrôle, mais encore à notre connaissance (Herschel, 1871, p. 412).

S'il est vrai, par ailleurs, que la conception d'un schème géométrique implique un exercice de la pensée, alors il y a là la « preuve d'une pensée, d'une intelligence » (Herschel, 1871, p. 412), opérant en nous et distincte de nous. Il se pourrait qu'il y ait, dans le sensorium, un « pouvoir kaléidoscopique » qui échappe à la volonté. On objecte que ces formes géométriques ne sont que des reproductions de la mémoire. Or il ne s'agit pas de souvenirs, mais d'impressions actuelles. Les peintres ne disent-ils pas qu'ils *voient* sur le papier les formes qu'ils dessinent ? De même ici, il y a vision. On a affaire à une « quasi-image » (Herschel, 1871, p. 413), qui se livre comme une image réelle. Des images involontaires surgissent, des images dormantes deviennent visibles. Il se pourrait que ce mal banal qu'est la migraine, hors les questions d'histoire des sciences qu'il soulève, croise le problème théologique.

Les visions de Sainte Hildegarde. Sans doute saisit-on mieux comment une pathologie assignable peut donner une illustration à quelques énoncés matriciels de la pensée spirituelle. Chacun, en effet, a en tête ce qui est, aujourd'hui, devenu *topos* depuis les travaux de Singer, en 1917 et en 1928 : une sainte du XIIe siècle, bénédictine, ayant entretenu une vaste correspondance avec Bernard de Clairvaux, le pape Eugène III, l'empereur et les princes d'Europe, Hildegarde de Bingen, était, dit-on, affectée de migraines avec aura visuelle. Phosphènes, scotomes colorés en forme d'arc et d'œuf, avec cercles concentriques de lumières et d'ombres animés de mouvement d'ondulation, de bouillonnement, fournissent un contenu empirique à un ensemble de schèmes théologiques connus. Malgré une œuvre médicale, poétique, musicale, religieuse, Hildegarde avait une santé fragile, dont les raisons sont finalement peu claires, sinon qu'elle était atteinte de visions, qu'elle souffrait de grande fatigue, de faiblesse, de tremblement, que son ventre la faisait souffrir, qu'elle avait le sentiment d'être entre la vie et la mort. Géométriquement réglées, structurées par des lignes et figures, les visions sont attentives et éveillées. Débutant à l'âge de 5 ans, elles sont livrées en plusieurs lieux, notamment dans le *Scivias*. Voici comment Hildegarde parle de sa maladie :

> Dieu m'étendit sur un lit de maladie, répandant dans mon corps des châtiments aériens de sorte qu'en moi, le sang des veines, l'humidité de la chair, la moelle des os furent asséchés, comme si mon âme devait se retirer du corps. Je fus dans ce tumulte pendant trente jours, où mon ventre était agité de la chaleur d'un air igné. Et l'on regardait cette maladie comme une punition. L'énergie même de l'esprit qui s'inscrit dans la chair venait à me manquer. [Des anges parurent ; parmi eux, l'un dit] : « Lève-toi, *mange* et *bois*. » Aussitôt mon corps et mes sens me ramenèrent à la vie présente (Hildegarde de Bingen, 1993, p. 33).

D'après Singer, il se serait agi d'une attaque nerveuse, alternant avec des moments de santé parfaite. Il en suggéra la nature migraineuse.

Comment les symptômes visuels de la migraine ont-ils pu être « confisqués » par d'autres disciplines que la médecine, et notamment par l'astronomie ? Alors que d'autres symptômes (la douleur, par exemple) relevaient d'une science des altérations du sujet (biologique ou psychologique), les phénomènes optiques, eux, semblaient devoir être relevés par une science de la nature, parce qu'ils mettaient en jeu des modifications de l'objet. Le contexte disciplinaire où ces phénomènes optiques se sont trouvés saisis a donc donné naissance, non pas immédiatement à un objet médical, mais à un objet mathématisable, descriptible dans les lettres et symboles de l'algèbre et de la géométrie. Un objet scientifique devenait constructible. N'étant pas référés à des troubles de la subjectivité, les symptômes visuels basculaient du côté de phénomènes mesurables : les visions observées présentent des mouvements calculables (tant de minutes pour aller d'un point à l'autre du champ visuel, tant de vibrations par seconde), des figures mathématiquement reconnaissables (formes d'arc, de ville fortifiée, d'arche, d'œuf, d'étoile, de mosaïque). Mais à ces mouvements et figures ne correspond aucun objet ; les images ne sont pas des copies, mais des productions originales. Cette spontanéité n'a non plus rien à voir avec la conscience : ces apparitions relèveraient-elles d'une pensée qui n'appartient pas au sujet ? Certains scientifiques sont alors tentés par une interprétation spirituelle des phénomènes qu'ils s'efforcent de rendre calculables.

ZONES D'OMBRES : AUX MARGES DE LA MIGRAINE

Certains termes appartenant au vocabulaire de la migraine sont issus du domaine de l'épilepsie : « état de mal », « aura ». Davantage, la migraine a pu être vue comme une forme d'épilepsie, voire comme une « épilepsie larvée ». Comment ces pathologies ont-elles été rapprochées ? Quelles conséquences thérapeutiques ont suivi ? L'épilepsie larvée a désigné chez Morel des stupeurs, extases, manies, qui sont de véritables crises d'épilepsie. En quel sens la migraine fut-elle qualifiée d'épilepsie larvée ?

Migraine irienne, migraine ophtalmique ; *migraine de l'œil* ; *migraine classique* (par opposition à *migraine commune*) : à ces expressions, on préfère aujourd'hui celle de *migraine avec aura*, en opposition à *migraine sans aura*. Servant de principe de classement, le concept d'aura joue, dans les seconde et troisième éditions de l'International Headache Society, un rôle central (*The International Classification of Headache Disorders-2*, 2004, p. 25) (*The International Classification of Headache Disorders-3 beta*, 2013, p. 644). Historiquement, il est emprunté au vocabulaire de l'épilepsie. L'usage médical primitif, restreint, décrit un ensemble de symptômes tactiles. Enveloppant une variété d'autres symptômes, l'aura en un sens élargi désignera la partie initiale d'une attaque épileptique : c'est ce sens que privilégie le concept d'aura migraineuse dès la fin du XIXe siècle, celle-là faisant alors partie de la crise. La coexistence dans la neurologie contemporaine de deux notions d'aura n'est pas sans faire problème. Jusqu'à quel point peut-on, de manière féconde, relever les analogies entre aura migraineuse et aura épileptique ? L'aura migraineuse est définie par la seconde édition de l'International Headache Society, comme un ensemble complexe de symptômes neurologiques qui

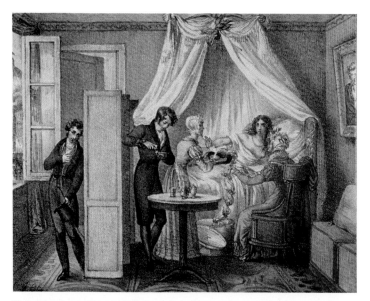

Figure A. Les vapeurs (Album comique de pathologie pittoresque, Recueil de vingt caricatures médicales dessinées par Aubry, Chazal, Colin, Bellangé et Pigal, 1823). Courtesy of the U.S. National Library of Medecine. © National Library of Medicine (History of Medicine Division).

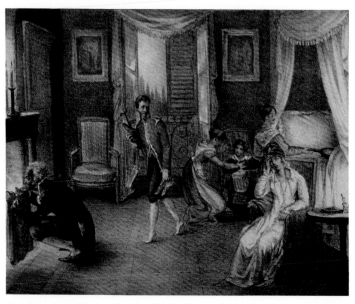

Figure B. La migraine (Album comique de pathologie pittoresque, Recueil de vingt caricatures médicales dessinées par Aubry, Chazal, Colin, Bellangé et Pigal, 1823). Courtesy of the U.S. National Library of Medecine. © National Library of Medicine (History of Medicine Division).

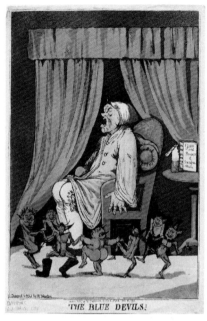

Figure C. En haut, à gauche :
The Blue Devils ! (Newton, 1795). Courtesy of the Lewis Walpole Library, Yale University.

Figure D. En haut, à droite :
The Blue Devils ! ! (Woodward, [1799]). Courtesy of the Lewis Walpole Library, Yale University.

Figure E. En bas, à gauche :
The Headache (G. Cruikshank, 1819b). Courtesy of the Lewis Walpole Library, Yale University.

Figure F. En bas, à droite :
The blue devils ! ! (G. Cruikshank, 1835). Courtesy of the Lewis Walpole Library, Yale University.

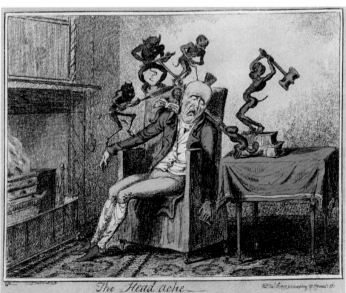

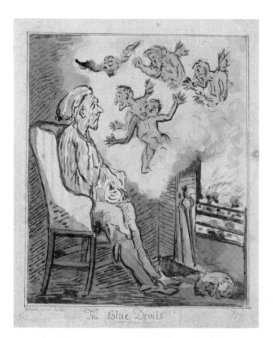

The Blue Devils !!

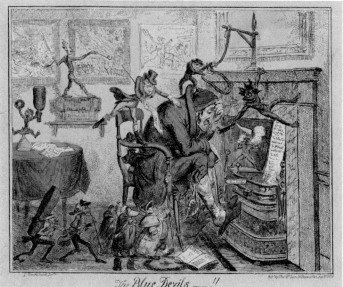

The Blue Devils ___ !!

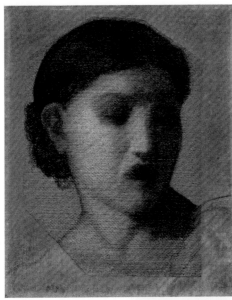

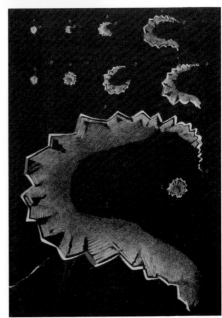

généralement arrivent au moment où commence le mal de tête migraineux, ou qui le précèdent immédiatement. La troisième édition (version beta) de l'*ICHD* tient compte davantage de la clinique : « mais elle peut commencer après le début de la phase douloureuse, ou perdurer pendant la phase céphalalgique » (Headache Classification Committe of the International Headache Society, 2013, p. 646). Cette aura comporte presque toujours des phénomènes visuels, qui peuvent être associés à des phénomènes somato-sensoriels, des phénomènes moteurs, des phénomènes psychiques (troubles du langage, du souvenir). Plusieurs hypothèses vasculaires et neurologiques ont été proposées pour expliquer ces phénomènes. L'hypothèse neurologique (Lashley, Leão, Milner) repose sur le modèle d'onde de dépression envahissante – pouvant être déclenchée expérimentalement en n'importe quel point du cortex cérébral.

Quant à l'aura épileptique, elle est selon la Commission de classification et de terminologie de l'International League Against Epilepsy cette partie de l'attaque qui se situe avant la perte de conscience et dont le souvenir, par conséquent, se conserve. Essentiel à la détermination de l'aura, ce caractère mnésique avait été signalé par Marchand et Ajuriaguerra. Les symptômes de l'aura épileptique sont variés : symptômes végétatifs, symptômes de la sensibilité spéciale, symptômes céphaliques, symptômes moteurs (contraction, tremblement, aphasie motrice ou impossibilité de parler), symptômes somato-sensoriels, symptômes psychiques (peur, sensation de « déjà vu », état de rêve, etc.). D'un point de vue physiopathologique, elle est le « résultat de l'activation d'une zone corticale fonctionnelle (de telle sorte que la fonction de cette zone définira les caractéristiques de l'aura) par une décharge neuronale anormale, unilatérale, localisée et brève » (Fernández-Torre, 2002, p. 977). Elle permet donc, comme suppose Hughlings Jackson à la fin du XIXe siècle, de localiser la zone initiale de la crise.

En dépit des ressemblances, une distinction entre auras épileptiques et auras migraineuses doit être faite : leur durée est sans commune mesure ; ce peut être un indice pour distinguer une crise partielle simple (quelques secondes à deux ou trois minutes) d'une migraine avec aura sans mal de tête (au moins cinq minutes). L'explication actuellement proposée pour ces phénomènes laisse supposer des natures différentes – ce qui fait dire à Sheryl Haut : « Il est malheureux que le terme "aura" soit utilisé à la fois dans la migraine et l'épilepsie, parce qu'il correspond à des entités différentes » (Haut, 2005, p. S659). Comment le concept d'aura a-t-il été importé du domaine de l'épilepsie à celui de la migraine ?

Sens primitif et restreint d'aura. Attestés en 1790, dans l'*Encyclopédie méthodique*, le latinisme *aura epileptica*, et son abréviation *aura*, calquent le latin *aura* (« souffle », « atmosphère »), emprunt poétique au grec *aura*, qu'on rapproche, mais sans certitude, de *aêr*, qui a donné *aéro-* et « air ». Sous l'influence probable de « auréole », « aura » a voulu dire encore, dans les sciences occultes, « halo visible aux seuls initiés » et, par extension dans le vocabulaire courant, « atmosphère plus ou moins mystérieuse ». Dans la première moitié du XIXe siècle, le sens courant n'est jamais totalement absent du sens médical : la notion d'aura véhicule volontiers, chez certains médecins, une bizarrerie, une sensation merveilleuse – ce qu'on est incapable d'expliquer (Foville, 1831, p. 414). Étymologiquement, l'aura désigne une sensation fugitive (un vent, un souffle) qui n'a aucun rapport avec des hallucinations visuelles, des sensations motrices ou encore psychiques. Il s'agit initialement d'une sensation tactile – ce qui ne signifie nullement que les Grecs aient ignoré d'autres signes inauguraux (Temkin, 1994). Reprenons en effet l'anecdote par laquelle Galien introduit ce concept dans l'histoire de la médecine. Les épilepsies présentent trois variétés :

> Toutes sans exception ont donc cela de commun, que l'encéphale est affecté, soit que l'affection y ait pris naissance [...], ou que de l'orifice de l'estomac [...], elle soit remontée par sympathie à l'encéphale [...]. Il se présente aussi, mais rarement, une autre espèce ou genre, ou variété d'épilepsie, comme vous voudrez l'appeler, l'affection commençant par une partie quelconque, puis *remontant* vers la tête d'une *manière sensible pour le patient même*. Jeune, j'ai vu ce phénomène, pour la première fois, chez un garçon de treize ans [...]. J'entendis l'enfant raconter que la diathèse avait commencé à la jambe, et que de là elle était remontée directement au cou par la cuisse, la région iliaque, les côtés et le cou jusqu'à la tête, et qu'aussitôt la tête atteinte, il n'avait plus eu conscience de lui-même. Interrogé par les médecins sur la nature de ce qu'il sentait monter à la tête, l'enfant ne put répondre. Un autre jeune homme, qui était assez intelligent, *capable de sentir* ce qui se passait en lui, et plus apte à expliquer aux autres, répondit qu'*une sorte de souffle froid* [*auran tina psukhran*] montait en lui. D'où Pélops, mon maître, concluait de deux choses l'une, ou qu'il y avait ascension d'une certaine qualité, ascension produite par l'altération des parties contiguës, ou qu'il s'agissait d'une substance pneumatique (Galien, 1824, p. 193-195) (Galien, 1856, p. 571) (passages soulignés par nous).

Diversement interprété, ce passage affirme d'abord que les trois variétés d'épilepsie sont des affections de l'encéphale, qu'elles aient pour siège et pour cause le cerveau, pour siège le cerveau et pour cause un viscère, ou enfin pour siège le cerveau et pour cause une partie extérieure. Comme l'explique Boissier de Sauvages, les symptômes de l'aura « ont leur origine dans le cerveau ou dans le principe des nerfs qui servent à l'usage de cette partie, comme sont les douleurs imaginaires que ressentent au pied ceux qui ont eu la jambe ou la cuisse amputée depuis longtemps » (Boissier de Sauvages, 1763a, p. 96) : formées dans le cerveau, les sensations se manifestent dans le reste du corps. L'aura, dira-t-on plus tard, est « retentissement périphérique d'une lésion centrale » (Voisin, 1870, p. 581).

La tradition n'a cessé d'osciller entre une conception phénoménologique de l'aura et une conception causale. Boissier de Sauvages, par exemple, la pense comme une sensation imaginaire, tandis que Brown-Séquard la considère comme une cause de l'attaque (Koehler, 1994). En tout cas, chez Galien, elle est d'abord une sensation : c'est l'attaque, mais en tant qu'elle est sensible au malade ; cette sensation a, par ailleurs, son origine dans une partie quelconque ; c'est enfin une sensation ascendante. La notion d'aura n'est pas originairement une notion savante, mais une notion rapportée, et introduite en médecine, par des malades. Le premier malade de Pélops est incapable de la définir. On a souvent passé sous silence le caractère indéterminé et inexprimable de l'aura. Le second malade donne une formule approximative (qui témoigne également de la difficulté à définir cette sensation), « une sorte de vapeur froide » (*aura quaedam frigida*, comme dira le latin) : l'aura ne correspond pas à une *multiplicité* de phénomènes, mais à un phénomène indéfini, qui échappe à la langue.

Pélops, maître de Galien à Smyrne, formule alors deux hypothèses pour en rendre compte : 1) ou bien il y a transmission, par continuité, d'une qualité inconnue ; 2) ou bien il y a transmission d'une substance pneumatique. Dans le premier cas, l'aura n'est qu'un phénomène, un effet de la transmission ; dans l'autre cas au contraire, l'aura est *ousia* ou substance, c'est une cause. Pélops laisse la question en suspens. Pendant des siècles, on hésite entre ces deux hypothèses, tantôt en faveur d'une manifestation phénoménale, tantôt en faveur d'une certaine substance, d'une certaine cause.

En 1852, Herpin dresse une série d'inflexions qu'a connues la notion. Elle fut contaminée par celle de venin, probablement à cause de la thérapie que Pélops avait proposée contre l'aura (soit la ligature, également employée contre le venin). D'autres médecins lui substituent la notion de chose froide. On trouve également, à la place de vapeur (*aura, vapor*), les termes de « matière » et d'« esprit » (*spiritus*). À partir du XVIIIe siècle, l'*aura quaedam frigida* disparaît au profit de sensations plus diversifiées : espèce de flamme, fourmillements, spasmes douloureux, convulsions. En 1790, l'*Encyclopédie méthodique* définit l'*aura epileptica* comme quelque chose qui se meut, un fluide qui coule, un insecte qui traîne vers la tête. Esquirol signale des symptômes convulsifs et douloureux. Chaussier la décrit comme un sentiment particulier, une sorte de frémissement ou de mouvement. Pour Pinot, elle n'est qu'une sensation imaginaire de mouvement. L'édition de 1830 de l'*Encyclopédie méthodique* rapporte un phénomène de tintement douloureux. Jusque vers 1830, les phénomènes d'aura sont essentiellement viscéraux (sensation ascendante), et somato-sensoriels (chaleur, froideur, douleur) ; on a une description d'hallucination auditive (tintement douloureux) et de phénomènes moteurs (convulsion, spasme). Les phénomènes cognitifs et affectifs des auras psychiques sont absents, ainsi que les hallucinations visuelles simples ou complexes. Le plus généralement, l'aura est tactile et centripète.

Sens élargi d'aura et classification des phénomènes d'aura. Le sens premier perdure jusqu'à la fin du XIXe siècle. Un second sens toutefois apparaît sous l'influence décisive d'Herpin et de Delasiauve : l'aura ne serait pas tant *une* sensation indéterminée qu'un ensemble indéterminé de sensations : l'aura est multiple ; il y a des auras. Dès lors une phénoménologie et une classification s'imposent. L'article « Épilepsie » du *Dictionnaire de médecine, ou répertoire général des sciences médicales* rapporte une foule de faits peu conformes au sens primitif et restreint :

> Quelquefois immédiatement avant l'attaque, des malades ont des hallucinations bizarres, entendent un bruit extraordinaire, voient des objets lumineux, sentent des odeurs fétides, des saveurs particulières, ressentent une secousse, comme un coup dans la tête, dans le cœur, dans l'épigastre [...]. On en voit tourner sur eux-mêmes, ou courir avant de tomber. Une malade sent son attaque venir, appelle au secours, perd la faculté de parler, sent sa tête et ses membres qui se contournent, puis est privée de connaissance. Voilà ce que nous avons vu ; voici ce qu'ajoutent les auteurs : ils parlent d'une *aura epileptica*, qui se manifeste par un sentiment de *froid*, de *fraîcheur*, de

chaleur, de *frissonnement*, de *chatouillement*, d'*engourdissement*, de *douleur, etc*., dans une partie plus ou moins éloignée du cerveau, au sommet de la tête, à la lèvre, au sein, dans un membre, au pied, à la main, à l'extrémité des doigts, etc. Aussitôt le malade sent une espèce de mouvement ou de vapeur partir de cet endroit, et se diriger vers le cerveau, quelquefois en passant par le cœur et l'estomac (Georget, 1835, p. 175-176).

Tout se passe comme si le concept d'aura était devenu trop étriqué. C'est la conclusion de Herpin en 1852, dans *Du pronostic et du traitement curatif de l'épilepsie*, et de Delasiauve en 1854, dans son *Traité de l'épilepsie*. Delasiauve distingue d'abord les concepts de prodrome et d'aura, grâce à une analogie célèbre, où il compare les prodromes aux phénomènes précurseurs de l'orage (pesanteur de l'atmosphère, température suffocante, agitation des nuées) et l'aura aux éclairs et aux coups de tonnerre (analogie en quelque façon commandée par l'histoire de la langue puisque le terme grec *aura* a donné le français *orage*). Prodrome et aura sont également signes annonciateurs, avertissements. Mais alors que les prodromes n'ont pas de relations évidentes avec l'accès, l'aura est au contraire indiscernable de l'attaque : les phénomènes de l'aura appartiennent à l'accès, s'identifiant à lui, quand même le malade les perçoit comme légèrement antérieurs. L'aura fait donc « partie intégrante de l'accès » (Christian, 1890, p. 19). Delasiauve distingue ensuite diverses sortes d'auras : auras motrice, sensitive, sensorielle, intellectuelle. Les auras sensitives comportent des sensations de vapeur chaude ou froide affectant un point des membres ou du tronc, des sensations d'engourdissement, de fourmillement, de douleurs, ou de boule remontant vers le cou, comme dans le cas de l'aura hystérique. Les auras sensorielles affectent les organes des sens – la vue, l'ouïe, l'odorat. Hyperesthésie, cécité, apparition de personnes connues ou imaginaires, macropsie, micropsie ; affaiblissement de l'ouïe, hyperacousie, perception de bruits douloureux, de mots injurieux ; sensation olfactive désagréable ; douleurs abdominales (vomissements, épigastralgie, coliques, oppression, pesanteur dans l'estomac, sensation de constriction, de pression, mal de ventre, – « aura abdominale » *sui generis*). Les auras intellectuelles ou psychiques comprennent des détresses psychiques : actes bizarres ou inconvenants, états dépressifs, affaiblissement des capacités intellectuelles, pertes de mémoire, terreurs involontaires, fureurs, changements inopinés d'humeur.

Jules Voisin distingue les auras émotionnelles (dépression, angoisse, obsession, persécution) et les auras intellectuelles (réminiscence, « espèce de rêve », aphasie). Le *Nouveau dictionnaire de médecine et de chirurgie pratiques* signale, parmi les auras émotionnelles, les sensations de bien-être – telles qu'elles peuvent être par exemple exprimées dans le roman de Dostoïevski, *L'idiot*.

Aura migraineuse. D'après Liveing, l'analogie entre l'aura épileptique et certains phénomènes migraineux remonterait, pour la tradition anglo-saxonne, au début du XIXe siècle :

> Il est impossible de n'être pas frappé par l'apparente ressemblance entre ces phénomènes – le fourmillement et sa progression centripète – avec ce qu'on appelle *aura epileptica* ; Sir James Clark en a fait la remarque en un passage dans lequel il identifie clairement la maladie dont nous sommes en train de parler comme « mal de tête nerveux dyspeptique » : « dans certains cas, l'attaque est précédée d'engourdissement des extrémités, par un affaiblissement de la vue, par des spectres oculaires ; dans d'autres, une sensation étrange et inquiétante, prenant son origine à l'une des extrémités, monte graduellement à la tête, comme l'*aura epileptica* » (Liveing, 1873, p. 90-91).

Absent de la première édition, le passage est tiré de la seconde édition de *The Influence of Climate* (Clarke, 1830, p. 259-260). Babington signale, en 1841, un cas de *sick-headache* :

> Il est remarquable [...] qu'elle [l'aura épileptique] ne soit pas du tout nécessairement liée à l'épilepsie [...]. Un de mes proches en est un exemple. Il est fréquemment sujet à des maux de tête [*headaches*] dépendant d'un désordre de l'estomac [...]. Ces attaques sont souvent précédées par une sensation de fourmillement dans un bras qui, du bout des doigts, s'étend peu à peu au visage du même côté, affectant la moitié de la langue, du palais, et des lèvres (Babington, 1841, p. 10).

Piorry compare également les phénomènes visuels qui précèdent la céphalée migraineuse à l'aura épileptique. Et Charles Lepois (Pison), deux siècles plus tôt, faisait usage du terme d'*aura* [souffle] pour qualifier une sensation d'engourdissement et de frémissement précédant une céphalée (Lepois, 1618, p. 67). Les médecins français au XIXe siècle emploient le terme d'*aura* en un sens souvent assez lâche. Chez Allory, « aura » désigne le point de départ de la migraine. Pour décrire des hallucinations visuelles en zigzags, des éblouissements, de la cécité, des horripilations, des bâillements, un sentiment de faim, de la surdité, un froid excessif, des fourmillements, des engourdissements, des paralysies momentanées des membres et de la langue, Allory préfère le terme de « prodromes ». En fait, un certain nombre de médecins emploient indistinctement « prodromes » et « aura », ce qui leur permet de ranger, parmi les phénomènes de l'aura, tout trouble précédant le mal de tête. L'aura n'a parfois alors qu'une signification chronologique. Fugace, elle peut se réduire à un malaise, une fatigue, un écœurement, ou au contraire à une vivacité intellectuelle insolite, à des cauchemars enfin. Partisan du sens initial et restreint, Soudry réserve la notion d'aura à des fourmillements, engourdissements, semi-paralysies. Mais à deux reprises, il l'étend à des aphasies.

Chez Chaumier, l'aura, appartenant à une classe large de troubles nerveux, comprend des phénomènes moteurs (convulsions dans les membres, dans les paupières), des phénomènes psychiques (troubles de la parole, de la mémoire, de la connaissance). En faveur du sens élargi d'aura, Chaumier brise la synonymie entre prodrome et aura en remarquant que dans la migraine, l'aura se montre indistinctement à toutes les périodes de l'accès. Il s'efforce, par ailleurs, de montrer l'indépendance de certains troubles par rapport aux troubles « tactiles » ; il rapporte ainsi des troubles de la parole, de la mémoire, des difficultés d'articulation des mots, non accompagnés de fourmillements. Il trace les relations (chronologiques et spatiales) entre aphasie/troubles visuels/troubles tactiles (picotements, fourmillements, engourdissements).

On a donc, pour résumer, une importation du concept d'aura du domaine de l'épilepsie vers celui de la migraine, à partir des années 1830-1840 pour l'Angleterre et pour la France. Dans la tradition anglo-saxonne, l'ancien concept d'aura est domestiqué, presque sans changement. Dans la tradition française au contraire, autour de 1852-1854, *dans le domaine de l'épilepsie*, la notion d'aura est reconstruite : alors qu'elle désignait exclusivement des phénomènes tactiles, elle enveloppe désormais une variété de phénomènes issus de sphères hétérogènes, ayant pour point commun de précéder *immédiatement* la crise, d'en faire partie intégralement et de permettre de localiser l'origine de l'attaque au niveau cérébral. Cette reconstruction du concept n'est pas sans impact *dans le domaine de la migraine* ; mais les troubles visuels, moteurs, psychiques, restent mal discernés de la notion de prodromes : phénomènes antérieurs à la crise, et qui l'annoncent. L'aura migraineuse ne dit rien sur la localisation de la crise. En l'absence d'une hypothèse du type dépression corticale envahissante, le concept d'aura migraineuse reste analogique : un concept mal construit, ou trop étriqué, ou trop lâche. Il ne répond pas tant à une demande théorique qu'à une demande de la clinique. C'est une notion dont les praticiens ne peuvent faire l'économie, mais qui, faute d'une définition rigoureuse, ne fait pas encore partie de la description classique de ce que l'on appelle, depuis Piorry, « migraine ophtalmique ».

Classification des migraines. L'analogie entre migraine et épilepsie ne concerne pas n'importe quelle migraine, mais la seule migraine ophtalmique, en tant que forme autonome ou syndrome à part. La classification de Liveing, puis celle de Charcot-Féré sont loin d'être sans rapport avec nos classifications : elles distinguent *migraine vulgaire*, *migraine ophtalmique*, *migraine ophtalmoplégique* (classification Charcot-Féré).

L'unilatéralité est un trait commun, mais non constant des maladies nerveuses, qui sont apparentées par d'autres caractères. Et il existe bien des cas de migraine, en outre, sans aucun mal de tête. Double raison pourquoi Edward Liveing (1832-1919) – dont la célèbre thèse de médecine soutenue à Cambridge en 1870, est publiée en 1873 sous le titre *On Megrim, Sick-headache, and Some Allied Disorders* en un volume d'environ 500 pages – préfère s'appuyer sur Bacon qui pose une affinité entre la migraine et le vertige, sur Delabaire Blaine qui pense que la migraine, l'étourdissement et le vertige sont des espèces de l'épilepsie chez le cheval, ou encore sur Marshall Hall pour lequel le malaise, la migraine [*sick-headache*], le vertige ne diffèrent en rien de l'épilepsie mineure. Des troubles aussi variés que vertiges, maux de tête, malaises ne sont que des degrés d'une même famille de maladies, des localisations différentes d'un même déséquilibre affectant l'encéphale. On ne peut envisager la pathogenèse de la migraine sans envisager celle des névroses en général, et des formes transitionnelles, intermédiaires. Un modèle neurologique de la migraine voit le jour. Liveing repère quatre formes de migraine, dont certaines jusqu'ici ont reçu couramment un nom.

1) Dans l'hémicrânie simple [*simple « hemicrania »*], la douleur unilatéralement localisée débute au réveil ; les accès sévères se compliquent de nausées ; le sommeil soulage les crises ; il y a hyperémie. 2) Dans la migraine [*sick-headache*], forme héréditaire, les crises se localisent souvent au front, mais le mal de tête peut manquer. Les nausées et vomissements sont caractéristiques ; la pâleur de la face également, le malaise général. L'analogie avec le mal de mer est classique : le malade, prostré, pâle, sur le point de s'évanouir, est indifférent à tout, au passé, au

futur, à son existence. Marshall Hall a décrit une variété de *sick-headache* ne présentant aucun symptôme céphalalgique sous le nom de *sick-giddiness*. 3) La troisième forme est la migraine avec troubles visuels [*blind-headache*] : lesquels peuvent constituer toute la crise ; lorsqu'il y a céphalée, celle-ci est unilatérale ou bilatérale ; la cécité est totale ou partielle ; on a également des apparitions spectrales plus ou moins marquées. Tandis que les formes de migraines sont parfois isolées et dissociées (on a affaire, par exemple, à une hémicrânie, puis à un mal de mer, puis à une cécité partielle temporaire), il arrive aussi qu'elles soient associées en une même crise, ce qui laisse supposer une même espèce de maladies. 4) La quatrième classe de migraines enfin est constituée de formes intermédiaires, avec des troubles de la sensibilité générale (paralysie ou engourdissement des doigts, des lèvres, de la langue), et des troubles cognitifs et émotionnels (défaillance de la mémoire, désordres du langage, confusions d'idées, stupeur, angoisses). Les phénomènes de type moteur – convulsions, paralysies – paraissent secondaires. Par ailleurs, le plus souvent les troubles visuels se présentent chronologiquement en premier ; suivis par les désordres du toucher et les désordres musculaires aux extrémités ; les désordres de la parole et de l'idéation, le mal de tête, les nausées, le vomissement, et pour clore la crise, le sommeil. Les désordres du toucher viennent en second lieu et sont moins fréquents que les troubles visuels. Les extrémités des doigts, la bouche, les lèvres, la langue sont, dans l'ordre, les plus concernées ; parfois des membres entiers sont engourdis. Alors que les troubles visuels ont une progression centrifuge, les troubles tactiles ont une progression centripète et consistent en des engourdissements ou fourmillements. La perte de sensibilité s'accompagne, parfois, d'une perte de la faculté motrice : on a alors une hémiplégie ou une paralysie passagères. Surdité et perte de la faculté du goût sont constatées. Quant aux désordres de la parole, ils sont variés : certains dépendent d'une paralysie des muscles de la langue, de la bouche, ou d'une hémiplégie ; d'autres, provenant d'un dérangement mental, s'associent à une confusion des idées et à une perte de la mémoire : l'amnésie verbale empêche alors le sujet de se souvenir des noms propres et des noms communs. D'autres désordres, proprement aphasiques, ne relèvent pas de troubles de la mémoire. Si Liveing signale des cas de migraine sévère avec confusion mentale et troubles de l'intelligence, il admet que la plupart des formes d'aphasie sont indépendantes de l'amnésie et de la confusion des idées. Un sort spécial doit être fait aux migraines avec transposition de mots : « Je m'étais même retrouvé en train de prononcer des mots que je n'avais pas l'intention de dire », explique un patient (Liveing, 1873, p. 102). On a là un des symptômes classiques de l'aura épileptique (pensée forcée). Parmi les phénomènes psychiques précédant la céphalalgie migraineuse, figure l'« état de rêve ». Liveing relève également les cas d'écriture forcée. Le récit du docteur Spalding de Berlin en est un exemple : celui-ci retrouve, après une crise, un billet qu'il a rédigé, pendant celle-ci. Au lieu de « *Fifty dollars, being one half-year's rate* », il avait écrit : « *Fifty dollars, through the salvation of Bra_* » (Liveing, 1873, p. 113) ; le dernier mot est interrompu ; Spalding déclare :

> Les caractères que j'étais en train d'écrire n'étaient pas ceux que je voulais écrire, mais je n'étais pas capable cependant de découvrir où se trouvait la faute [...]. Une série d'idées entraient involontairement en force dans mon esprit [...]. Je ne pouvais me libérer de ces étranges idées qui existaient dans ma tête (Liveing, 1873, p. 111-112).

Parmi les désordres émotionnels, Liveing met l'accent sur un « sentiment vague et incommunicable de peur », un sentiment d'épouvante « comme si quelque chose allait arriver » (Liveing, 1873, p. 114). Certains patients ne supportent pas de parler de leurs attaques ou d'y penser, et y font référence avec horreur. Un sentiment qui se retrouve dans l'épilepsie. D'autres phénomènes, analogues aux phénomènes épileptiques, peuvent, chez des enfants ou des jeunes gens, précéder la crise ou la remplacer (on a là l'idée d'équivalents migraineux sur quoi à l'instant on revient) : cauchemars, somnambulisme, catalepsie. Liveing rapporte le cas d'un enfant de 10 ans qui, au retour de l'école, est saisi par un « cauchemar de jour » [*a day-nightmare*] : perdant conscience de la pièce, des objets, il a le sentiment d'être suspendu au bord d'un précipice ; des choses horribles lui arrivent qu'il ne peut décrire ou dont il n'a plus le souvenir. Ses proches l'entendent crier, le trouvent dans un état quasi somnambulique : une crise de dix minutes, suivie de détresse. Ce type de crises se reproduisit quelquefois ; ce fut peu après qu'elles cessèrent que des migraines se développèrent.

Équivalents migraineux. Cette classification laisse une place aux *équivalents migraineux*, concept qui fut ainsi défini par Liveing : en raison de l'affinité entre les désordres nerveux dont l'épilepsie est le type, les accès sont susceptibles de se convertir, de manière temporaire ou permanente, l'un en l'autre. Appliqué à la migraine, ce concept suppose que la céphalalgie ne soit pas définitoire de celle-là. Le diagnostic d'un équivalent migraineux met en avant : 1) l'hérédité (le patient présente une histoire familiale migraineuse) ; 2) l'histoire personnelle (il a eu jadis des crises de migraine communes, il en présente encore, ou il en développera plus tard) ; 3) l'efficacité d'une thérapie antimigraineuse. On insiste aussi sur certaines similitudes : récurrence des crises, identité des facteurs déclenchants. Vertiges, vomissements récurrents, gastroxie nerveuse furent considérés comme des équivalents de la migraine.

VERTIGES. Le vertige est un concept hétérogène décrivant des expériences hétérogènes : sensation de rotation, de tournoiement, autres illusions du mouvement, étourdissement, déséquilibre, évanouissement. La classification actuelle des vertiges met en évidence des maladies et syndromes distincts dont la plupart du temps les mécanismes physiopathologiques sont inconnus : maladie de Ménière, vertige bénin paroxystique de position, vertige bénin paroxystique de l'enfance, vertige bénin récurrent de l'adulte. Malgré des expériences mal discernables, malgré la difficulté à construire un concept rigoureux, la migraine est associée aujourd'hui à un certain nombre de désordres vestibulaires. Seul le vertige paroxystique bénin de l'enfance (Basser, 1964) est reconnu par l'International Headache Society (IHS) comme un équivalent migraineux ; l'IHS mentionne également une migraine dans laquelle le vertige est symptôme d'aura : la migraine de type basilaire (*The International Classification oh Headache Disorders*, 2004) (Bickerstaff, 1961). Mais des études récentes (Brandt & Strupp, 2006) reconnaissent la nécessité *clinique* d'envisager, à côté de la migraine de type basilaire et du vertige paroxystique bénin de l'enfance, une autre forme de migraine : la migraine vestibulaire (Dieterich & Brandt, 1999), ou les vertiges migraineux. De fait, dans les unités consacrées au vertige, la migraine vestibulaire, bien que sous-diagnostiquée, existe comme une entité médicale (elle représente environ 10 % des patients). Dès la fin du XIXe siècle, certaines formes de vertige étaient apparues comme un équivalent migraineux.

Vertige de Ménière. On ne peut pas ne pas dire quelques mots sur la découverte par Ménière de la maladie qui porte son nom. En 1861, il expose les symptômes qu'il dit avoir fréquemment observés dans des crises de migraine : vertiges, étourdissements, nausées, vomissements, angoisse. Entre chaque crise, demeure une disposition aux vertiges, aux étourdissements. Quand le malade se couche, qu'il passe brusquement de la position verticale à la position horizontale, les objets sont animés d'un mouvement giratoire, il se produit un début de mal de mer. Même chose en se levant. Il arrive qu'il y ait une chute. Pâleur, état syncopal, sueur froide, angoisse intense. Le patient entend des bruits ; l'ouïe s'affaiblit d'un côté ou des deux côtés. Ces bruits persistent dans l'intervalle des crises. Bientôt, il y a surdité.

> Les personnes qui sont sujettes à la migraine offrent souvent des phénomènes analogues [...]. Je n'hésite pas à regarder ces migraines comme dépendant d'une lésion de l'oreille interne ; elles s'accompagnent de bruits, de vertiges, d'affaiblissement graduel de l'ouïe, et le plus souvent cette surdité résiste à tous les moyens de traitement [...]. Si l'on interroge avec soin les personnes qui deviennent sourdes sans que les oreilles aient été le siège d'aucun accident de nature inflammatoire, chez lesquelles on constate une absence complète de lésions matérielles, on apprend presque toujours que ces personnes ont eu des hémicrânies, des céphalées intermittentes, que des bruits acoustiques existent depuis longtemps, qu'il y a eu des vertiges, des nausées, et que l'oreille seule a perdu sa sensibilité spéciale lorsque la santé générale n'a pas été altérée (Ménière, 1861, p. 598).

De là Ménière conclut que certaines migraines dépendent d'une altération de l'oreille interne.

Dizziness et vertigo. Étourdissement [*dizziness*] et vertige [*vertigo*] seraient, d'après Liveing, affins aux paroxysmes migraineux et épileptiques. Bien qu'ils puissent être utilisés de manière synonyme, le premier terme a un sens plus large que le second. *Dizziness* désigne une sensation d'évanouissement, un étourdissement, une ivresse, un vertige, un déséquilibre, un sentiment de confusion. *Vertigo* signifie l'illusion du mouvement, le tournoiement. Comme tel, il est une espèce de *dizziness*. Quand une personne perçoit des objets en mouvement autour d'elle, qu'elle décrit une sensation d'instabilité, sentant le sol s'éloigner, on parle plutôt d'« étourdissement ». Quelle est la nature de ce trouble ? Voici le cas de Mr. A. (cas n° 14) :

> Ses attaques de migraine commencent en général par de la cécité, et les sensations d'étourdissement restent exceptionnelles et légères. Cependant, à une ou deux reprises, il a été pris d'attaques de vertige intenses mais brèves, qui lui semblèrent remplacer les accès habituels. Un matin, au réveil, avant d'avoir eu le temps de bouger ou de se lever de son lit, il a été effrayé de voir que tous les objets de la pièce semblaient se mettre à tourner selon un axe vertical à une très grande vitesse de droite à gauche. S'il modifiait sa position et se mettait debout, c'était la même chose, sauf que l'axe de rotation devenait horizontal [...]. Il s'agissait, en fait, d'un vertige presque exclusivement visuel (Liveing, 1873, p. 125).

Ces troubles exclusivement visuels sont rares. Selon Erasmus Darwin (1731-1802), le grand-père de Charles Darwin, on peut faire tourner une personne, yeux fermés, jusqu'à ce qu'elle éprouve du vertige : ce dernier ne dépend donc pas de la seule vue ; le sens même de l'équilibre est affecté. Liveing signale le cas d'un patient souffrant de migraines [*bilious headache*], et faisant par ailleurs l'expérience de migraines ophtalmiques sans céphalée : « Un jour, alors qu'il parlait avec un ami qui était debout derrière lui, et qu'il tournait la tête pour le regarder, il eut une crise instantanée d'un étourdissement si violent qu'il faillit perdre conscience » (Liveing, 1873, p. 126). Huchard parle, à ce propos, de « vertige migraineux » (Axenfeld, 1883, p. 232).

« *Coups de sang* ». Les « coups de sang » sont proches des attaques d'épilepsie. Trousseau les décrit ainsi :

> Cette forme bizarre de névrose est caractérisée par les phénomènes suivants : si le malade fait dans son lit un mouvement brusque, il sent aussitôt le lit tourner et l'entraîner dans son mouvement ; s'il se lève et surtout si, levé, il regarde en l'air, le vertige prend des proportions plus grandes. Les objets tournant autour de lui, il chancelle, quelquefois il est impuissant à se tenir debout. En même temps, il éprouve un mal de cœur insupportable et bien souvent des vomissements. Ces accidents singuliers sont, pour les malades, appelés des *coups de sang*, et disons-le, la plupart des médecins partagent cette idée (Trousseau, 1882a, p. 79).

Ce sont des vertiges de position – symptôme vestibulaire provoqué par un changement de position de la tête.

Sick-giddiness. Marshall Hall parle de *sick-giddiness* – variété de migraine sans céphalée, dont les symptômes principaux sont le malaise et l'étourdissement :

> J'ai été particulièrement frappé par la fréquence de l'association du malaise [*sickness*] avec ces attaques [d'épilepsie mineure]. La désignation de migraine [*sick-headache*] nous est familière ; mais parfois il n'y a pas mal de tête, seulement étourdissement ou perte momentanée de conscience accompagnant le malaise (Hall, 1849a, p. 688).

C'est ainsi que :

> L'attaque n'affecte pas toujours l'intelligence ou le système musculaire ; parfois, au contraire, le sujet pâlit, s'évanouit, bien qu'il n'y ait pas syncope ; et il a la nausée, bien qu'il ne vomisse pas. Cette forme d'attaque – j'évite volontairement d'employer le terme d'épilepsie – provient des mêmes causes que celles que j'ai déjà mentionnées [il s'agit de chocs ou d'affections de la *medulla oblongata*, la moelle allongée, ou encore le bulbe rachidien]. Elles appartiennent à une *classe* d'affections qui, aussi différentes et variées soient-elles à

d'autres points de vue, associent les symptômes de l'évanouissement et du malaise (Hall, 1849b, p. 506).

On a là une classe d'affections nerveuses qui s'étend de la migraine à l'épilepsie. Encore convient-il de s'entendre sur le sens de ce dernier terme :

> J'ai autrefois complètement rejeté l'emploi du terme épilepsie, à cause de sa signification redoutable, dans l'emploi général qui en est fait. Car, en fait, il désigne deux types de maladies – l'une, incurable, qui est la plus redoutable que nous rencontrions en pratique, l'autre qui n'est d'aucune façon incurable. Si l'on ne renonce pas à ce terme, on peut l'utiliser, plus largement qu'on ne le fait d'habitude, pour désigner certains malaises et syncopes, particulièrement affins avec la forme d'épilepsie la moins redoutable ; de cette façon, la puissance de ce terme peut être diminuée. La migraine, le malaise, l'évanouissement, le vertige, la transpiration, le malaise en tant qu'il est l'effet du dégoût, ne sont pas dissemblables de l'épilepsie mineure, – le *petit mal* des écrivains français (Hall, 1849b, p. 507).

Forme atténuée, intermédiaire, le vertige autorise à reconnaître une parenté entre l'épilepsie et la migraine et à penser une famille de désordres nerveux.

VOMISSEMENTS RÉCURRENTS. Un article de 1998 (Li, Murray, Heitlinger, Robbins & Hayes, 1998) montre que l'expression actuelle de *vomissement cyclique* recouvre des désordres hétérogènes : 1) syndrome de vomissement cyclique, 2) désordres extra-intestinaux (par exemple, des troubles métaboliques), 3) désordres gastro-intestinaux (exemple : infections). Par ailleurs, l'expression actuelle de *vomissement récurrent*, volontiers employée au XIXᵉ siècle pour désigner ce qu'on appelle aujourd'hui « syndrome de vomissement cyclique », recouvre un grand nombre de désordres dont l'étiologie est hétérogène, puisqu'elle comprend aussi bien des *vomissements chroniques* que des *vomissements cycliques*. Le concept de vomissement cyclique est défini quantitativement (selon des critères d'intensité et de fréquence) par Pfau en 1996, par opposition au vomissement chronique : une crise de vomissements est dite cyclique si elle revient plus de quatre fois par heure, et si la fréquence des épisodes est faible (moins de deux épisodes par semaine). Les vomissements chroniques ont, au contraire, une faible intensité, mais une fréquence quasi journalière.

L'expression de *vomissement* récurrent sans précision est, ici, entendue aux sens que lui donne la fin du XIXᵉ siècle. La réflexion sur les vomissements périodiques apparaîtrait avec un article d'Ernst Viktor von Leyden (1832-1910), publié en 1882. Nombre de médecins s'y réfèrent comme étant le premier article écrit à ce sujet. La majorité des chercheurs américains s'accordent aujourd'hui à reconnaître que c'est Samuel Gee qui, la même année, aurait décrit le syndrome de vomissement cyclique. Mais antérieurement à Leyden et à Gee, un article du Suisse Henri Clermond Lombard, publié en 1861, signalait l'existence d'une névrose de la digestion, constituée par des vomissements périodiques, chez les enfants de 5 à 12 ans. Des caractéristiques qualitatives et quantitatives sont mises en avant : 1) il s'agit d'une névrose de la digestion ; 2) constituée de vomissements périodiques entre lesquels l'état de santé est parfait ; 3) et qui concerne les enfants ; 4) les crises durent de 18 à 48 heures ; 5) il y a deux à quatre crises par heure ; 6) les vomissements sont aqueux avec des mucosités ; 7) ils s'accompagnent de soif, fièvre, rétractation du ventre, constipation ; 8) et habituellement de pâleur, d'amaigrissement, de douleur causée par les vomissements.

Selon l'article plus tardif de Leyden, le vomissement est également lié à un état des nerfs : excitation, fatigue, effort, le provoquent volontiers chez l'enfant en milieu scolaire. Voici comment se déroule une crise (laquelle dure de quelques heures à quelques jours) : début brusque – parfois précédé d'une légère indigestion de 24 heures ; nausées, vomissements abondants ; douleur à l'épigastre ; malaise, gémissements ; quelquefois : mal de tête intense frontal, hémicrânique ou s'étendant à la tête entière ; photophobie, phonophobie : les symptômes céphaliques sont parfois tels que le patient délire et qu'après l'attaque, il ne se souvient plus de rien ; dégoût, soif ; rare sécrétion de suc gastrique ; la crise se termine par des vomissements de bile. Le malade retrouve alors des forces, l'appétit et le sommeil ; à nouveau, il a l'apparence de la santé jusqu'à la prochaine crise. Parmi les symptômes remarquables, Leyden mentionne : la rétractation de l'abdomen – symptôme presque constant ; la constipation ; la rareté des urines ; la rapidité du pouls, la dilatation des artères radiales et temporales ; aucune augmentation de la température ; le vomissement débute par les aliments ingérés, puis vient le mucus, la bile, des filets de sang ; au malaise, à la douleur de l'estomac, sont associées parfois des douleurs névralgiques lancinantes, des parésies. Les crises paraissent des crises de migraine, mais leurs caractéristiques ne s'expliquent pas toutes par de simples migraines, bien qu'elles soient aussi « capricieuses » (Leyden, 1882, p. 612).

Un article de Gee, publié la même année en 1882, décrit des crises de vomissement récurrentes, entre lesquelles la santé est parfaite – crises qui durent de quelques heures à plusieurs jours, qui ne concernent que les enfants (les quatre cas décrits par Leyden concernaient des adultes, bien qu'en début d'article, celui-ci ait indiqué avoir aussi observé des enfants) : elles se manifestent par de la pâleur, une grande fatigue, parfois de la fièvre, de la douleur dans la partie supérieure du ventre. Neuf cas d'enfants sont passés en revue ; pour un cas, il y a vomissement avec douleur frontale et céphalalgie ; un autre, n'ayant jamais éprouvé de mal de tête, souffre, une fois, de céphalalgie ; trois cas ont une hérédité migraineuse, un cas a une mère souffrant de névralgies.

Par ailleurs, une certaine confusion entre vomissements périodiques et crises gastriques liées au tabès a été entretenue, qu'Ismar Boas, le fondateur de la gastroentérologie, s'efforce de distinguer : à la différence des crises gastriques, les vomissements périodiques ont des durées typiques ; les douleurs de l'estomac et de l'intestin peuvent faire défaut dans les vomissements périodiques ; inversement dans le tabès, le vomissement peut manquer ; enfin, les vomissements des crises gastriques sont fortement acides.

D'où la définition donnée par Langmead : « Sous les termes de vomissement récurrent, cyclique ou périodique, a été décrit un état affectant seulement les enfants [on reconnaît aujourd'hui la pertinence de ce symptôme chez l'adulte] et dans lequel le symptôme principal consiste en des attaques de vomissement sans douleur abdominale, se produisant à des intervalles variés entre lesquels la santé est généralement parfaite, et qui n'ont aucune relation avec le régime alimentaire » (Langmead, 1905, p. 350). Selon Rachford, les patients atteints de vomissements cycliques deviennent migraineux. Le vomissement récurrent est ainsi un « syndrome entretenant des rapports étroits à la migraine, relevant à l'origine d'une auto-intoxication, et caractérisé par des attaques récurrentes de nausée, de vomissement persistant et de grande prostration » (Rachford, 1904, p. 881). Il offrirait des affinités non seulement avec la migraine, mais encore avec l'épilepsie. Aurait-on affaire à des maladies de même nature, provenant d'une même origine névrotique ?

Valhquist voyait plus qu'une coïncidence entre ces maladies. Une étude contemporaine portant sur 26 sujets montre que presque la moitié de ceux qui ont souffert d'un syndrome de vomissement cyclique souffrent également de migraine : le syndrome de vomissement cyclique serait un « équivalent migraineux ». Une autre étude portant sur 214 enfants aboutit à des résultats semblables (Li, Murray, Heitlinger, Robbins & Hayes, 1999) : un même type de désordre se manifesterait, dans la petite enfance comme *syndrome de vomissement cyclique*, dans l'enfance comme *migraine abdominale*, et enfin comme *migraine* à l'adolescence (les crises de torticolis pouvant constituer des équivalents migraineux chez le bébé). Mais ce syndrome pourrait aussi être lié à l'épilepsie partielle simple (Lanzi *et al.*, 1983, p. 115). Si l'on ignore toujours l'étiologie et la pathogenèse du syndrome de vomissement cyclique, il reste que les patients qui en sont atteints peuvent développer des migraines et ont une réponse positive à un traitement antimigraineux (Cupini, Santorelli, Iani, Fariello & Calabresi, 2003, p. 2003).

GASTROXIE (GASTROXYNSIS) DE ROSSBACH. Curieuse destinée que celle de la gastroxynsis. A-t-elle disparu ? Eut-elle quelque rapport avec ce qu'on nomme aujourd'hui « migraine abdominale » ? On rapporte habituellement la description de la migraine abdominale chez l'adulte à Buchanan en 1921. Un article de Michael Joseph Rossbach (1842-1894), paru à Leipzig en 1884, porte sur la *gastroxynsis* ; en français : *gastroxie* ; littéralement, « estomac [du grec *gastêr*] acide, aigre [du grec *oxus*] », cette acidité de l'estomac indiquant la cause même de la maladie. La liaison avec la migraine est d'emblée posée comme problématique : est-ce une forme de migraine, un équivalent ? Rossbach part du constat selon lequel les chapitres de la pathologie sur la dyspepsie sont particulièrement confus. Leube, dans son article du dictionnaire de Ziemssen, paru en 1878, qui, avec raison, a fait de la dyspepsie un syndrome, et non une maladie essentielle de l'estomac, s'est cependant aperçu de la nécessité de reconnaître, au sein de la nosologie, une dyspepsie nerveuse essentielle. Il comprend sous ce nom un état chronique dans lequel le travail de la digestion s'opère normalement, tout en provoquant une série de troubles. Il y a là, sans aucun doute, une maladie autonome, à laquelle le nom de dyspepsie ne convient guère, car l'acte digestif est normal ; le nom qui conviendrait serait quelque chose du genre « complexe de symptômes analogue à une dyspepsie de non-dyspeptiques » (Rossbach, 1884, p. 385) ! Rossbach croit pouvoir faire avancer la question à partir d'observations qu'il a lui-même menées sur trois personnes (d'autres diagnostics ayant, depuis, été faits), portant sur une maladie proche de la névrose digestive de Leube : la « gastroxynsis nerveuse ».

Cette affection, qui revient par accès d'une durée d'un à trois jours, qui atteint les hommes des classes supérieures, est liée à l'effort intellectuel. Dans l'intervalle des accès, la santé est parfaite. Les accès reviennent toutes les semaines ; plus rarement, tous les mois. Ils apparaissent entre 12 et 20 ans, ou vers 30-40 ans. La crise débute indifféremment par une migraine ou une fluxion aiguë à l'estomac. C'est pourquoi on a classé la gastroxie tantôt parmi les fluxions aiguës de l'estomac, tantôt parmi les migraines. Les causes occasionnelles sont variées : excès de travail intellectuel, excitation (colère ou chagrin), fumée d'un cigare. Les symptômes se manifestent au niveau du cerveau et au niveau de l'estomac ; les uns ou les autres prédominent. L'attaque peut débuter par un violent mal de tête, qui va empirant, ou par un sentiment de brûlure à l'estomac « qui ne s'associe que plus tard au mal de tête » (Rossbach, 1884, p. 389). En résumé, le mal de tête précède la douleur à l'estomac ; l'un et l'autre peuvent être simultanés ; ou bien, le mal de tête n'apparaît que quand l'acidité de l'estomac a atteint son maximum. Migraine et gastroxie constituent deux maladies distinctes, malgré leurs analogies.

Longuet commentant Rossbach, fait au contraire de la gastroxie une migraine : « Ce que décrit Rossbach sous le nom de gastroxie nerveuse n'est autre chose qu'une forme particulière de la migraine, une variété qui mérite d'être distinguée » (Longuet, 1885, p. 242). Occupant l'ensemble de la surface de la tête, la céphalalgie a un tel caractère de violence qu'il semble au malade « que son crâne va éclater et qu'il a le sentiment d'une fin prochaine » (Longuet, 1885, p. 242) ; « il existe un point douloureux au fond de l'orbite » (Longuet, 1885, p. 242). Fourmillements dans les bras jusqu'à l'anesthésie ; malaise croissant : nausée, vomissements. Le mal de tête, qui dépend de l'acidité de l'estomac, ne cesse qu'avec les vomissements, 24 heures à trois jours plus tard.

Une autre observation de gastroxie nerveuse, sans céphalalgie cependant, est livrée par Lépine en 1885. Le caractère paroxystique de cette maladie m'avait conduit, dit-il, avant la publication de Rossbach « à considérer les crises de mon malade comme *analogues* à des crises de migraines et conséquemment à lui dire, pour le rassurer, lui et sa famille alarmée, qu'il avait *une migraine à l'estomac*. Mais c'était là une simple comparaison destinée à me faire comprendre d'un homme du monde ; il ne pouvait dans mon esprit être question d'une vraie migraine, puisque la *céphalalgie*, chez lui, faisait complètement défaut et que le vomissement était le symptôme essentiel de son affection. Il est vrai qu'on a vu des migraines avec céphalalgie fort atténuée, mais alors ce symptôme est remplacé par un état général dans lequel la prostration domine (Liveing et Lasègue). De plus, ces migraines graves sont fort différentes de la gastroxie, puisque les symptômes gastriques sont alors à peu près absents » (Lépine, 1885, p. 137).

Les descriptions de Rossbach resteront en gros lettre morte. Dans *Die Migräne*, Möbius y consacre encore quelques lignes :

> J'ai dit antérieurement que les attaques de gastroxynsis de Rossbach pouvaient être considérées comme des équivalents migraineux. Il est sans doute plus juste de les considérer comme une variété bâtarde de migraine (Möbius, 1894, p. 43-44).

Repris dans un article de Schmidt en 1911, ce passage sur la gastroxynsis est mis en relation avec un autre paragraphe qui, chez Möbius (Möbius, 1894, p. 50-51), traite des équivalents migraineux, et qui notamment prend pour exemple la migraine abdominale décrite par Liveing (cas de Mr. A.). De même en 1921, dans l'article qu'il consacre à la migraine abdominale – article qu'on considère aujourd'hui comme le premier à décrire cet équivalent migraineux –, Buchanan retrace la généalogie suivante : Liveing (1873 ; cas de Mr. A.) décrirait pour la première fois un équivalent abdominal de migraine, puis Schmidt (1911). Nous savons à présent que Schmidt et Möbius considéraient aussi la gastroxie de Rossbach (1884) comme un équivalent abdominal.

Voici encore le récit concernant Mr. A. (cas n° 14, déjà rencontré), chez Liveing :

> Vers 16 ans, alors que j'étais à l'école dans la région et que je jouissais, par ailleurs, d'une excellente santé, j'ai commencé à souffrir périodiquement de douleurs violentes à l'estomac qui prenaient cette forme. L'attaque pouvait commencer n'importe quand, [...] elle n'était précédée d'aucun symptôme dyspeptique ni de désordre intestinal [...]. La douleur se traduisait d'abord par une profonde et indescriptible sensation d'indisposition à l'épigastre. Sourde d'abord, et tolérable, elle gagnait progressivement en violence pendant deux ou trois heures jusqu'à atteindre un certain degré d'intensité ; alors elle décroissait. À son maximum, elle était absolument intolérable, elle me soulevait le cœur, son caractère, devrais-je dire, était étrangement viscéral, comme un coup reçu dans l'épigastre ou dans les testicules [...]. Parallèlement, je frissonnais, [...] j'avais la nausée, mais je ne vomissais pas. Quand la douleur commençait à diminuer, je sentais en général mes intestins bouger, parfois, il y avait des gaz, et peut-être une légère réaction fébrile. La crise se terminait avec une très grande sensibilité de la partie affectée pendant un jour ou deux, ce que je ne constatais pas pendant l'accès lui-même (Liveing, 1873, p. 213-214).

Deux ans plus tard, ces douleurs sont remplacées par des migraines ophtalmiques. Ces crises qui se manifestent par une douleur épigastrique intense et continue, s'accompagnant d'un certain nombre de symptômes neurovégétatifs (ralentissement du pouls, rétrécissement des pupilles, pâleur, frissons, malaise ou *sickness*) seraient, selon Sacks, des migraines abdominales : admises par l'IHS comme un syndrome périodique de l'*enfance* précurseur de la migraine, les migraines abdominales sont aujourd'hui définies par une durée comprise entre une et 72 heures, une douleur présentant un caractère sourd ou irritatif, avec une localisation médiane ou péri-ombilicale, ou encore une localisation mal déterminée, et accompagnée de pâleur, perte d'appétit, vomissements, nausées.

Équivalent épileptique et épilepsie larvée. D'après Marchand et Ajuriaguerra, le concept d'« équivalent épileptique » revient à Billod, en 1843. Soupçonnant l'existence de formes psychiques de l'épilepsie, il fait des attaques d'épilepsie et de fureur deux formes du même mal : les malades se livrent à des actes désordonnés, sans en avoir conscience – par où l'on voit, d'emblée, que la pertinence du concept psychiatrique d'épilepsie larvée est éminemment pénale et médicolégale. Parfois, on a des attaques de manie sans convulsion ni perte de connaissance. Le concept d'équivalent épileptique offre, chez Billod, une dimension psychologique, dimension qui n'est pas généralisable. Comme le signalent Villanueva et Fernández Miranda, *équivalent épileptique* et *épilepsie larvée* (ou « masquée ») sont synonymes, bien que les expressions ne soient pas strictement superposables.

Le concept d'*épilepsie larvée* naît avec une série de trois articles en 1860 que Morel publie dans la *Gazette hebdomadaire de médecine et de chirurgie*, où il constate que troubles psychiques et convulsions sont dissociables, l'épilepsie pouvant présenter sous une forme psychique ou intellectuelle des manifestations délirantes stéréotypées, de survenue brutale et de brève durée. C'est l'*épilepsie larvée*, nommée ainsi en allusion à la « fièvre larvée » [de *larva* : masque] expression appliquée aux fièvres intermittentes dont les accès sont dissimulés sous des aspects étrangers. Comme explique par ailleurs Falret, l'état mental des épileptiques peut et « doit être étudié indépendamment des attaques convulsives » (Falret, 1861, p. 662). Par analogie avec les manifestations physiques, Falret distingue deux formes de folie épileptique : 1) le petit mal intellectuel est un état mental qui se produit sous forme d'attaque durant de quelques heures à plusieurs jours, avec confusion d'idées, impulsions instinctives, sentiment d'impuissance devant une force ressentie comme supérieure, dégoût de la vie, sentiment de persécution, actes violents suivis d'incertitude dans le souvenir ; 2) le grand mal intellectuel est un état d'agitation violente, avec idées terrifiantes, hallucinations visuelles et auditives, idées cependant cohérentes, amnésie de l'épisode de telle sorte que les épileptiques ont l'impression de sortir d'un rêve pénible, stéréotypie des attaques.

Sous quelles conditions la migraine a-t-elle pu être qualifiée d'*épilepsie larvée* ? Quelle est, d'abord, la définition retenue, en cette fin du xixᵉ siècle, pour la migraine ophtalmique ? Elle constitue un syndrome autonome. À la suite des réflexions de Piorry était apparue l'idée selon laquelle il pourrait y avoir des migraines de la sensibilité spéciale (« migraine de l'ouïe », « migraine de l'odorat », « migraine de l'œil », « migraine des autres sens »). Reprise par Galezowski en janvier 1878, l'expression « migraine de l'œil » devient le thème des articles de juin et juillet 1878, parus dans les *Archives générales de médecine*. La névrose change de nature selon la localisation : dans l'organe de la vue, elle donne lieu à des « migraines ophtalmiques » et constitue « une entité morbide toute spéciale » (Galezowski, 1878c, p. 670). Elle n'est pas une complication de la migraine vulgaire, mais une maladie à part. Galezowski distingue quatre variétés de symptômes oculaires (il en nommait deux en janvier 1878) : hémiopie, scotome (scintillant), amaurose, photophobie. 1) Concernant un seul œil ou les deux yeux, l'hémiopie périodique détruit une partie du champ visuel (à gauche, à droite, en haut, en bas). 2) Occasionné par un spasme artériel, le scotome, monoculaire ou binoculaire, est une tache grisâtre, à demi transparente, d'un diamètre de 4 à 5 millimètres, pas tout à fait dans l'axe visuel. Souvent, il est accompagné d'un scintillement qui paraît après quelques minutes, mais aussi d'éclairs, de boules lumineuses. Mal de tête et vomissements suivent. Ces phénomènes « accessoires » peuvent manquer. 3) L'amaurose migraineuse tantôt est accompagnée de phénomènes scintillants, de douleur de tête, de nausée, tantôt est à elle seule toute la crise de migraine ; les troubles peuvent durer des mois entiers. 4) Photophobie et larmoiement « prennent parfois un tel développement qu'ils constituent, en apparence, une maladie toute particulière, dont on serait même embarrassé de définir la nature » (Galezowski, 1878b, p. 49).

La classification « classique » cependant vint de Charcot et de Féré qui divisèrent les migraines ophtalmiques en quatre sortes, en fonction des associations ou complications de symptômes qu'elles sont susceptibles d'offrir par rapport au type complet. En sa complétude, présentant troubles visuels et phénomènes céphalalgiques, c'est la *migraine ophtalmique simple*. Mais il existe des formes frustes : dans la *migraine ophtalmique fruste*, on n'a affaire qu'aux troubles visuels (ou à une obnubilation passagère de la vue qui passe inaperçue, suivie d'une céphalalgie sans nausée ni vomissement). Parfois, le syndrome est dissocié : dans la *migraine ophtalmique dissociée*, les troubles oculaires et la céphalalgie sont séparés de plusieurs jours, voire de plusieurs années. Dans la *migraine ophtalmique accompagnée ou associée* enfin, on a, en plus des troubles habituels, des troubles sensitifs (anxiété – et fourmillements, engourdissements, picotements, sensation de froid, hyperesthésie dans les deux moitiés du corps avec prédominance d'une moitié sur l'autre), des troubles moteurs (parésies, paralysies de la face, du bras, hémiplégie), des troubles de la parole et de la mémoire (Féré rapporte le cas d'un patient qui ne faisait que répéter la phrase « je suis aphasique » [Féré, 1881, p. 634]).

Si elle prend parfois la forme d'attaques épileptiques, Féré considère la migraine comme pouvant alterner avec l'épilepsie et s'associer avec elle. Plus précisément, la migraine ophtalmique peut être une *épilepsie sensorielle*. En novembre 1887, Charcot présente un malade qui, souffrant d'attaques d'épilepsie partielle sensitive, fait l'expérience de phénomènes lumineux disposés en cercle devant les yeux, et souligne la parenté entre la migraine ophtalmique et l'épilepsie sensitive et motrice, la première pouvant se transformer en une affection organique (la migraine ophtalmique du XIXe siècle présente, en effet, des phénomènes transitoires susceptibles de devenir permanents) avec engourdissement de la main et de la commissure labiale homolatérale, de la langue ; avec impossibilité de parler (un mot est dit à la place d'un autre, mais l'intelligence est conservée). C'est donc « chose remarquable » : la migraine ophtalmique « se substitue à des attaques d'épilepsie véritable, ce qui fait croire que, dans certains cas, elle constitue une forme d'épilepsie larvée » (Féré, 1881, p. 640), c'est-à-dire que l'épilepsie prend le masque de cette autre affection qu'est la migraine, se dissimulant derrière un ensemble de symptômes entièrement différents des modalités habituelles. La migraine ophtalmique peut être un *équivalent sensoriel* (au sens où l'épilepsie se manifeste sous la forme de symptômes migraineux ou alterne avec des crises de migraine), voire une *épilepsie larvée* (au sens où la migraine se substitue entièrement aux attaques d'épilepsie). Cette parenté entre les deux affections permet à Féré d'attirer l'attention sur certains faits qui, jusque-là, n'avaient pas été retenus. Il invente ainsi le concept d'« état de mal migraineux ». Depuis Calmeil, on désigne sous le nom d'« état de mal », une série d'attaques épileptiques subintrantes qui se caractérise par une période convulsive et une période d'épuisement. Dans l'état de mal épileptique, la série d'attaques est telle que la seconde survenant avant que la première soit terminée, on a l'impression d'une seule et même attaque. Tout comme les expressions « grand mal » et « petit mal » qui, d'après Esquirol, étaient en usage dans les hospices, l'expression de patients en « état de mal » était en usage à la Salpêtrière et à Bicêtre.

Comme l'épilepsie, la migraine se manifeste par une série continue d'accès « qui aboutissent à une période d'épuisement ou de stupeur. Il existe un *état de mal migraineux*[1] qui ne me paraît pas avoir frappé suffisamment l'attention » (Féré, 1892, p. 25). Féré rapporte un cas qui offre bien des analogies avec l'épilepsie. Après des chagrins, les migraines s'intensifient : douleurs, stupeur, confusion d'idées, paralysie de la face, des membres, perte de conscience, convulsions, vomissements, sommeil profond. Au réveil : mal à la tête, membres flasques, le malade répond imparfaitement aux questions, profère des menaces, la paralysie persiste. À nouveau : stupeur, incontinence, sommeil. Puis réveil : sans douleur, avec hémiplégie, vision toujours abolie, intelligence retrouvée, mais sommeil invincible. Ces accidents durent trois jours, les crises se reproduisent : « Il était alors dans un état de stupeur ressemblant en tous points à la stupeur post-épileptique. La face était pâle, les lèvres cyanosées, la respiration bruyante ; l'insensibilité était complète ; des pincements énergiques, des piqûres profondes ne provoquaient aucun mouvement de défense. Les pupilles étaient légèrement dilatées, mais réagissaient à la lumière » (Féré, 1892, p. 30). Sa migraine pouvait être rattachée aux syndromes épileptiques, ce que l'efficacité du traitement bromuré confirma. Féré fit, par ailleurs, l'hypothèse non plus de la migraine comme équivalent épileptique, mais de

---

1. Le *status migrainosus* est actuellement défini comme une crise de migraine invalidante, durant plus de 72 heures, et d'intensité sévère.

l'épilepsie comme équivalent migraineux, observant deux cas où les attaques d'épilepsie furent remplacées par des migraines. Vérifiant la littérature, il constate qu'aucun cas de ce genre n'a été précédemment rapporté. Quantité de migraines remplacées par des épilepsies certes ont été décrites, mais rien sur cette transformation de l'épilepsie en migraine. « On peut se demander si la migraine succédant à l'épilepsie n'était pas une *migraine latente* ou dissimulée par des symptômes inaperçus » (Féré, 1906, p. 449). Cette « *migraine latente* » ou « dissimulée » indique que l'épilepsie pourrait, de son côté, être un équivalent migraineux. On trouve une hypothèse semblable chez Kovalesky, mais sous la dominance de l'épilepsie :

> *Quant à l'épilepsie sensorielle, elle ne fait souvent que masquer la vraie migraine* (Kovalesky, 1906, p. 365).

> Toutes les deux frappent les mêmes familles et les mêmes sujets, toutes les deux peuvent être l'équivalent l'une de l'autre. C'est pourquoi Cornu[2] déclare catégoriquement que la migraine et l'épilepsie constituent le même groupe de lésions, savoir l'épilepsie (Kovalesky, 1906, p. 370).

Précédées de signes précurseurs et d'aura, les deux maladies se terminent par un épuisement profond, et reposent sur la diathèse urémique. On observe, dans les deux cas, des paralysies. Elles sont, de la même façon, incurables. Au reste, « il arrive que le symptôme complexe d'un seul et même malade se termine tantôt par un accès de migraine, tantôt par une crise convulsive » (Kovalesky, 1906, p. 368). On rapporte des cas où il ne s'agit pas de la substitution d'un état par un autre, « mais de l'extension d'un phénomène partiel en un phénomène plus général et plus vaste » (Kovalesky, 1906, p. 374-375). Kovalesky affirme, en outre, l'existence d'un lien génétique entre l'épilepsie et la migraine. Il est quasi impossible, d'un point de vue clinique, de les différencier.

Les notions d'équivalent épileptique et d'épilepsie larvée n'ont donc pas eu seulement un sens psychiatrique, mais encore neurologique : est équivalent épileptique tout phénomène (sensitif, sensoriel, moteur ou psychique) qui se substitue alors à l'épilepsie, en empruntant des manifestations variées, étrangères à l'épilepsie. De même, constitue une épilepsie larvée toute

---

2. Edmond Cornu (1875- ?) a soutenu en 1902 une thèse de médecine à Lyon, dont le titre est : *Contribution à l'étude des migraines et de leurs rapports avec les états épileptiques délirants.*

affection (dont les symptômes sont sans rapport avec les modalités habituelles de l'épilepsie) sous laquelle l'épilepsie se dissimule momentanément. C'est en ce sens élargi que la migraine a été qualifiée d'épilepsie larvée, et cela n'impliquait nullement qu'elle fût envisagée comme une maladie mentale. Les concepts « équivalent épileptique » et « épilepsie larvée » n'ont guère cours aujourd'hui, du moins en médecine. Depuis les mesures par électroencéphalogramme (EEG), de deux choses l'une : ou la crise dont on souffre est de type épileptique, ou elle ne l'est pas. En 1955, deux articles parurent qui mobilisèrent cependant ces concepts « vieillis ». Le premier s'appuyait justement sur des mesures EEG pour constater, chez les migraineux, des rythmes considérés comme des décharges épileptiques. Quant au second, il proposait de désigner sous le chef d'« équivalents épileptiques » des douleurs de tête, des vomissements, de la fièvre : « Pour l'observateur qui ne se doute de rien, l'épilepsie masquée apparaîtra souvent sous les traits de la migraine » (Wallis, 1955, p. 72-73).

Traitement de la migraine ophtalmique

Hystérie et épilepsie. Employés comme sédatifs dans les névroses, spécialement dans l'épilepsie, les bromures (bromure de potassium, bromure d'ammonium, bromure de sodium), furent le traitement de choix de la migraine ophtalmique. Charles Locock, dit-on, utilisa la propriété sédative du bromure de potassium pour la première fois dans un cas d'hystérie (non accompagnée d'épilepsie) : tombé par hasard sur l'article d'un médecin allemand (de l'identité duquel nous ne sommes pas assurés) qui remarquait que le bromure de potassium produisait temporairement de l'impuissance chez l'homme, il transposa cette découverte chez la femme. Il l'employa, par la suite, dans 14 ou 15 cas d'hystéro-épilepsie ayant résisté aux traitements, et n'eut qu'un échec. L'emploi initial du bromure fut donc réservé aux troubles de la sphère sexuelle et aux « épilepsies » de type utérin. Quelques années plus tard, les études anatomo-cliniques conduisirent Charcot à reconnaître son inefficacité dans le traitement de l'hystérie. Radcliffe, à l'été 1858, et Wilks autour de 1859, de leur côté, montrent son action dans les différentes épilepsies (on l'utilisa contre l'épilepsie au moins jusqu'en 1912 – date à laquelle Hauptmann découvrit les propriétés antiépileptiques du phénobarbital). En France, le traitement fut connu par un compte rendu de MacDonnell, paru en 1864 dans la *Gazette des hôpitaux civils et militaires* et le *Bulletin général de thérapeutique médicale et chirurgicale*. C'est un médecin militaire, Barudel, qui employa, pour la première fois en 1867, le bromure de potassium contre la migraine.

Migraines. HÉMICRÂNIE DES ANÉMIQUES. Si le médecin militaire Joseph Barudel préconise le bromure de potassium dans l'hémicrânie, c'est qu'il l'a déjà essayé dans l'épilepsie, le delirium tremens, les convulsions enfantines : « Ce médicament est un narcotique puissant que j'administre à la dose d'un ou deux grammes, moitié avant le repas du soir, moitié avant l'heure du sommeil, et parfois durant l'accès » (Barudel, 1867, p. 385-386). Aussi voit-il en lui le médicament « héroïque » qu'il faut « vulgariser dans la pratique médicale » (Barudel, 1867, p. 339). Précisons que l'hémicrânie dont il parle n'est pas la maladie migraineuse, mais un symptôme souvent prédominant de l'anémie qui se manifeste chez les militaires par une douleur hémicrânique (accompagnée de photophobie, phonophobie, hallucinations visuelles, etc.), des malaises, un état vertigineux, des frissons, des palpitations, de la dyspepsie, de la lassitude, une faiblesse musculaire, de la tristesse, de la nostalgie : « Cet état vertigineux et ce malaise général avec souffrance cardialgique et cérébrale a les plus grands points de ressemblance avec le mal de mer » (Barudel, 1867, p. 375). Cette névrose dépend du mode de vie dans les pays chauds : Italie, Algérie. Barudel voit dans la thérapie qu'il propose un « traitement rationnel » (Barudel, 1867, p. 383), c'est-à-dire un « traitement méthodique » procédant par ordre, et ne confondant pas maladie et symptôme.

MIGRAINE DE L'ENFANT. Un article portant sur la migraine chez l'enfant signale l'efficacité du bromure de potassium en traitement de crise (Day, 1872).

MIGRAINE OPHTALMIQUE. À la fin du XIXe siècle, la division générale des migraines, établie par Charcot, est la suivante : migraine vulgaire (ou simple), migraine ophtalmique, migraine ophtalmoplégique (voir chap. 9). Le bromure de potassium est peu employé dans la migraine vulgaire. Mais lorsqu'elle est invalidante, lorsque les accès se répètent, lorsque l'intensité est insupportable, il améliore significativement la situation. Charcot récapitule son emploi en traitement de la migraine ophtalmique, dans un article de la *Nouvelle iconographie de la Salpêtrière*, où il montre que les troubles transitoires de la migraine ophtalmique accompagnée sont susceptibles de devenir définitifs : il est impératif d'intervenir. Le bromure concerne les cas graves. Ce traitement, empirique, « n'est pas fondé sur la théorie » et repose sur les analogies entre attaques d'épilepsie et migraine ophtalmique ; « quelques cas où il y a alternance de l'épilepsie et de la migraine ophtalmique semblent établir qu'il existe entre ces deux sortes d'accident une certaine relation. Cela m'a conduit à penser que le bromure de potassium administré méthodiquement et à doses suffisantes pourrait dans la migraine ophtalmique, comme il le fait dans l'épilepsie, rendre des services. Je procède d'ailleurs identiquement comme pour l'épilepsie » (Charcot, 1895, p. 11-12). C'est une pratique heureuse : le bromure agit sur l'intensité, la fréquence de la douleur, sur les accidents associés. On l'administre en dilution avec de l'eau sucrée ou du lait, plutôt qu'en poudre, dragée ou pilules. Quant aux doses et aux modalités du traitement, un article publié en 1887 de Gilles de la Tourette et de Blocq permet de s'en faire une idée.

> Les malades doivent être *longtemps*, *constamment*, et *fortement* imprégnés. *Longtemps*, puisqu'il s'agit toujours d'une affection tenace et rebelle ; *constamment*, car si l'on suspend, même pour peu de temps, le traitement commencé, les accidents reprennent avec plus d'intensité encore qu'au début ; *fortement*, parce que les doses faibles sont inactives et qu'aucun danger ne menace l'efficacité des fortes (Gilles de la Tourette & Blocq, 1887, p. 364).

La première semaine, le malade prend 2 ou 3 g de bromure de potassium tous les jours ; la seconde semaine : 3 ou 4 g ; la troisième semaine : 4 ou 5 g ; la quatrième : 5 ou 6 g. Une fois le cycle fini, on recommence. Le bromure de potassium doit être absorbé sans interruption d'un seul jour. La dose variant suivant l'âge, la fréquence et l'intensité des crises, il faut procéder par tâtonnements. L'administration de doses progressives croissantes et décroissantes demande une surveillance constante – du moins pendant les six premières semaines. Les améliorations apparaissent au bout de deux ou trois mois, une fois qu'on est en possession de la dose suffisante. Au minimum, le traitement dure entre trois et quatre mois. La plupart du temps, le malade est maintenu pendant un an à la dose suffisante, avant diminution du traitement (sauf s'il y a intoxication). Si au bout de deux ans, des accidents migraineux demeurent, le traitement est continué indéfiniment : il « devient alors pour ainsi dire un aliment » (Fuchs, 1896, p. 28).

Les effets secondaires sont à présent connus : dépressions cérébrales, troubles gastro-intestinaux, éruptions cutanées (acné). Le bromure de potassium a ainsi été relativement abandonné en médecine humaine. Toutefois, et bien que « le mécanisme de l'activité antiépileptique du bromure de potassium ne [soit] pas clair » (Chandler, 2006, p. 213), celui-ci continue d'être employé dans l'épilepsie animale, soit en complément d'un autre traitement, soit en monothérapie. Par ailleurs, en médecine humaine, certaines formes sévères d'épilepsie de la toute petite enfance trouvent en cette médication une efficacité. Si dans le domaine de l'épilepsie, le bromure de potassium est encore utilisé, en revanche, dans le domaine de la migraine, il ne l'est plus. Cependant, les antiépileptiques ne sont pas obsolètes. Depuis des années, ils sont réapparus en traitement de fond de la migraine : topiramate (Epitomax®), acide valproïque (Dépakine®), gabapentine (Neurontin®). Pour le topiramate, plusieurs essais randomisés en double aveugle (Silberstein, Neto, Schmitt, Jacobs & Migr-Study Group, 2004), avec placebo, montrent une efficacité aux doses de 100 mg/jour et 200 mg/jour, avec des effets secondaires assez marqués, comme perte de poids, anorexie, difficulté de mémorisation, difficultés linguistiques, fatigue, nausée. L'acide valproïque réduit, de même, la fréquence des crises. Quant à la gabapentine, elle montre une bonne efficacité, sans effet secondaire notable : à la dose de 1 200 mg/jour, elle réduit l'intensité, la fréquence, la durée des crises (Jiménez-Hernández, Torrecillas Narváez & Friera Acebal, 2002). La lamotrigine enfin aurait une efficacité dans le traitement de l'aura migraineuse.

*

Reconnaissant des formes déviantes ou atténuées de migraine et d'épilepsie, le xixᵉ siècle invite à pluraliser les concepts : il faut, en accord avec la clinique, envisager *des* migraines et *des* épilepsies. La migraine est plurielle. Au sein de cette diversité, émergent des formes relativement autonomes, migraines vulgaire, ophtalmique, ophtalmoplégique, qui n'ont pas le même traitement. On relève alors moins les similitudes entre les formes d'une même maladie qu'entre des névroses distinctes : ce qui intéresse la jeune neurologie, c'est moins le rapport de la migraine ophtalmique à la migraine vulgaire que les troubles aberrants qui relient la migraine à l'épilepsie. Les désordres en marge, les frontières : ces zones de transition où le diagnostic peut errer intéressent la nouvelle discipline. Serait-il téméraire d'avancer que celle-ci se construit, en partie, sur l'idée selon laquelle il existe des familles de troubles (pour parler avec Hall), des désordres conjugués (pour reprendre Liveing), des troubles nerveux qui peuvent se déployer en marges (pour suivre Gowers) ? Non qu'il y ait une identité des processus nerveux pathologiques (ni au reste des processus nerveux normaux), mais qu'ils entretiennent des affinités, obéissant à une même loi d'équivalence.

Mais quelle différence entre dire la migraine une goutte larvée (ou manifestation diathésique) et la dire un équivalent épileptique (ou une épilepsie larvée) ? La substitution diathésique n'obéit à d'autre règle qu'à celle de l'hérédité : le langage des symptômes est pauvre, leur combinaison finie. La goutte pourrait quasiment se saisir de n'importe quel phénomène – à l'exception des règles de l'hérédité qui en circonscrivent le « choix ». Il n'y a aucune affinité entre les symptômes substitutifs, aucun rapport entre la migraine et la goutte, l'asthme et la goutte, les hémorroïdes et la goutte ; des substitutions « arbitraires » ont lieu entre la maladie constitutionnelle et ses symptômes, ainsi qu'entre les divers symptômes par lesquels elle se manifeste. Le concept d'équivalent, en revanche, n'a de sens qu'au sein d'une *famille* de désordres. Il n'y a d'équivalence qu'entre des termes de même rang. Alors que dans la diathèse, il y a substitution d'une maladie par un symptôme – termes de rang distinct –, dans l'équivalence, les termes reliés ont le même statut et sont en droit interchangeables[3]. De fait cependant, entre l'épilepsie et la migraine, l'interchangeabilité n'est pas absolue. Car l'épilepsie occupe, au sein de la relation d'équivalence, une position exemplaire. Ce n'est pas au même titre que la migraine est un équivalent épileptique et que l'épilepsie est un équivalent migraineux. L'épilepsie est en effet le modèle des maladies nerveuses.

Pourquoi la migraine n'est-elle pas une maladie exemplaire ? On dira peut-être qu'une maladie est un modèle pour une autre si elle est « mieux » connue. Mais les constructions des concepts

---

3. Voir le concept de « migralepsie », produit par Lennox et Lennox (Lennox & Lennox, 1960). D'après l'IHS, « l'association entre migraine et épilepsie est complexe et a lieu dans les deux sens [...]. Il se peut qu'il y ait comorbidité entre migraine et épilepsie dans la mesure où certains troubles du cerveau [...] prédisposent des patients à la fois à l'épilepsie et à la migraine [...]. On a rapporté que des attaques d'épilepsie ont eu lieu pendant l'aura migraineuse ou l'ont immédiatement suivie. Le terme "migralepsie" a été utilisé pour désigner des attaques épileptiques ayant lieu pendant l'aura migraineuse et la phase céphalalgique de la migraine » (Headache Classification Subcommitte of The International Headache Society, 2004, p. 82). C'est, précise la troisième édition (version beta) de la *Classification internationale*, un phénomène rare.

d'épilepsie et de migraine sont approximativement contemporaines : les travaux d'Hughlings Jackson n'en sont alors qu'à leur début, et les connaissances sur l'épilepsie sont à peine plus avancées que celles sur la migraine. En sorte que, formulée ainsi, l'hypothèse est mal convaincante. On pourrait avancer également que l'épilepsie est une maladie dont certaines formes sont plus spectaculaires que celles que présente la migraine. On retrouve l'idée selon laquelle la migraine est peu intéressante : on doute qu'elle ait une existence hors du sujet qui la vit. À l'inverse, la crise convulsive serait objective – le sujet allant jusqu'à perdre conscience. L'idéal de la maladie serait celui d'une maladie sans sujet. Douteuse serait la maladie qui s'épuise dans la subjectivité. Pourtant, à partir de Liveing, Charcot, Galezowski, Féré surtout, l'idée d'une objectivité des symptômes migraineux se fait jour : les symptômes migraineux sont observables, quantifiables. La douleur même donne lieu à des concomitants physiques mesurables, calculables, connaissables.

C'est donc en un autre sens qu'on entend la notion de modèle : dire que l'épilepsie est pour la migraine un modèle, c'est dire qu'elle est susceptible de fournir des instruments théoriques exportables, qu'elle possède une fonction heuristique. Il n'est pas nécessaire qu'une maladie modèle soit parfaitement connue en son détail, ni que ses causes premières soient saisies avec certitude, il suffit qu'elle offre un « fil conducteur » dissipant en partie les obscurités qui demeurent en d'autres domaines. La maladie modèle offre non seulement un réservoir de concepts, mais encore de problématiques et de stratégies, exportables d'une maladie à une famille de maladies. Elle permet d'exporter des concepts, c'est-à-dire de s'interroger sur les conditions d'existence d'un *domaine*, faisant advenir ainsi une famille de maladies comme *famille*.

CHAPITRE 8

DES CLOUS DANS LA TÊTE
(aux frontières de l'hystérie)

Symptôme courant de l'hystérie, la céphalalgie se manifeste à des moments différents, sous des formes diverses : comme si la tête était comprimée avec une enclume, comme si elle était brisée par des coups de marteau, comme si elle entrait en ébullition. Les phénomènes céphalalgiques précédant l'attaque sont décrits dès le Corpus hippocratique comme des pesanteurs de tête et des douleurs au sinciput, mais l'expression technique *aura hystérique* s'impose tardivement. Parmi les douleurs de tête hystériques, une forme se détache – aussi parce qu'elle fait image : le *clou hystérique*. Dans l'iconographie du xixe siècle, le clou, l'épingle, la vrille, le coin expriment la souffrance migraineuse sans allusion particulière à l'hystérie. Plusieurs lithographies, montrant le crâne migraineux percé de clous, ne sont pas sans évoquer la dimension du martyre. Le va-et-vient entre la souffrance migraineuse et la souffrance hystérique, leur possible confusion se marquent par ailleurs dans la langue : *hemicrania*, *migraine*, *clou* se superposent parfois, et l'expression *hemicrania clavus* est synonyme de « clou hystérique » (Boissier de Sauvages, 1763b, p. 68).

Défini comme une douleur vive située au sommet du crâne, à laquelle se joint souvent une sensation de chaleur ou de froid, le *clou*, qui renvoie à une réalité clinique complexe, disparaît au profit de la reconnaissance de *zones hystérogènes*, dont il n'est qu'une espèce. Une forme de migraine en revanche peut dépendre de l'hystérie : la migraine ophtalmique. Charcot suppose, Babinski après lui, qu'avec son cortège de symptômes oculaires, elle fait partie des matériaux dont use l'hystérie.

Chacun connaît l'anecdote : en 1870, à la Salpêtrière, le bâtiment Sainte-Laure où étaient hospitalisés sans distinction aliénés, épileptiques, hystériques, et qui relevait du service de Delasiauve, était à ce point vétuste que l'administration le fit évacuer. On en profita pour séparer les patients aliénés des épileptiques (non aliénés) et des hystériques ; ces deux catégories, présentant semblablement des crises convulsives, furent regroupées en un service spécial, le « quartier des épileptiques simples », confié à Charcot : condition matérielle qui lui permit de mettre en évidence les différences entre les deux névroses et d'isoler l'hystérie – maladie absolument « psychique ».

AURA HYSTÉRIQUE

Du grec *hustera* (utérus), « hystérie » désignait étymologiquement un organe précis comme siège d'une atteinte, préjugeant de la cause d'une affection où la différence sexuelle était engagée. Le nom vraisemblablement fit écran à la définition, bien des médecins en niant même la possibilité. Un des premiers phénomènes de la crise est l'aura, dont le point de départ est variable, et le trajet ascendant : la notion rendait compte initialement de la cause même de l'affection. Sennert montrait ainsi qu'une humeur ne saurait se déplacer suffisamment rapidement de la matrice vers le cerveau :

> Les médecins divergent quant à la cause de cette affection [...]. Nous estimons qu'il n'y a qu'une seule cause prochaine, une vapeur mauvaise et venimeuse, élevée vers les parties supérieures par les artères, les veines, et les nerfs, empêchant diversement leurs fonctions selon l'endroit où elle est conduite ; car ce ne sont pas les humeurs mêmes qui sont capables de se répandre instantanément dans l'ensemble du corps et de le pénétrer aussitôt, mais une vapeur très subtile, une aura, un souffle, assurément léger, mais doué surtout de force et d'efficience (Sennert, 1633, p. 290).

Au départ de l'aura hystérique est l'expérience d'un corps étranger sphérique, associée à une sensation d'étranglement, de gonflement, à une douleur intense et fixe, au niveau de l'utérus, de l'ovaire ou de l'épigastre. Mais à supposer qu'elle existe, l'aura utérine est rare ; aussi la première phase est-elle ovarienne (Legrand du Saulle, 1883, p. 67). L'aura hystérique complète comprend, depuis Piorry, trois phases : 1) ovarique (ou « épigastrique » – même s'il n'y a pas de phase épigastrique proprement dite, et que celle-ci n'est que la continuation, par irradiation, de la phase ovarique), 2) laryngienne, 3) céphalique. Certaines phases peuvent manquer. Parfois seuls les phénomènes céphaliques se manifestent (douleur temporale, bruissement d'oreille, éblouissement de la vue). Voici une description classique d'aura chez une patiente de Richer :

> Les douleurs n'apparaissent que deux ou trois jours avant l'attaque et se montrent sous forme de petits accès d'autant plus rapprochés que l'attaque est plus proche. Puis l'ovarie [hyperesthésie de la région ovarienne] droite augmente d'intensité, la douleur descend dans la jambe droite et jusqu'au bout du pied droit, en même temps qu'elle monte au creux épigastrique et que de violentes palpitations soulèvent la poitrine. À la gorge ce n'est plus une douleur, c'est une sensation de suffocation ; la malade sent à la base du cou, comme une petite pomme d'api qui l'étouffe (boule hystérique). Ensuite les sifflements d'oreille, qui peuvent exister dès le début, redoublent surtout du côté droit ; elle éprouve la sensation de coups de marteau dans la tempe droite et en même temps celle de pression sur l'œil droit ; alors sa vue se trouble, elle chancelle... Mais bientôt tout rentre dans l'ordre après avoir duré une à deux minutes au plus [...]. Cet ensemble de phénomènes [...] se répète une quinzaine de fois par jour (Richer, 1885, p. 28-29).

N'importe quelle zone hystérogène peut être point de départ de l'*aura hysterica*, laquelle est spontanée ou provoquée. En comprimant le point ovarien par exemple, la malade ressent une douleur vive qui irradie vers l'épigastre, avec constriction, nausée, vomissement : c'est le premier nœud de l'aura, comme le nomme Piorry. En maintenant la pression, des palpitations cardiaques surviennent, le pouls augmente, une boule partant de l'abdomen monte dans le thorax, gagnant le larynx (*globe hystérique*) : c'est le deuxième nœud de l'aura. Pour Georget, cette boule « mystérieuse » n'a rien de réel. Sous ce nom, les auteurs désignent en effet « un mode particulier de sensation » (Dubois, 1833, p. 267). Charcot enfin reconnaît des troubles céphaliques en continuation de ces phénomènes ; si l'on comprime l'ovaire gauche : sifflements de l'oreille homolatérale ; sensation de coups de marteau sur la région temporale gauche ; obnubilation de la vue dans l'œil gauche. Mêmes symptômes à droite si l'on comprime l'ovaire droit. Ces phénomènes constituent le troisième nœud de l'aura. À la différence de l'*aura epileptica*, l'*aura hysterica* dure assez longtemps (jusqu'à quelques jours) et revient par accès. Les symptômes par ailleurs sont relativement stéréotypés, occupant presque toujours les mêmes régions, et se manifestant par des sensations identiques.

On connaît les controverses qui animèrent l'école de la Salpêtrière et l'école de Nancy. Selon Bernheim, l'*aura hysterica* « peut avoir son siège dans une autre région [que la région abdominale inférieure] et consister en sensations diverses » (Bernheim, 1913, p. 64). Sa topographie est tout artificielle, liée aux suggestions, dans la mesure où les zones hystérogènes sont des fabrications du médecin. Aussi dit-il contre Charcot :

> Je n'ai point constaté que le point ovarique fût plus hystérogène que les régions avoisinantes. À telle hystérique qui entre à l'hôpital, je dis, touchant le point ovarique : « Ici je puis presser fort. Il n'y a pas de douleur. » Et je comprime profondément, naturellement sans violenter : le sujet ne manifeste rien. Je puis créer la zone hystérogène ailleurs […]. Alors je […] dis : « Je vais chercher l'endroit qui vous fait mal », et je presse au hasard légèrement sur la région ombilicale par exemple, en disant : « Là est la douleur. » Le sujet en effet pousse des cris, accuse une sensation très vive, avec irradiations épigastriques, oppressions (Bernheim, 1913, p. 67).

Clou hystérique

Selon Briquet, 84,3 % des hystériques ont des maux de tête. Le clou hystérique (certains textes parlent aussi d'œuf hystérique) est décrit comme une douleur vive, circonscrite, occupant une surface de 1 à 5 centimètres au sommet de la tête, au voisinage de la suture sagittale, présentant des caractères variés, accompagnée d'une sensation thermique (froid ou chaleur), ainsi que de nausée et de vomissement. Le clou désigne encore des douleurs gravatives, hémicrâniques. On rapporte sa description canonique à Sydenham en 1682 :

> D'autres fois, elle occupe la partie extérieure de la tête entre le péricrâne et le crâne, où elle cause une douleur à peine supportable, qui demeure fixée en un espace de la largeur d'un travers de pouce ; elle est accompagnée de vomissements énormes. C'est ce que j'appelle *clou hystérique* (Sydenham, 1774, p. 567) (Sydenham, 1844, p. 365).

> Il faut attribuer le symptôme que j'ai ci-dessus évoqué sous le nom de clou hystérique à un désordre des esprits, qui en un mouvement de toute la circonférence du corps, se concentrent pour ainsi dire dans un endroit précis du péricrâne, produisant une douleur non moins térébrante que s'il s'agissait d'un clou en fer qu'on enfonçait dans la tête, accompagnée d'un vomissement de matière verdâtre

caractéristique. Et cette concentration des esprits en provenance de l'ensemble du corps n'est pas sans évoquer la collection des rayons du soleil qui s'opère au moyen d'un verre ardent (Sydenham, 1774, p. 404) (Sydenham, 1844, p. 373).

Sydenham serait le premier à employer l'expression *clavus hystericus*, l'usage de *clavus* seul étant bien antérieur. Reprenant la tradition arabe, le médecin anglais Johannès Gaddesden (1280-1361), en accord avec Valescus de Tarente, dit que ce terme, identique à *monopagia*, était le nom d'une douleur interne circonscrite à une aire délimitée, et se distinguait ainsi de la *dolor ovalis*, également dénommée *ovum* :

> Toutes les douleurs de la tête prennent le nom général de *soda* ; autre est la douleur qui s'étend à la totalité de la tête et qui se nomme *dolor ovalis* ou *cephalea* ; autre, celle qui s'étend à une moitié du crâne, et qui se dit *emigranea*, c'est-à-dire *semicranealis* [...] ; autre une douleur ressentie à l'intérieur : la douleur fixée en quelque partie près du centre s'appelle *clavus* ou *monopagia* (Gaddesden, 1492, f. 87v) (Gaddesden, 1502, f. 69r-v).

Mais bien des auteurs du XVIIIe siècle et du XIXe siècle utilisent *œuf* et *clou* comme synonymes. Par ailleurs, selon le *Traité des affections vaporeuses des deux sexes*, le clou hystérique (et les symptômes qui l'accompagnent) est une douleur spécifiquement féminine sans équivalent masculin (Pomme, 1767, p. 31-33). Les descriptions sont parfois contradictoires : certaines insistent sur la fixité de la douleur, d'autres la considèrent comme mobile. Elle occuperait plusieurs endroits à la fois ; ou au contraire, elle serait ponctuelle. Elle ne concernerait que les parties superficielles (peau et muscles) ; ou elle affecterait les os. Souvent au vertex, elle se situe en arrière de la tête, au niveau de la face, des tempes, des pariétaux, de la région occipitale. Mais on la situe aussi bien à l'épigastre, à l'hypogastre qu'à la tête.

La douleur est souvent comparée à un coin enfoncé dans la tête ; à une compression, à une sensation thermique, voire à une névralgie supra-orbitale (*brow-ague*). Les symptômes associés (vomissement, nausée) la rattachent à la migraine. Le *clou* revêt donc des significations variées et peut être : 1) une douleur localisée en une partie de la tête (monopagie) ; 2) une douleur névralgique supra-orbitale (*brow-ague*) ; 3) une douleur migraineuse localisée ; 4) une douleur hystérique circonscrite, familière à la femme, généralement située au vertex (clou hystérique), mais qui peut se trouver en d'autres foyers : épigastre, hypogastre.

MIGRAINE OPHTALMIQUE HYSTÉRIQUE

Alors qu'on avait cru avoir affaire à une maladie féminine, l'école de la Salpêtrière montre qu'il n'en est rien. Jadis considérée comme un état morbide caractérisé par un besoin de simulation et une aptitude à reproduire n'importe quel trouble, comme si elle était susceptible de prendre toutes les formes imaginables, l'hystérie suit cependant des phases « méthodiquement réglées, qui se déroulent suivant un ordre déterminé avec précision » (Babinski, 1890, p. 308) :

> En soi le mot hystérie ne signifie rien, et peu à peu vous vous habituerez à parler d'hystérie chez l'homme sans penser le moins du monde à l'utérus [...]. Le mot [...] continuera à désigner un groupe cohérent de faits nosographiquement enchaînés les uns aux autres (Charcot, 1889, p. 37).

Envisagée sous l'angle des manifestations hystériques, la migraine ophtalmique peut dépendre de cette névrose (Babinski, 1890, p. 307). Il ne s'agit plus seulement de reconnaître une comorbidité, comme fait Briquet, ou une coïncidence entre migraine ophtalmique et hystérie, comme veut Galezowski. Celle-là est une expression de celle-ci :

> Le premier phénomène qui se produisait était celui du scotome scintillant : alors il [le patient] disait : je vais avoir ma douleur. Je parle savamment du scotome scintillant – je l'ai ressenti, je vous l'ai dit [...] ; je vais avoir mon fourmillement dans la main, mon embarras de la parole. Au moment où il ressentait la douleur, il était pris de mouvements qui faisaient croire à une épilepsie partielle [...]. En l'examinant, nous avons reconnu en lui les phénomènes symptomatiques de l'hystérie. Il avait une hémianesthésie du côté droit, un rétrécissement du champ visuel. Au bout de quelque temps, cela a guéri, et il a fallu se demander si cette migraine ophtalmique n'était pas tout simplement un effet d'hystérie. C'est l'interprétation que je donnais à ce cas (Charcot, 1887, p. 101).

Mais comment reconnaître une migraine d'origine hystérique ? Selon Babinski, il est nécessaire de considérer : 1) la symptomatologie ; 2) la marche du syndrome ; 3) l'étiologie ; 4) l'influence du traitement ; 5) les renseignements fournis par l'hypnose.

1) Prudence d'abord vis-à-vis des « stigmates hystériques » (hémianesthésie – qui ne touche pas les viscères cependant – et hyperesthésie ovarienne, rétrécissement du champ visuel, achromatopsie, anesthésie du pharynx, etc.) qui ne suffisent pas

à l'établissement du diagnostic. Encore faut-il que le syndrome présente quelques attributs de l'hystérie (qu'il puisse être psychiquement modifié, qu'il disparaisse brusquement, etc.). Lorsqu'ils sont sous sa dépendance par ailleurs, certains syndromes comme le mutisme ou la migraine ophtalmique, prennent des caractères spéciaux qui assurent le diagnostic. Mais il y aurait lieu « d'établir préalablement que cette névrose est susceptible de [leur] donner naissance » (Babinski, 1890, p. 313). Or la migraine peut constituer l'aura d'une attaque hystérique. Le patient de Charcot dont l'observation vient d'être rapportée fut examiné par Babinski : certaines attaques sont précédées d'une aura perçue comme une douleur siégeant au vertex qui se propagerait « par l'intermédiaire de fils jusqu'au-dessus du rebord orbitaire gauche » (Babinski, 1890, p. 319), par un tremblement de l'aile gauche du nez, par une vision lumineuse aux couleurs accentuées et variées ; pendant la durée du scotome, la douleur de tête persiste sous forme d'élancements ; l'attaque survient, qui laisse croire à une épilepsie ; le patient revient à lui, avec une lucidité parfaite. Dans certaines crises, le mutisme est le seul symptôme de l'aura. Il y a par ailleurs hémianesthésie du côté droit, rétrécissement du champ visuel, anesthésie du pharynx. Précédant les attaques convulsives, la migraine serait l'aura : « C'est là un lien qui unit intimement les deux phénomènes et qui suffit presque à établir l'identité de leur nature » (Babinski, 1890, p. 330). Mutisme et migraine sont ici des « équivalents morbides ; or, comme le mutisme, par ses caractères, paraît manifestement de nature hystérique, il doit en être de même de la migraine » (Babinski, 1890, p. 330).

La présence de zones hystérogènes au niveau du cuir chevelu est ensuite à prendre en compte – au vertex, dans la région occipitale, au niveau des tempes. L'activation des membranes de l'œil est responsable de la migraine ophtalmique hystérique. L'expérimentation atteste la présence d'autres zones au niveau de la région ovarienne, de la région dorsale, sous les seins, etc. Une pression exercée sur celles-ci fait apparaître ou disparaître une manifestation hystérique. Babinski rapporte le cas d'une patiente qui, après une sensation de constriction dans la gorge et des mouvements rapides d'élévation et d'abaissement de la paupière droite, ressent une violente douleur de tête, accompagnée d'une vision en forme d'étoile : crises de quelques minutes, qui apparaissent spontanément six à huit fois par jour, et qu'on provoque par compression d'un point de la région dorsale ; la malade obtient un effet identique en fermant l'œil droit. Les accès de migraine hystérique apparaissent sous l'influence d'une pression au niveau d'une zone qui représente ainsi, « qu'on nous passe ce néologisme, un *point migrainogène* analogue aux points dits hystérogènes » (Babinski, 1890, p. 331).

2) L'évolution de l'affection – manière dont elle débute (début rapide, mais non brusque), mode de terminaison (guérison imprévisible, mais brusque, souvent provoquée par une émotion) – est un élément d'appréciation. Si un syndrome succède à un phénomène hystérique, ou s'y substitue, alternant plusieurs fois avec lui, il y a lieu de supposer qu'il est un équivalent.

3) Lorsqu'une manifestation paraît dépendre d'un sentiment ou d'une émotion, les présomptions en faveur de sa nature hystérique sont grandes. Babinski signale le cas d'une jeune fille chez qui la migraine se développe sous l'influence de la peur : il lui suffit de penser au scotome pour que celui-ci apparaisse. Inversement, les paroles encourageantes d'une connaissance mettent fin à la crise.

4) L'efficacité du traitement est indicative. Le bromure de potassium n'a pas d'effet sur l'hystérie. S'il guérit une migraine, elle n'est pas hystérique. Hydrothérapie, hypnotisme exercent en revanche une action sur cette affection.

5) L'hypnose reproduit les symptômes d'une maladie organique avec une ressemblance qui paraît parfaite à l'observateur peu attentif. Par suggestion, l'hystérique parvient à « reproduire, avec une exactitude rigoureuse, des troubles fonctionnels, sinon exclusivement, du moins principalement, quand ceux-ci sont de nature hystérique » (Babinski, 1890, p. 317). Un syndrome reproduit sous hypnose peut être supposé hystérique. Babinski dit ainsi avoir fait apparaître et disparaître par suggestion, chez une malade de 20 ans, des accès de migraine ophtalmique. Si la malade reconnaît avoir éprouvé « les mêmes sensations que lorsque ces phénomènes se produisent spontanément » (Babinski, 1890, p. 329), il reste qu'il est « impossible de savoir si la reproduction expérimentale du scotome en constitue la copie rigoureuse » (Babinski, 1890, p. 332). Aucune preuve n'établit l'origine hystérique d'une migraine ophtalmique. Seules des présomptions fortes existent.

Une question demeure : peut-on rencontrer une hémiopie, symptôme habituellement étranger à l'hystérie ? Des modifications principales du champ visuel – scotome central, rétrécissement concentrique, hémiopie latérale – cette dernière est rare chez les hystériques, à l'opposé du rétrécissement concentrique au contraire fréquent. Or dans la migraine ophtalmique, l'hémiopie est quasi constante : « Nous sommes donc ici en face d'une contradiction en apparence flagrante » (Fink, 1891, p. 47). L'achromatopsie et le rétrécissement concentrique du champ visuel sont des troubles visuels hystériques majeurs. Lorsqu'on examine les yeux d'une hystérique atteinte de rétrécissement concentrique d'un seul champ visuel, en la faisant regarder alternativement d'un côté et de l'autre, « nous obtenons à peu près les mêmes réponses que d'un hémianopsique examiné dans les mêmes conditions » (Gilles de la Tourette, 1891b, p. 273) (Féré, 1882, p. 61). Gilles de la Tourette résume 13 observations de migraine ophtalmique hystérique, dont quatre présentent une hémiopie : 1) chez Fink : « Hémiopie transitoire à la suite des attaques. Rétrécissement du champ visuel à 55° de chaque côté. Amblyopie à forme transitoire » (Fink, 1891, p. 21). 2) Chez Féré : « M. le Dr. Meyer constate une hémiopie gauche à forme spéciale, en ce sens que la vision dépasse un peu le centre, et que le champ visuel est généralement rétréci, mais surtout du côté gauche » (Féré, 1881, p. 639). 3) Chez Baron : « Les objets et les personnes peuvent être vus à moitié, et la moitié qui a disparu correspond à l'œil gauche. » Examen par Galezowski : « Amblyopie avec dyschromatopsie très accentuée de l'œil gauche. Le champ visuel de cet œil est rétréci concentriquement et l'anesthésie périphérique atteint en bas et en dehors le point central de la vision » (Baron, 1878, p. 33). 4) Chez Babinski : « À certains moments, la malade ne voit que la moitié des objets qu'elle fixe [...]. Rétrécissement double du champ visuel, mais bien plus prononcé à droite ; [...] dyschromatopsie [...]. M. Parinaud a bien voulu examiner la malade pendant une de ces attaques provoquées par suggestion au moment où la malade ne voyait plus que la moitié des objets. Le champ visuel [...] est à ce moment encore plus rétréci qu'à l'état normal, mais on ne constate pas les caractères objectifs de l'hémiopie permanente » (Babinski, 1890, p. 329).

Dans chacun de ces cas, l'hémiopie serait due, après examen, à un rétrécissement concentrique du champ visuel. La migraine ophtalmique hystérique (dont l'hypothèse est formulée à partir de 1888) dépendant de zones migrainogènes, dispersées de manière réglée en différents points du corps et localisées plus particulièrement au niveau du cuir chevelu et des yeux, est provoquée par pression sur ces zones et par suggestion : il est possible de la reproduire expérimentalement chez n'importe quel hystérique. Elle est répétable à volonté ; on pourrait dire qu'elle est une *migraine expérimentale.* À rebours, on la fait disparaître à volonté. Il suffit que le patient pense à son scotome pour que le scotome surgisse ; il suffit qu'on le rassure pour que la maladie le laisse en paix.

*

L'hystérie a disparu des classifications des troubles mentaux, notamment du *Diagnostic and Statistical Mental Disorders* III (1980), ainsi que de sa révision. Dans le DSM-IV, dans sa version révisée le DSM-IV-TR, elle est dissoute parmi les troubles somatoformes, les troubles dissociatifs, les troubles factices et les troubles de la personnalité (personnalité histrionique et personnalité dépendante). Certains de ses traits croisent des traits du désordre de somatisation (« syndrome de Briquet »). Des patients qui, entre 1950 et 1970, étaient diagnostiqués comme hystériques relèvent d'autres catégories psychiatriques : 66 % des patients qui satisfaisaient aux critères de Feighner pour le désordre de Briquet (hystérie) et la personnalité antisociale sont en 1977 considérés comme cyclothymiques (Akiskal *et al.*, 1977). La cyclothymie fait partie de ce qu'on appelle, depuis 1957, les « troubles bipolaires » (à deux pôles de symptômes – par opposition aux « troubles unipolaires » qui ne comportent qu'une série de symptômes). Plus large que n'était la classique psychose maniacodépressive, la catégorie des troubles bipolaires laisse cependant de côté des troubles qui, cliniquement, devraient relever de celle-ci. C'est pourquoi, en 1983, Akiskal préfère parler de « spectre bipolaire », insistant sur la continuité entre troubles unipolaires et bipolaires, et reconnaissant entre ces extrêmes des formes atténuées plus fréquentes, mais mal diagnostiquées. Les études portant sur les relations entre migraine et troubles bipolaires distinguent troubles bipolaires I, troubles bipolaires II, cyclothymie. Le trouble bipolaire I se caractérise par un ou plusieurs épisodes maniaques, habituellement accompagné(s) d'épisodes de dépression majeurs ; le trouble bipolaire II comporte un ou plusieurs épisodes de dépression majeurs, avec au moins un épisode d'hypomanie. Alors que la prévalence de la migraine dans le trouble bipolaire I est relativement faible, la prévalence dans le reste du spectre est élevée. Un grand nombre de patients bipolaires souffrent de migraine avec aura. Réciproquement, on constate des taux élevés d'hypomanie chez des patients atteints de migraine avec aura. Quant à la prévalence du spectre bipolaire parmi les migraineux, elle est comparativement faible, mais reste supérieure à la prévalence du spectre bipolaire au sein de la population générale.

Bien que l'hystérie soit obsolète, l'étude de ses liens avec la migraine met en évidence l'existence d'une migraine réversible, répétable, qui dépend de la croyance, des fantasmes, qui se déclenche à l'occasion de peurs, de colères, de désespoirs, à la seule pensée de la maladie : une *migraine artificielle* qui joue un rôle dans l'économie émotionnelle d'un patient. Par ailleurs, au croisement des deux affections, se trouvent des images : *boule* hystérique, *clou* hystérique, auxquelles correspondent un complexe de sensations, une expérience mal accessible, dans ses contrariétés phénoménales. Personne ne sait trop ce qui est désigné par *boule* ; mais le mot est en usage. De même, le *clou* est attesté en des sens divers. Si aucun corps étranger en forme de globe ou de clou n'est présent à l'hystérique, la sensation de ce corps étranger existe pour lui. À ce titre, les mots vagues des patients ne sont pas bannis du lexique technique médical. Une lettre peu citée de Freud à Fließ assigne, au reste, une cause matérielle à certaines expressions du mal de tête hystérique, qui trouverait son origine dans le fait de contraindre par l'immobilité la tête d'un enfant à pratiquer une fellation ; le père de Freud semble avoir imposé à ses propres enfants de telles pratiques :

> Le mal de tête hystérique avec pression au sommet du crâne, aux tempes, etc. relève des scènes où, aux fins d'actions de la bouche [aux fins de pratiques buccales], la tête est fixée (plus tard attitude récalcitrante chez le photographe qui coince la tête [c'est-à-dire chez le photographe qui utilise un serre-tête pour réaliser des photographies avec long temps de pose]). Malheureusement mon propre père a été l'un de ces pervers et a été responsable de l'hystérie de mon frère [...] et de celle de mes sœurs (Freud, 2006).

Dans la pression qu'éprouve la tête correspondant à une pression vécue, l'hystérique retrouve le sens littéral des mots, des expressions, donnant une interprétation matérielle aux métaphores. L'étude des noms à travers lesquels se disent les douleurs de tête s'arrête à un donné irréductible aux faits linguistiques. La migraine paraît écartelée entre physiologie et psychologie. Ce qui toutefois relie ces deux ordres, c'est qu'elle peut être considérée comme une stratégie visant à rétablir un équilibre physiologique ou émotionnel. Sacks formule l'hypothèse selon laquelle la migraine serait originellement une réaction adaptative de retrait face à une menace physique et à certaines émotions élémentaires, lorsqu'une action directe (du style combat ou fuite) n'est ni permise ni possible – la migraine se complexifiant avec le développement historique des sociétés et les refoulements culturels. Dans la migraine hystérique, différents ordres de symptômes se superposent ; des symptômes physiologiquement ancrés peuvent avoir secondairement une fonction symbolique : « Les symptômes migraineux peuvent constituer, pour ainsi dire, un alphabet ou un protolangage corporels, qui peuvent ultérieurement être utilisés comme un langage symbolique » (Sacks, 1986, p. 289).

CHAPITRE 9

UNE QUESTION D'ANATOMIE :
LA MIGRAINE OPHTALMOPLÉGIQUE

Il faut s'attacher à une question « minuscule », qui paraît se résumer à une cartographie des nerfs et muscles. C'est un détour peut-être ennuyeux. Une forme rare de migraine, isolée par Charcot – la migraine ophtalmoplégique, consiste en une migraine avec paralysie de certains muscles de l'œil (du grec *ophtalmos*, œil, et *plêgê*, coup). Si ce n'est pas Charcot qui la décrit pour la première fois, c'est lui qui en 1890 lui donne le nom sous lequel elle est, depuis, désignée :

> Je désignerai [...] le syndrome dont il s'agit sous le nom de *migraine ophtalmoplégique* [...]. En Allemagne, où les premières descriptions du complexus morbide ont été faites, on le désigne sous le nom de *paralysie oculo-motrice récidivante* (Manz, Mauthner) ou de *paralysie oculo-motrice périodique* (Joachim, Senator). À ces dénominations je préfère celle de *migraine ophtalmoplégique*, d'abord parce [...] qu'elle fait mieux image, signalant les analogies incontestables qui existent entre l'affection qui nous occupe et les migraines classiques ; ensuite parce qu'elle relève un élément qui ne figure pas dans les autres dénominations, à savoir l'élément douleur, lequel joue, dans l'espèce, un rôle considérable, car, en somme, dans cette sorte de migraine, la paralysie de l'oculo-moteur n'apparaît jamais, autant qu'on sache, qu'à la suite d'une période douloureuse le plus souvent accompagnée de vomissements (J.-M. Charcot, 1890a, p. 83) (J.-M. Charcot, 1892, p. 71-72).

Une description d'une paralysie du tronc du nerf oculomoteur d'origine traumatique, précédée de migraines, fut faite par Gubler en 1860 : mais il ne la rattacha pas à la migraine. Le célèbre récit du cas rapporté par Möbius en 1884 fit date. La migraine ophtalmoplégique est aujourd'hui une espèce de névralgie selon l'International Headache Society qui la définit comme une série d'attaques récurrentes de mal de tête à caractère migraineux, associées à une parésie d'un ou plusieurs nerfs crâniens oculaires, en l'absence de toute lésion intracrânienne décelable, et qui propose les critères suivants (Headache Classification Subcommitte of the International Headache Society, 2004, p. 131-132) : 1) au moins deux attaques de mal de tête « de type migraineux »[1] ; 2) un mal de tête « de type migraineux », accompagné ou bien suivi dans les quatre jours qui suivent son apparition de parésie d'un ou plusieurs nerfs crâniens (III, IV, VI) ; 3) exclusion de lésions intracrâniennes (dues à un traumatisme, à une tumeur, à la syphilis, à un anévrysme, à la tuberculose, etc.).

Dès les premières descriptions du syndrome, l'étiologie ne va pas de soi : la migraine ophtalmoplégique est-elle fonctionnelle, ou a-t-elle un substrat anatomo-pathologique ? Son mécanisme est interrogé : s'agit-il d'une *paralysie centrale*, d'une *paralysie basilaire* ou d'une *paralysie périphérique* ? Alors que dans les paralysies centrales, le foyer de la maladie se trouve dans le noyau des nerfs, dans les paralysies basilaires il se situe dans le trajet qui va du tronc à la base du cerveau ; dans les paralysies périphériques enfin, le foyer concerne les fibres nerveuses qui s'étendent de la sortie du tronc cérébral jusqu'aux muscles innervés.

Les questions physiopathologiques qui s'imposent de la biologie renouvellent passablement la problématique qui, sur la migraine, avait été jusque-là envisagée.

ÉLÉMENTS D'ANATOMIE

Les mouvements du globe oculaire dépendent de quatre muscles droits et de deux muscles obliques (dont l'action s'exerce en effet suivant des directions non parallèles au plan de symétrie du corps) : droit supérieur, droit inférieur, droit interne (dit aujourd'hui « droit médial »), droit externe (dit aujourd'hui « droit latéral »), petit

---

1. La troisième édition (version beta) de l'*ICHD* laisse entièrement de côté toute comparaison, même minimale, à la migraine : le mal de tête ophtalmoplégique y est caractérisé seulement comme unilatéral (Headache Classification Committe of The International Headache Society, 2013, p. 781).

oblique (« oblique inférieur ») et grand oblique (« oblique supérieur »). Par ailleurs, trois paires crâniennes de nerfs contribuent à la mobilité du globe oculaire, en innervant les muscles droits et obliques : le nerf oculomoteur commun (III), le nerf trochléaire ou pathétique (IV) (ce dernier adjectif provenant de l'attitude produite par ce nerf de l'œil et le muscle qu'il innerve, dans la mesure où il fait exécuter au globe oculaire les mouvements qui caractérisent les passions violentes), et le nerf abducens ou moteur oculaire externe (VI). Pour chaque œil, il existe donc six muscles moteurs pour le globe oculaire, à quoi il faut ajouter le muscle releveur de la paupière supérieure, ainsi que les muscles de la motricité de l'iris (sphincter de l'iris) et de l'accommodation (muscle ciliaire).

Chacun des nerfs oculomoteurs peut se diviser en trois régions : 1) les noyaux sont situés dans le tronc cérébral ; 2) ils donnent naissance aux racines qui cheminent jusqu'à la sortie du tronc cérébral ; 3) aux racines succèdent les troncs des nerfs oculomoteurs qui vont de la sortie du tronc cérébral jusqu'aux muscles innervés. À ces trois régions correspondent trois foyers possibles de paralysie : 1) paralysie nucléaire ; 2) paralysie basilaire ; 3) paralysie périphérique. On parlerait aujourd'hui respectivement d'atteintes nucléaire, radiculaire, tronculaire.

Le nerf oculomoteur commun (III), qui possède un noyau complexe, pénètre dans le sinus caverneux, puis dans l'orbite où il se divise en deux branches, une branche supérieure qui innerve le droit supérieur et le muscle élévateur de la paupière, et une branche inférieure qui innerve le droit interne (médial), le droit inférieur, le petit oblique (oblique inférieur). Du nerf destiné au petit oblique (oblique inférieur), partent des fibres parasympathiques qui fournissent le ganglion ciliaire, et par là le muscle ciliaire et le sphincter de l'iris. Une paralysie du tronc du nerf oculomoteur commun (ou paralysie complète) se manifestera donc par les symptômes suivants : 1) ptosis, à cause de la paralysie du muscle releveur de la paupière ; 2) strabisme externe, dû à l'hyperactivité du muscle droit externe, le nerf abducens n'étant pas affecté : l'œil se déplace facilement vers l'extérieur ; 3) paralysie des mouvements du globe oculaire vers le bas, le haut, le dedans : les mouvements du globe oculaire dans ces directions sont limités ; 4) diplopie croisée horizontale par paralysie du droit interne (« l'image de l'œil gauche est à droite du malade, celle de l'œil droit à sa gauche »), devenant verticale dans les tentatives de regard vers le haut et le bas (paralysie du droit inférieur, droit supérieur, petit oblique) ; 5) mydriase due à la paralysie du sphincter de l'iris ; 6) paralysie de l'accommodation due au muscle ciliaire (impossibilité de fixer un objet à courte distance et de lire une petite écriture).

La diplopie binoculaire se montre généralement au début de la paralysie, avant les troubles de la motilité. Elle n'est perceptible que si le ptosis n'est pas complet ; il peut être nécessaire de soulever la paupière paralysée pour la mesurer. Pour constater la position relative des images doubles, on utilise un verre coloré rouge (le test au « verre rouge » est, d'ailleurs, toujours pratiqué) devant l'œil supposé normal, et l'on demande au patient de fixer la flamme d'une bougie. Celui-ci aperçoit deux flammes, l'une colorée en rouge, l'autre ayant sa coloration normale. Supposons que l'œil malade soit l'œil gauche et que le verre coloré soit placé devant l'œil droit. La diplopie est dite homonyme, quand l'image colorée en rouge, vue par l'œil droit, se trouve à droite du malade ; elle est dite croisée, quand l'image rouge de la flamme se trouve à gauche. Elle est dite verticale, si les images doubles sont l'une au-dessus de l'autre.

En tant qu'elle produit une paralysie du grand oblique (oblique supérieur), la paralysie du nerf trochléaire (IV) (ou pathétique) se manifeste par une rotation (le pôle inférieur du globe est déplacé vers l'intérieur) et une légère élévation du globe oculaire (à cause du droit supérieur). Cela entraîne une diplopie, maximale lorsque le patient regarde vers le bas et en dedans. Le patient tend à incliner sa tête du côté opposé au muscle paralysé, pour induire une rotation de l'autre globe oculaire et égaliser ainsi l'axe vertical des deux yeux.

Quant à la paralysie du nerf abducens (VI), elle se signale par un strabisme convergent (limitation en abduction, c'est-à-dire limitation du mouvement vers l'extérieur), une tête tournée du côté de la paralysie, une diplopie horizontale maximale lorsque le patient regarde en dehors.

DÉCOUVERTE DE LA MIGRAINE OPHTALMOPLÉGIQUE

« Paralysie oculomotrice périodique », « paralysie oculomotrice périodique récidivante », « paralysie oculomotrice récidivante », « névralgie oculaire à retour périodique », « migraine ophtalmoplégique », « migraine avec paralysie du troisième nerf » : ces expressions couramment rencontrées désignent-elles un même syndrome ? Elles traduisent, en tout cas, des interrogations. La paralysie est-elle liée à la migraine ? Connaît-elle une périodicité remarquable ou est-elle simplement récurrente ? Ses accès sont stéréotypés : chez un sujet, elle concerne le même côté et alterne de manière rarissime ; elle succède à une douleur de tête analogue à la douleur migraineuse – les cas de paralysie sans douleur étant rares – et s'inscrit dans une histoire familiale ou individuelle migraineuse.

La première description du syndrome est celle que fait Gubler en 1860. Le patient souffre de migraines violentes, mais sans relation explicite avec la paralysie. La dernière dont il ait souffert avant son entrée à l'hôpital, est contemporaine (il y a même une légère antériorité du ptosis sur les douleurs migraineuses) d'une paralysie affectant la troisième paire de nerfs et se manifestant par un ptosis. Parmi les symptômes, Gubler note un myosis (rétrécissement de la pupille) ; habituellement, une paralysie du troisième nerf produit une mydriase (dilatation de la pupille avec immobilité de l'iris due à une paralysie du sphincter de l'iris), non un myosis. Gubler suppose donc une « sorte » de paralysie concomitante du grand sympathique du côté droit, et une abolition de ses fonctions. Alors qu'une paralysie du troisième nerf se signale par une altération des mouvements de l'œil vers le haut, l'intérieur, et le bas, qui ont pour effet un strabisme divergent (le muscle droit latéral ou externe étant hyperactif par une absence de paralysie du nerf abducens [VI]), le patient ne présente, lui, aucun strabisme : il y aurait donc également paralysie du sixième nerf. L'autopsie révèle « un épanchement plastique sous-arachnoïdien, de teinte laiteuse, plus abondant vers l'origine du moteur oculaire commun du côté droit » (Gubler, 1860, p. 66), qui a sans doute une cause traumatique d'origine périphérique (ou basilaire).

En 1884, l'observation de Möbius, portant sur le cas d'une fillette, pose des interrogations qui deviendront classiques. L'hyperémie et l'anémie sont-elles des mécanismes pathologiques en jeu dans la paralysie oculomotrice récidivante ? Faut-il envisager un foyer d'inflammation, une tumeur, une lésion au voisinage du noyau de l'oculomoteur commun ? Y aurait-il une paralysie par auto-intoxication ? Une origine névrotique migraineuse ? Cette forme d'ophtalmoplégie récidivante serait, selon Möbius, un processus pathologique tendant à s'aggraver. Les attaques de sa patiente présentent, en outre, une périodicité difficile à expliquer. Celle-ci, très prononcée pour certains malades, ne l'est pas pour d'autres. À partir de cette remarque, Senator distinguera deux types de crises : des crises *strictement périodiques* telles que la paralysie, après chaque attaque, est complètement finie ; des crises désignées comme « *paralysies à exacerbations périodiques* » qui, après l'attaque, laissent des symptômes (mydriase, léger ptosis, strabisme, etc.) (Senator, 1887, p. 255).

Où se localise le processus pathologique : la paralysie est-elle *périphérique* ou *centrale* ? Möbius précise le sens de « périphérique ». Si par ce terme on englobe les paralysies basilaires et les paralysies concernant le tronc nerveux, alors la majorité des paralysies oculaires devraient être qualifiées de « périphériques » ; si par ce terme, en revanche, on désigne les seules paralysies touchant le tronc nerveux, alors la plupart des paralysies oculaires sont cérébrales et centrales. Le caractère de la douleur, de type migraineux ou tumoral, plaide en faveur de cette dernière origine ; la douleur a un « comportement bizarre » (Möbius, 1884, p. 606), puisqu'elle cesse quand apparaît la paralysie.

Cette localisation est contestée. Les paralysies strictement périodiques, selon Senator, relèveraient d'une cause fonctionnelle et dynamique, à la différence des paralysies à exacerbations périodiques (avec persistance de symptômes entre les crises) qui ne peuvent reposer sur des modifications purement fonctionnelles ou des modifications anatomiques passagères. S'appuyant sur les cas d'autopsie connus au moment où il écrit, Senator conclut que ces paralysies à exacerbations périodiques ont pour cause une lésion organique située à la périphérie ou à la base de l'oculomoteur commun. Selon Charcot, l'hypothèse d'une origine *périphérique* de la migraine ophtalmoplégique s'appuie en outre sur deux arguments régulièrement évoqués depuis Möbius : l'ophtalmoplégie totale (portant sur les deux branches – inférieure et supérieure) du nerf oculomoteur commun et l'unilatéralité de la paralysie :

> Tout porte à croire que c'est d'une lésion périphérique basale qu'elle relève. Le fait de la coexistence constante [...] de l'ophtalmoplégie interne et de l'ophtalmoplégie externe[2], et aussi le caractère unilatéral de l'affection plaident en faveur de cette opinion contre l'hypothèse d'une altération nucléaire (J.-M. Charcot, 1892, p. 88).

---

2. Charcot rappelle la définition de ces expressions : « la dénomination d'ophtalmoplégie externe est réservée aux cas où les muscles extérieurs de l'œil, seuls, sont paralysés, tandis qu'on appelle, avec Hutchinson du nom d'ophtalmoplégie interne celle où, au contraire, la paralysie porte exclusivement sur les muscles ciliaires et iriens » (J.-M. Charcot, 1892, p. 71).

On peut résumer ainsi la marche de la migraine ophtalmoplégique : l'accès débute par une douleur violente localisée d'un
seul côté pendant la durée de l'attaque, le maximum douloureux
se situant au niveau orbital, supra-orbital, temporal, occipital ou
frontal. On a toutefois des accès sans douleur. Lorsqu'elle existe,
la douleur est homolatérale à l'œil qui sera paralysé. Elle s'accompagne de nausées, de malaises, de vomissements, mais
pas systématiquement. La durée de la période douloureuse est
variable, mais elle précède la paralysie et peut persister après son
apparition. Le plus souvent, elle se termine brusquement, comme
si elle jouait « le rôle de ce qu'on appelait autrefois un phénomène
critique » (J.-M. Charcot, 1892, p. 77). La migraine ophtalmoplégique se divise ainsi en deux périodes successives : la période
douloureuse peut d'ailleurs exister seule, et n'être pas suivie de
paralysie.

Les phénomènes de paralysie qui succèdent aux phénomènes
douloureux concernent souvent le même œil – les paralysies
alternes sont peu répandues. On en trouve pourtant (Darquier,
1893) (J.-B. Charcot, 1897). Un cas de paralysie bilatérale est
attesté (Cantalamessa, 1891). Parmi les cas recensés, on trouve
des paralysies du moteur externe (VI). Les autres nerfs crâniens
ne participent pas en général à la paralysie. Les côtés droit et
gauche sont également touchés.

Parmi les symptômes exceptionnels, on signale le délire
(Gubler, 1860), des crises épileptiformes (Thomsen, 1885), des
troubles de la sensibilité spéciale (Hinde & Moyer, 1887) (Suckling,
1887), des difficultés à parler (Hinde & Moyer, 1887) (Bernhardt,
1889), des phénomènes pathologiques au niveau de l'oreille dus
à la présence d'un polype (Wadsworth, 1887), une hyperthermie
(Ballet, 1897).

La date du premier accès n'est pas toujours renseignée.
D'après les indications chronologiques, les crises débutent dans
l'enfance (voire la toute petite enfance) et au début de l'adolescence. Pour la patiente de Darquier, dont l'histoire individuelle
migraineuse est évidente, la première attaque de migraine ophtalmoplégique a lieu à 65 ans.

La périodicité, très variable, se mesure parfois en années
(Gubler, 1860) (Möbius, 1884) (Saundby, 1885) (Bernhardt, 1889)
(Darquier, 1893) ; certaines crises reviennent quelques fois par an
(Thomsen, 1885) (Hinde & Moyer, 1887) ; d'autres ont une périodi-
cité mensuelle (Hasner, 1883) (Wadsworth, 1887), voire hebdoma-
daire (Bernhardt, 1889).

La durée des accès varie en fonction des individus, et pour un même individu (Thomsen, 1885) (Hinde & Moyer, 1887). La durée la plus courte observée est de 24 à 36 heures (Manz, 1885) (Manz, 1889). Plusieurs crises ont une durée mensuelle – un à trois mois (Gubler, 1860) (Saundby, 1882) (Möbius, 1884) (J.-B. Charcot, 1897). Charcot signale une attaque dont la période de paralysie dura trois ans.

La différence sexuelle est peu marquée. Sur 20 cas étudiés, 10 concernent des hommes, 10 des femmes. Des résultats significatifs, dans des enquêtes contemporaines, confirment ces données : Corbett, en 1983, montre qu'à la différence des autres formes de migraine, la migraine ophtalmoplégique touche autant les hommes que les femmes.

À la différence de la migraine ordinaire qui au cours du XIXe siècle est préférentiellement associée aux classes sociales aisées, la migraine ophtalmoplégique affecte des malades de condition sociale peu élevée.

La plupart des patients sont hospitalisés. Le syndrome est handicapant, compte tenu de sa durée. La diplopie qui accompagne les troubles, lorsque le ptosis n'est pas complet, empêche un certain nombre d'activités.

La thérapie n'est pas unifiée. Certains médecins ne prescrivent aucun traitement (Hasner, 1883). Contre la douleur, on ordonne parfois l'antipyrine (Bernhardt, 1889) (Vissering, 1889). D'un emploi récent, le traitement bromuré n'a pas encore fait ses preuves (Saundby, 1882) (J.-B. Charcot, 1897) (Ballet, 1897). L'iodure de potassium est indiqué lorsqu'il y a des symptômes de paralysie permanente (Ballet, 1897). Il est employé significativement (Saundby, 1882) (Hinde & Moyer, 1887) (Bernhardt, 1889) (J.-M. Charcot, 1892). L'électricité appliquée sur les muscles paralysés semble avoir amélioré l'état des malades (Möbius, 1884) (Thomsen, 1885).

*

Charcot voulait donner au syndrome de migraine ophtalmoplégique un nom qui fasse image et souligne ses analogies avec la migraine classique. Mais quand elle est significative pour la migraine ordinaire, la différence sexuelle n'a guère de pertinence pour la migraine ophtalmoplégique ; les classes sociales concernées ici et là ne sont pas les mêmes. La moyenne d'âge à laquelle elle débute est moins élevée que dans la migraine ordinaire. La douleur, ici, est stéréotypée, affectant quasiment toujours le même côté. La durée des accès est plus longue. La migraine ophtalmoplégique serait « une migraine spéciale et bien à part » (Ballet, 1897). Et la migraine, manquant d'unité, ne constituerait donc pas une entité (J.-M. Charcot, 1892).

Par ailleurs, les symptômes de migraine ophtalmoplégique, manifestement objectifs, quand même on la considérerait comme un trouble fonctionnel, confèrent à cette maladie l'objectivité de la science. Les paralysies cartographiant les nerfs font entrer définitivement la migraine dans la science de la mesure. Rappelons qu'un trouble est dit « fonctionnel » s'il est dû à la perturbation d'une fonction, en l'absence de toute lésion anatomique décelable. Cela n'implique pas qu'il n'y ait pas de signes physiques de ce trouble, ni que le trouble soit psychologiquement produit : « Le plus simple exemple de trouble fonctionnel est une crampe chez un coureur : le muscle souffrant n'est pas malade, des tests sanguins ou des rayons X ne signaleraient aucune anormalité, mais la douleur ressentie n'est assurément pas seulement dans sa tête » (Fleisher, 2003, 1). Il en va de même pour la migraine ophtalmoplégique : une douleur violente affecte le patient, un ou plusieurs nerfs innervant les muscles du globe oculaire sont paralysés, la fonction visuelle est entravée. « Les signes physiques qui accompagnent les troubles fonctionnels d'un appareil quelconque méritent une attention particulière parce qu'ils sont propres à mettre en lumière les conditions physiologiques de ces troubles » (Féré, 1897, p. 954). Ils en éclairent même les mécanismes physiopathologiques. Si les symptômes paralytiques renseignent, qu'en est-il des symptômes douloureux par excellence subjectifs ? « La douleur en général n'est un phénomène subjectif qu'en raison de l'insuffisance de nos moyens d'observation : quand elle est intense, et si on l'observe de près, on voit qu'elle s'accompagne de phénomènes physiques qui permettent d'affirmer l'existence d'un dérangement organique » (Féré, 1897, p. 954) : tension des muscles au voisinage de son siège, exagération du plissement des paupières, saillie de la joue, dilatation de la narine, élévation légère de la commissure labiale, élévation parfois de l'épaule du côté douloureux. La motilité volontaire est affectée : diminution de l'énergie des mouvements (mesurable au dynamomètre), diminution de l'aptitude de la répétition à l'effort, allongement du temps de réaction, perte de précision des mouvements volontaires, tremblements, modification de l'écriture. Troubles de la respiration, sensation d'oppression, d'angoisse, modifications de la voix, de l'articulation (voire suppression de ces fonctions dans la migraine ophtalmique). Affaiblissement général de la sensibilité, masqué par une irritabilité ; modification des sécrétions (urine, larme, sueur). Les troubles vasomoteurs peuvent se manifester par une pâleur de la face, un refroidissement des extrémités, un aspect bleuté des ongles.

Objectivement constatables, ces entraves au mouvement, à la sensibilité, à la circulation, à la respiration ou au langage sont mesurables par des instruments. À travers l'étude de la migraine ophtlamoplégique s'achève la scientifisation de la migraine qui, jusqu'ici, en dehors des théories expérimentales vasomotrices, avait principalement été un objet clinique.

CHAPITRE 10

IMAGES ET MOTS
(esthétiques d'une maladie)

Passer de discours médicaux aux expressions littéraires et icono-graphiques de la douleur migraineuse risque de sembler brutal. De quel droit rapprocher des matrices de représentations aussi diffé-rentes ? La stricte correspondance chronologique ne saurait satis-faire, sinon tout pourrait à tout se comparer dès lors qu'on dirait, par exemple, « de 1821 à 1903 » : une telle mise en relation ne serait guère éclairante. Il faut donc supposer qu'il existe, quant à la migraine, quelque affinité entre des systèmes de représentations, dont il ne s'agit nullement, pour autant, de contester qu'ils ne s'ins-crivent pas dans un ordre linéaire, mais se distribuent selon des régimes radicalement distincts d'intelligence de l'expérience.

Répondre pleinement à l'intuition qui pousse à conjoindre ainsi de tels systèmes impliquerait qu'on soit capable de donner une définition stricte des régimes de discours, de leurs oppositions, de leurs accords. Si on en est loin, on croit pourtant ne pas devoir céder sur cette intuition qui souffle que de Piorry, Airy, Charcot à Sand, Michelet, Grandville, quelque conséquence est bonne. Mais si les concepts médicaux, les outils thérapeutiques, les descrip-tions littéraires et les dessins se rejoignent de quelque manière, peut-on relever, à défaut de forger une définition, le mode selon lequel chacun de ces régimes se représente son objet et construit les expériences en lesquelles il est donné ?

Du milieu du XIXe siècle jusqu'au début de la Première Guerre mondiale, les textes littéraires furent l'objet d'une médicalisation à plus d'un titre. D'abord, parce que la clinique fit son objet des écrits et des dessins d'aliénés. Ensuite, parce que la littérature s'est donné l'ambition de produire une clinique. Les caractères balzaciens, les personnages de Zola sont des « cas ». Les termes techniques, l'argot des médecins acquièrent même une valeur esthétique. Chacun se rappelle l'Avant-propos de la *Comédie humaine* où Balzac faisant l'éloge de Geoffroy Saint-Hilaire (à qui, d'ailleurs, il dédia *Le père Goriot*) dit souhaiter décrire les espèces sociales comme le naturaliste décrit les espèces zoologiques. Ou le mot fameux, dont Goncourt revendique la paternité dans la préface de *La Faustin* : faire un roman bâti sur des *documents humains*. Chacun connaît encore les anecdotes dont fourmille la *Chronique médicale* : Flaubert ou les Goncourt fréquentant les hôpitaux afin de travailler sur « le vrai, sur le vif, sur le saignant » (Goncourt & Goncourt, 1896) (Chaume, 1900) (Segalen, 1902, p. 33-36).

Il y a, par ailleurs, une esthétisation de la clinique. La tradition des médecins cultivés a ses médecins-poètes (on songe au *Parnasse médical français* d'Achille Chéreau, à la brochure de Jean-Louis Alibert) ; ses journalistes médicaux (Cabanès qui rédige ses pathographies et chroniques médico-littéraires) ; ses philologues et érudits (Littré, Daremberg, qui traduisent Hippocrate, Galien, Oribase, etc.).

Le XIXe siècle français se caractérise ainsi par la rencontre inouïe entre une médicalisation des productions esthétiques et une esthétisation de la médecine. C'est de ce point qu'on peut parler d'esthétique d'une maladie : quel est le vocabulaire littéraire de la migraine ; quelles images l'expérience incommunicable de la maladie fait-elle surgir : « Je suis dans ma peau, les autres n'y sont pas » (Maupassant, 1973b, lettre 709, fin août-début septembre 1891, à Cazalis). Les souffrances échappent à la langue, les peurs, les angoisses lui résistent. Certaines maladies – la lèpre – sont visibles. D'autres ne le sont pas, résistant justement à l'image : « [Je] [...] voudrais pouvoir vous *montrer* ma migraine pour vous prouver que je ne puis remuer » (Maupassant, 1973b, lettre 707, 1891 ?, à Mme Émile Strauss). Ces maladies invisibles se résument à l'énonciation, dont l'expression « j'ai mal » est un modèle. Elles se réduisent à des lambeaux de langue, d'images, mais donnent lieu à une esthétique en littérature, en musique, en peinture. Il y a un statut paradoxal des maladies douloureuses, qui, résistant à la langue et à l'image, se réduisent pourtant à des faits de langue.

Ainsi de la migraine qui, comme voulait Balzac, tiendrait en la déclaration : « j'ai la migraine » (Balzac, 1966b, p. 1226), dont la proposition exactement symétrique – « madame a sa migraine » – fait titre d'un vaudeville du milieu du XIXe siècle (Joltrois & Abraham, 1858). Sans rapport direct avec la physiologie médicale, la physiologie sociale tient que cette maladie n'offre pas de symptômes. Pâleur, crispation du visage sont une mise en scène. Toute migraine est une comédie : la « reine des maladies » n'est pas même une maladie. Le crâne migraineux se tait. Le migraineux rejette la société. « J'ai la migraine » : énoncé qui met fin à toute communication ; nulle preuve exigée ; nul démenti possible. Trois mots qui tombent comme un « impôt conjugal » ; sécheresse d'une formule magique ou administrative. La migraine impose silence. Mais ne cesse de se raconter.

Quatre substantifs – *migraine*, *mal de tête*, *douleur de tête*, *névralgie* – sont utilisés couramment dans la littérature française du XIXe siècle comme des synonymes. Par exemple dans *Pot-Bouille*, où Zola met en scène un personnage migraineux, Auguste Vabre, on lit :

> Auguste, le grand, celui qui a une figure de mouton malade [...] : 33 ans, toujours des *maux de tête* qui lui tirent les yeux [...] ; toujours malade, la figure tirée par la *migraine* ; Auguste, que sa *névralgie* empêchait de manger et de boire, semblait les écouter ; il n'eut pas l'air soulagé, tant ses *douleurs de tête* devenaient insupportables (Zola, 1967e, p. 411 ; 471).

Comment ces synonymes sont-ils qualifiés ? À quels termes sont-ils associés ? Ce vocabulaire transmet des représentations dominantes de la littérature, que l'iconographie relève en sa guise: aussi idiote soit-elle, au sens étymologique où elle construit un monde propre, comme Mallarmé et Maupassant s'en plaignent, l'expérience migraineuse déborde la singularité ; elle organise l'emploi du temps d'un sujet en son détail (transformant, par là, l'emploi du temps des autres), découpe l'espace selon des interdits, donne lieu à une météorologie aberrante. Entre tragédie et comédie, elle permet d'échapper à la société, en même temps qu'elle fait société : au-delà des liens biologiques, se crée une famille des migraineux, selon un mode de vie réglementé.

PETITES ET GRANDES MISÈRES DE LA VIE QUOTIDIENNE

Un des symptômes remarquables de la migraine, dit-on, est la douleur, dont on retient volontiers une détermination quantitative d'intensité : non directement décrite, elle se dit au travers de

comparaisons et de métaphores, par le biais d'adjectifs qualificatifs ou d'expressions associés aux mots *migraine, névralgie, mal
de tête, douleur de tête*, qui se substituant au terme *douleur*, ne
désignent pas tant une maladie qu'un symptôme.

Les adjectifs d'intensité « violent », « grand », « gros », « fort »,
« petit », « léger », « doux » témoigneraient d'une certaine objectivation de la souffrance. Cela ne va cependant pas de soi : en
dehors du fait qu'ils représentent, pour un sujet, des extrêmes
au-delà de toute mesure, « petit » ou « grand », par exemple,
sont des adjectifs du jugement difficiles à définir. Une « petite »
migraine est, certes, moindre que les autres migraines, mais l'adjectif introduit une idée de familiarité, d'affection, qu'on trouve *a
fortiori* dans le diminutif « migrainette ».

À côté des gradations d'intensité figurent des variations mal
discernables : « une espèce de migraine » (Sand, 1990, p. 170),
« un peu de mal de tête » – souffrance indéterminée qu'on retrouve
dans les expressions : un « fond de mal de tête », une « ombre de
migraine » (Zola, 1967c, p. 78), un « sentiment de migraine » (Sand,
1990, p. 97), un « soupçon de migraine » (Sand, 1990, p. 190), des
« dispositions à la migraine », des « ressentiments de névralgie »
(Balzac, 1990a, p. 100 ; 574), une « velléité de migraine » (Barbey
d'Aurevilly, 1979a, p. 223), etc. Des traces ou des dispositions :
le migraineux pressent l'arrivée d'une crise à partir de sensations indéfinies qui ne sont pas vraiment des douleurs, mais qui
les annoncent. La douleur n'existe pas seulement comme une
présence, mais comme un souvenir encore, et une anticipation :
elle envahit toutes les dimensions de la temporalité.

Un second ensemble d'adjectifs et d'expressions insiste, par
ailleurs, sur la souffrance morale et les passions que la douleur
produit : l'horreur, la peur, la terreur. L'usage distingue entre
« souffrance » et « douleur », opposant la douleur physique et la
souffrance morale ; et renvoie la souffrance au sujet, tandis que
la douleur en est l'objectivation. Se rapportant à ce que ressent le
sujet en ce que la subjectivité a d'incommunicable, cette seconde
série exprime l'excès de la souffrance. À « petit », « grand »,
« gros », on préfère alors : « atroce », « affreux », « abominable »,
« épouvantable », « féroce », « furieux », « horrible », « terrible »,
« fou », « insurmontable », « insupportable », « intolérable »,
« invincible », « harcelant » ; ces adjectifs quasiment équivalents,
employés tantôt objectivement, tantôt subjectivement, qualifient
aussi bien l'aspect extérieur que l'aspect intérieur d'un substantif.
Si une lèpre « affreuse » est une lèpre qui provoque sur autrui

un sentiment de terreur, qu'est-ce qu'une migraine « affreuse », « épouvantable » ? Il n'y va pas d'un effet produit sur autrui, mais d'un sentiment. Que la migraine soit invisible implique-t-il que ces adjectifs aient toujours une valeur subjective ? Certains d'entre eux pouvaient avoir en latin un sens objectif. Ce fut le cas au XVIIe siècle de l'*hemicrania saeva* (« migraine cruelle » ou « atroce ») (Wepfer), migraine dont la douleur brève, lancinante et pulsative est comme un dard enfoncé dans la joue. Même si quand elle parle d'une migraine « atroce », la langue commune, ne se souvenant guère de cet usage précis, ne conserve que la seule idée d'excès, il n'est pas moins vraisemblable que la référence aux supplices confère une certaine objectivité. Maupassant qui parle des « terribles » migraines qui l'empêchent de travailler (Maupassant, 1973b, lettre 538, 2 janvier 1889, à Victor Havard), souligne que le corps migraineux est « torturé ». Il ne s'agit pas d'une comparaison, comme en témoigne George Sand qui raconte comment son maître d'écriture inventait des instruments de gêne pour forcer ses élèves à avoir la tête droite : « C'était un vrai supplice […], le bandeau donnait la migraine » (Sand, 1970, p. 724). Supplices et tortures servent de référent pour les adjectifs d'excès (« abominable », « féroce », etc.) qui traduisent la souffrance subjective et renvoient objectivement à un corps torturé.

En leur sens affaibli, ces adjectifs signifient aussi l'exagération, l'enflure, une maladie feinte ; mais l'ironie n'apparaît qu'au contexte.

L'ambiguïté entre objectivité et subjectivité caractérise la douleur migraineuse. À propos d'Auguste Vabre, entendant des emballeurs clouer violemment des caisses, Zola écrit : « les coups de marteaux lui fendaient le crâne » (Zola, 1967e, p. 615). Si les marteaux ne fendent pas réellement le crâne d'Auguste, en revanche les coups de marteaux sont cause de sa migraine, comme si celle-ci avait puissance à intérioriser des phénomènes extérieurs : les coups de marteaux ne miment pas seulement les coups que ressent Auguste dans sa tête ; les pulsations qu'il ressent et les coups de marteaux sont, pour lui, une même chose, et c'est en cela même que consiste sa souffrance : il n'y a plus de distinction entre le monde et le sujet. Il n'y a plus de sens à opposer objectif et subjectif, parce que tout ce qui est objectif est immédiatement subjectif. Bien des adjectifs expriment ainsi un rapport de forces, dans lequel le sujet éprouve une diminution de sa puissance : tels sont « insurmontable », « intolérable », « insupportable », « invincible », « triomphant », « harcelant ».

Maux de tête « fous », « migraine à déraisonner » ne sont pas simplement des images ou des hantises, comme il en va chez Mme Zola. L'issue est parfois, en effet, la folie. Avant son internement, Maupassant dit par exemple : « La migraine et l'éther ont provoqué chez moi tantôt deux heures de folie absolue » (Maupassant, 1973b, lettre 772, 1888 ?, à Mme Émile Strauss). Le sujet n'est plus maître de soi : « ravagé » (Zola, 1967e, p. 582), « abruti », « envahi » (Zola, 1967c, p. 139). C'est une guerre : « être vaincu » par la migraine, ou bien « triompher » d'elle ; être « rempoigné par la migraine » (Sand, [1991], p. 394).

La migraine devient une entité (« promener sa migraine [sa névralgie] », la « traîner », « garder la migraine »), susceptible d'une existence propre et indépendante du sujet, « la migraine va mieux ». Davantage, elle acquiert une dimension sociale, en tant qu'elle excède le sujet et appartient à l'histoire. Les défaites et victoires singulières de la vie quotidienne deviennent en effet historiques : « J'avais su une demi-heure avant dîner les mauvaises nouvelles de l'armée, écrit la comtesse de Ségur à la vicomtesse de Pitray en août 1870 : mon dîner m'a travaillé et ma tête a subi aussi une défaite » (Comtesse de Ségur, 1993, p. 179). La guerre de 1870 s'inscrit au sein du sujet. L'histoire marque le corps : toute migraine est ainsi sociale. De même chez Michelet, la maladie et l'Histoire coïncident. Chaque événement migraineux est immédiatement historique (Barthes, 2002, p. 301-302). La migraine est donc un fait – un fait politique et historique, « un fait de classe », disait Barthes : « Voit-on le prolétaire ou le petit commerçant avoir des migraines ? » (Barthes, 1975, p. 128). Par la migraine, le sujet s'inscrit dans l'histoire et l'histoire s'inscrit dans le corps. S'il est vrai qu'une partie du lexique emprunte au vocabulaire des maladies « ordinaires » (« se couver une grosse migraine », « attraper la migraine »), d'autres associations font de la migraine une technique politique, par laquelle l'individu s'efforcerait paradoxalement d'échapper à certaines contraintes sociales.

Vie parisienne : migraines et vapeurs

L'association de la migraine aux vapeurs met en avant de nouvelles déterminations : celle-là ne serait pas une interruption de la vie sociale en général, mais de certaines de ses formes – parenthèse dans la vie familiale, dans la vie de mariage, dans la vie sexuelle. Dans *Charles Aubryes* (Duvernois, s.d.), elle devient l'expression muette du désir de divorce, de la haine inconsciente que l'épouse porte à l'époux.

Perdant son sens médical initial, le terme « vapeurs » n'a au XIXe siècle d'autre valeur que sociale. Le *Trésor de la langue française* le définit ainsi : « *Vieilli* ou *ironique* [surtout appliqué à une femme] : étourdissements, vertiges, migraines, malaises divers ». Apparu au XVIe siècle, semble-t-il, pour désigner des fumées qui, émanant de la matrice malade, provoquent des convulsions ou des crises d'hystérie, le concept de « vapeurs » s'étend au XVIIe siècle à l'hypocondrie (on distingue alors les « vapeurs hystériques » et les « vapeurs hypocondriaques », question se posant de savoir si ce sont là deux maladies ou une seule maladie affectant différemment les deux sexes). Parallèlement, dans la langue classique, les « vapeurs » sont des fumées qui, s'élevant de l'estomac, du bas-ventre ou de la matrice, vers le cerveau, causent des désordres nerveux passagers ou durables ; par extension, elles désignent ces affections nerveuses elles-mêmes. Le discours médical ne reconnaît guère de parenté entre migraines et vapeurs, bien que ces dernières puissent être accompagnées de douleurs de tête. En revanche, la littérature y voit des maladies semblables. Au cours du XVIIIe siècle d'ailleurs, la catégorie médicale de « vapeurs » perd son unité : si elle renvoie à un principe morbide, celui-ci s'exprime de si diverses façons qu'il est difficile d'y reconnaître une maladie unique. Le sens savant disparaît, l'apparition du concept de « névrose » au terme du XVIIIe siècle mettant fin à celui de « vapeurs ». À cet égard, la parution en 1774 de *La philosophie des vapeurs* est significative, puisque sous le nom de vapeurs, sont désormais signifiés les seuls caprices, bouderies, minauderies qu'une femme s'efforce de faire pour paraître jolie. Il y a un *usage* des gestes vaporeux. Comme il y aura un *usage* des gestes migraineux. « Ces vapeurs et ces migraines de commande » (Leclercq, 1835, p. 171) qui se développent au milieu du XVIIIe siècle en Europe (spécialement en France, à Paris), spécifiquement féminines, ne sont que des prétextes. La littérature du début du XIXe siècle conserve à cette association un sens toujours péjoratif. La proximité de deux lithographies de 1823, intitulées respectivement *Les vapeurs* (*Album comique de pathologie pittoresque, Recueils de vingt caricatures médicales dessinées par Aubry, Chazal, Colin, Bellangé et Pigal*, 1823) et *La migraine* (*Album comique de pathologie pittoresque, Recueils de vingt caricatures médicales dessinées par Aubry, Chazal, Colin, Bellangé et Pigal*, 1823), en donnent une illustration.

Dans *Les vapeurs* [figure A], une femme se trouve dans son lit (à gauche de la lithographie, une fenêtre est ouverte), le visage inquiet, entourée d'une soubrette qui lui désigne un chapeau, et d'une autre femme (la mère ? la belle-mère ?) : on cherche à la distraire, mais ses gestes montrent qu'elle ne le veut pas. Un homme élégant (le mari ?) verse une potion dans une cuillère ; derrière un paravent, un autre homme, en pantalon, tenant un chapeau, une canne, porte la main droite à son cœur et esquisse un sourire : il s'agit évidemment d'un amant qui, témoin caché de la scène (vient-il d'arriver ? une porte est, en effet, ouverte derrière lui), songe qu'il est la cause de ces vapeurs.

Dans *La migraine* [figure B], une femme, la tête entourée d'un bandage, porte une main à son front ; elle est assise dans un fauteuil, près d'un guéridon, sur lequel est un livre (au fond, une fenêtre est ouverte). Dans son dos, une soubrette bassine le lit ; une autre empêche un enfant, sur un fauteuil, de jouer du tambour (il ne faut pas faire de bruit). Un troisième fauteuil est vide, fauteuil, semble-t-il, réservé au mari. Deux hommes justement figurent dans cette scène. Déterminer leur statut ne va pas de soi. Un jeune homme élégant part sur la pointe des pieds, avec ses escarpins dans une main, son chapeau et sa canne dans l'autre ; il s'agit d'un visiteur, il se retourne vers la femme migraineuse (est-ce un amant ?) ; un vieil homme (un valet ? le mari ?), en chaussons, avec un mouchoir qui sort d'une de ses poches, réchauffe un vêtement auprès du feu ; il porte une queue de rat ; il s'agit, plus probablement, du mari (cette tenue négligée ne sied guère à un valet, et la queue de rat invite à songer qu'il s'agit d'un huissier, ou d'un notaire, par exemple). Il est, comme dans *Les vapeurs*, impossible de savoir si la souffrance est réelle ou simulée. Par contre, autour d'elle, se construit une histoire qui concerne la vie de mariage.

Ainsi, au début du xixe siècle, s'établit une sociologie de la migraine, qui touche le beau sexe : la Française ; la Parisienne ; la bourgeoise. Mais la migraine est une ruse également masculine de la vie de mariage. Dans *Nana*, Georges prétexte des migraines pour rejoindre Nana dont il est amoureux. De même, dans *La mascotte*, opérette d'Audran, Pippo s'invente, le soir de ses noces, une migraine par crainte du malheur, car Bettina, sa bien-aimée, n'a pouvoir de mascotte, c'est-à-dire de porte-veine, que si elle demeure vierge.

Entièrement sociale, la migraine exprime en même temps l'incapacité ou le refus d'obéir aux contraintes sociales. Pour affronter la société, il faut alors porter un masque, faire semblant d'aller bien, « faire *"l'heureux"* » (Vigny, 1989, p. 247). Ou pouvoir se défaire de sa propre tête : « Y aller sans tête, s'il le faut » (Maupassant, 1973b, lettre 514, 18 mai 1888, à Mme Émile Strauss). En retour, le migraineux gâche la vie sociale. La société le refuse, autant qu'il la rejette. Les règles de bienséance, entre la fin du XVIIIe siècle et le début du XIXe siècle, ont pourtant changé. Parler de ses migraines ou du temps qu'il fait, défaut d'éducation à la fin du XVIIIe siècle (Madame de Genlis, 1782b, lettres 20, p. 129, 43, p. 325) (Madame de Genlis, 1782a, lettres 30, p. 182, 49, p. 295-296), est devenu l'excuse à la mode. Il est désormais de bon ton de parler de soi. L'usage des possessifs devant les termes *migraine*, *névralgie*, *douleur de tête* ou *mal de tête* n'est cependant pas aussi fréquent qu'on aurait pu l'imaginer, dans les agendas et correspondances du moins. Chez une grande migraineuse comme George Sand, on n'en relève guère d'occurrences, sauf à propos de sa petite-fille Aurore, qui souffre continuellement. Quand il est employé, le possessif revêt une dimension de comédie ou d'ironie, ou bien désigne des crises quasiment continues, permanentes ou périodiques (périodicité également suggérée dans une expression comme avoir « ses » règles) : le sujet n'est plus que l'ensemble des migraines qui lui arrivent, une « boîte à migraine », pour reprendre une expression de Maupassant.

Maladie récente, parisienne, maladie des gens de lettres et du monde, des petits employés de bureau, la migraine est liée à l'oisiveté et à l'ennui, à l'essor de la bourgeoisie, des villes, de l'individu.

VIE MONASTIQUE ET EMPLOI DU TEMPS

L'attention du sujet est tournée vers la vie égoïste. Le malade instaure de nouvelles habitudes, de nouvelles contraintes. Son obsession est celle de l'emploi du temps. La vie est réglementée en ses moindres détails. La migraine substitue un asservissement beaucoup plus lourd à l'asservissement que la société imposait. La périodicité, la fréquence des crises invitent à la tenue d'un journal, dans lequel les jours, les heures, sont ponctués par la présence ou l'absence de la migraine : « se lever (s'éveiller) avec la migraine », « se coucher avec la migraine ». La journée est découpée selon la marche de la maladie. Les événements de la vie sont les événements de la maladie. Le futur est habité par la crainte des crises : « Je ne suis jamais sûr du lendemain ou même de l'heure suivante » (Maupassant, 1973b, lettre 403, 1885, à Cazalis). En sorte que n'avoir pas de migraine est aussi invivable qu'en avoir (Goncourt & Goncourt, 1956, vol. 2, p. 414). Pour échapper aux événements de souffrance, le migraineux est contraint de vivre selon une régularité monastique, par rapport à quoi chaque écart est sanctionné :

> Il m'est impossible [...] de me permettre la plus légère déviation de mes habitudes : me coucher une heure plus tard, prendre mon café une heure trop tard, dormir une heure de plus, toutes ces petites infractions sont sévèrement punies par la *nature* ! Elle m'inflige d'atroces migraines, des douleurs de tête intolérables (Balzac, 1990a, p. 777).

Cette ascèse, qui s'exprime volontiers en une succession d'interdits, suppose un « bon sens », la capacité de juger au mieux ce qu'il convient de faire ou de ne pas faire pour éviter la migraine. Le monde en son ensemble est réglementé : « Je n'ai de ma vie autant souffert de la tête [...]. Je ne puis me tirer d'affaire que par *la plus monastique régularité* » (Balzac, 1990a, p. 825). Car « la monastique régularité » est « le grand préservatif : se coucher, se lever, manger à des heures bien fixes » (Balzac, 1990a, p. 837). L'ordre, la règle deviennent une obsession : « Maniaque déjà comme un vieillard, écrit Zola à propos d'Auguste Vabre, plié aux habitudes de sa vie de garçon chaste et économe » (Zola, 1967e, p. 556). Tel est le migraineux en son corps étriqué (Delacroix, 1932c, p. 20) : diminué, rétréci.

MÉTÉOROLOGIE ET PETITE PHYSIQUE ABERRANTE

L'espace aussi est réglementé : chaque objet est susceptible de « faire mal à la tête », de « donner la migraine ». Une autre causalité s'installe : le monde obéit à des lois propres, aberrantes, contradictoires parfois. À côté de la méticulosité policière, la contingence surgit : monde du soupçon, de la menace, où il faut rendre compte de chaque action, chaque décision pouvant laisser place au remords (« si je ne m'étais pas levé si tôt, la crise n'aurait pas été déclenchée »). Mais les plus grandes irrégularités règnent. Tantôt aucune cause n'est désignée ; tantôt tout est cause (et les moustiques donnent la migraine [Gide, 1951, p. 177]). Ainsi la luminosité, les couleurs.

Les odeurs encore ; l'encens ; le musc, la menthe, l'odeur des fleurs, n'importe quel parfum. Le bruit est dénoncé (Balzac, 1990b, p. 690) (Goncourt & Goncourt, 1921, p. 113). En vertu de la mystérieuse liaison entre la tête et l'estomac, la faim, un jeûne prolongé, l'absorption d'un aliment particulier (le poisson chez Madame Hanska [Balzac, 1990b, p. 1063]) sont mentionnés : « Dès que je suis mal nourri, je névralgise [*névralgiser* est l'un des nombreux néologismes dont use Huysmans] », explique Durtal (Huysmans, 1915, p. 213). Les alcools sont mis en cause (vin de quinquina chez Michelet, cidre chez Barbey d'Aurevilly, marc chez Gide).

Des migraines sont causées par les larmes. Ainsi de cette migraine qu'a Chopin, lorsque par hasard il apprend qu'on a annoncé sa mort (Bronislav, 2003a, p. 74) ! Malheur, tristesse, mauvaises nouvelles, soucis, rumination, entêtement, colère : les passions déclenchent les crises, les renforcent. L'ennui et le vague à l'âme aussi (Gautier, 1992, p. 63). Et l'irrésolution, pendant l'amour, a le même effet : « L'indécision d'esprit, au moment du coït, quand on hésite alors à dire une parole libertine, trouble le cerveau et laisse un peu de migraine » (Michelet, 1962, p. 327).

Trop de sommeil. Pas assez de sommeil. Fatigue physique, excès d'activités : George Sand accuse ses activités de jardinage. Michelet, ce qu'on appelle déjà le « shopping ». La conversation, la vie sociale, les gens donnent la migraine. D'autres fois, c'est la fatigue intellectuelle, l'écriture, qui est source de migraine (Baudelaire, 1954, p. 865). Hegel explicite cette dernière cause : ce n'est qu'en vertu d'une habitude que le sujet existe à soi-même comme être pensant, et se saisit comme *cogito*. Ladite « immédiateté à soi » du sujet pensant implique toujours, de quelque façon, le corps ; il n'y a pas de pensée désincarnée. La preuve en est que celui qui n'a pas l'habitude de ce rapport de soi à soi, ou de la vie réflexive, et qui s'y applique un peu longuement, souffre de migraine : « L'absence d'habitude et une longue application de la pensée donnent la migraine » (Hegel, 1969, p. 426-427) (Hegel, 1988, p. 217). L'émergence du penser se découvre par une souffrance du corps. De même que la douleur musculaire surgit quand on n'a pas l'habitude de faire du sport, de même la douleur de tête apparaît quand on n'a pas l'habitude de penser. Le mal de tête est donc le signal de l'émergence de la pensée en un sujet qui, d'ordinaire, ne se pense pas pensant. Penser demande un effort corporel. Mais l'habitude affaiblit cet affect, le modifie, et va bientôt sans souffrance. Chez celui qui n'a pas l'habitude de penser, le *cogito* est ainsi foudroyant, et ce foudroiement qui surgit lorsqu'un sujet se met à penser son aliénation, en se dédoublant de soi, est la migraine. Celle-ci est rupture d'une habitude, d'où se conclura éventuellement une autre habitude.

Ce n'est pas seulement le travail intellectuel et la réflexion qui sont en cause, mais l'activité de création comme telle :

> Quand je travaille maintenant le soir, qu'il y a eu chez moi, la veille, un échauffement de la cervelle, je suis sûr d'avoir, le lendemain, la migraine. Et cela a lieu fatalement toutes les fois qu'il y a dans mon travail la création de personnages (Goncourt & Goncourt, 1956, vol. 2, p. 1118).

Au contraire, selon Michelet, la création aurait une vertu thérapeutique. Ses migraines, explique-t-il justement aux Goncourt, tenaient à des maux d'estomac qui venaient des travaux du professorat. La solution fut donc d'écrire : « Ma pensée ne portant plus que sur un seul objet à la fois, j'étais guéri » (Goncourt & Goncourt, 1956, vol. 2, p. 27-28). N'occuper sa pensée qu'à un seul objet, serait-ce le remède ? Pourtant les jeux, où l'esprit n'est occupé que d'un objet, « cassent la tête » : « Patience, casse-tête, résultat : migraine » (Sand, [1991], p. 260).

La cause principale reste le climat. Les remarques météorologiques dans les écrits biographiques des migraineux, ainsi que dans les œuvres romanesques, tiennent une place importante. Certes, par eux-mêmes, ces genres appellent ces considérations. Qu'on songe, pour le roman, au célèbre incipit de *Bouvard et Pécuchet*. Quant aux agendas, il leur est structurel de tenir un calendrier du temps et des maux physiques. On songera au *Journal intime* d'Amiel. Mais à ces thèmes propres au roman et au journal intime, des thèmes de la médecine antique sont surajoutés, coexistant sans doute avec des traditions dont l'origine est difficilement repérable ; ce sont des énoncés que tout un chacun a déjà entendus, répétés, de la forme : « J'ai mal à ma jambe, il va pleuvoir (il pleut). » La douleur physique trouve son exact répondant dans le temps qu'il fait (qu'elle suit ou annonce).

Le soleil – sa chaleur, sa lumière – oppresse, éblouit, fatigue : « un peu de soleil, un peu de migraine » (Sand, [1991], p. 167) ; apposition qui devient l'expression d'une causalité : « j'ai pris la migraine au soleil » (Sand, [1991], p. 315). Coup de soleil, insolation : « le soleil l'avait frappé, sa tête se prenait extrêmement » (Michelet, 1976b, p. 159).

Le froid ordonne chez Maupassant une géographie des souffrances : à Aix, Tunis, en Afrique, peu de migraines. Paris en revanche est détestable. Sand dit elle aussi que le froid « serre les tempes » (Sand, 1990, p. 90), et que la migraine provient du fait qu'on a « pris froid ». On attrape la migraine comme on attrape un coup de soleil ou un rhume. Les variations atmosphériques,

le changement de temps, conformément aux croyances populaires, influent également. Le mauvais temps, le temps orageux,
la pluie, la neige occasionnent bien des maux. Le « coup d'air »
est responsable de névralgies. Le manque d'air aussi. Le vent, La
tempête. En retour, la migraine elle-même présage la tempête :
« Forte migraine, qui annonçait la tempête de la nuit » (Michelet,
1962, p. 458). Il n'y a pas seulement un rapport causal entre le
temps et la migraine, mais encore une identité, ce qui fait dire au
jeune Michelet : « Je suis parti pour Bicêtre par un léger brouillard,
la tête comme le temps » (Michelet, 1959b, p. 76). Ou à Balzac :
« J'ai des brouillards sur la cervelle » (Balzac, 1990a, p. 648). Et
parfois, retournement amusant, le temps lui-même souffre de
migraine : « Madame a la migraine. Le temps l'a aussi » (Sand,
1990, p. 414).

La douleur s'étend au monde. Certaines causes favorisent une
crise, qui d'autres fois l'empêchent. Qui trouverait une règle à ces
mécanismes incompréhensibles ? D'où vient que l'odeur de rose
tantôt donne le mal de tête, tantôt ne le donne pas (Descartes,
1973, p. 1051-1052) ?

Le « grand secret » : la société des migraineux

Refermé sur lui-même, « idiot » (Mallarmé, 1995, p. 187,
lettre 55, juillet 1864, à Cazalis), le migraineux exprime un inso-
ciable désir de soustraction. Pourtant, la migraine en même temps
fait société : il y a une société des migraineux. Mais quelle est la
nature des liens qui les soudent ? S'il s'agit bien d'une famille,
celle-ci n'est pas fondée sur la biologie, mais sur le secret, le
non-dit.

Dans la société héréditaire, à laquelle on a d'abord affaire, qu'on
prenne la famille de Flaubert (il est migraineux, sa mère aussi, sa
nièce) ou celle de George Sand (sa mère est migraineuse, Sand
elle-même, son fils Maurice, sa petite-fille Aurore), le thème biologique est à peine développé, et la société migraineuse s'étend plus
loin qu'à la stricte famille biologique. Les *Agendas* ne tiennent pas
seulement un calendrier des migraines de George Sand, mais un
compte exact encore de celles de son secrétaire Manceau. D'où
l'usage du possessif : « *notre* migraine » (Sand, [1991], p. 31). Le
fils de George Sand, Maurice, et sa femme sont en 1867 et 1868
constamment malades. Le 31 décembre 1870, il s'agit cette fois
de Maurice et de sa fille, Lolo. Parfois c'est une migraine à cinq :

« Madame a un peu de mal de tête. Madame Lina aussi, monsieur Alex, Damien, Manceau aussi » (Sand, 1992, p. 37) ! La migraine crée des liens familiaux (mari et femme, frères et sœurs, enfants, amis), qu'elle entretient par des relations d'affection : « Maurice a la migraine, ses filles le câlinent et l'adorent » (Sand, 1993a, p. 433). Cet état maladif ne « laisse pas un jour sans [...] l'inquiétude de la souffrance de l'autre » (Goncourt & Goncourt, 1956, vol. 2, p. 372) : entre 1866 et 1868, les Goncourt ont leur migraine le même jour. Puis le couple connaît des maladies diverses, jusqu'à ce que Jules ait une « désagrégation du cerveau » à la base du crâne et une phtisie foudroyante (diagnostic de Béni-Barde le 17 juin 1870 au soir – Jules de Goncourt meurt le 20 juin).

La migraine fait ainsi partie du roman familial, de ses histoires secrètes. Sand raconte que, petite-fille (elle a moins de 6 ans), elle était jalouse de sa sœur, Ursule, dont les mains guérissaient les douleurs de leur mère :

> Ma mère l'aimait beaucoup, et, quand elle avait la migraine, elle était soulagée par les petites mains fraîches qu'Ursule passait sur son front bien longtemps et bien doucement. J'étais un peu jalouse de ces soins qu'elle lui rendait, mais soit animation au jeu, soit un reste de disposition fébrile, j'avais toujours les mains brûlantes et j'empirais la migraine (Sand, 1970, p. 603).

L'un des autres drames familiaux est également signé d'une migraine : on raconte à la grand-mère que George Sand, préférant sa mère, ne l'aime pas ; la grand-mère déclare à la petite George (elle a alors 13 ans) que sa mère est une femme perdue, et elle, une enfant aveugle ; c'est une grande douleur :

> J'étais clouée sur mes genoux, la tête brisée et courbée par cette voix qui planait sur moi [...]. J'avais une migraine affreuse, je ne pensais plus, je ne vivais plus, j'étais indifférente à toutes choses [...]. Je ne m'aimais plus moi-même (Sand, 1970, p. 857-858).

Des échanges pathologiques ont parfois lieu au sein d'une même « famille ». Si à partir de 1865, la fréquence des crises de George Sand diminue, en revanche son fils Maurice souffre de plus en plus. En août 1870, les premiers maux de tête de la petite-fille Aurore apparaissent. En 1875 (elle a 9 ans), les accès sont si nombreux qu'une consultation médicale est décidée : Aurore ira à Paris, mais à sa petite sœur on cachera l'événement, ou plutôt on lui parlera du « grand secret » (Sand, 1993b, p. 280).

Balzac donne un autre sens à cette filiation. Il y a, chez lui, une véritable famille « Migraine » : « Mon mal de tête de Léopol [...]

était une migraine cousine germaine de celle de Prague » (Balzac, 1990b, p. 904).

La migraine agit, engendre. Elle a même la valeur d'un nom propre. George Sand raconte une anecdote où elle confond les noms « mal de tête » et « Maleteste » :

> Il y avait aussi une madame de Maleteste [...] qui avait épousé un vieux mari, pauvre et grognon, uniquement pour porter le nom des Malatesta d'Italie, nom qui [...] signifie tout bonnement *mauvaise tête*, ou plutôt *tête méchante*. Par une singulière coïncidence, cette dame passait sa vie à avoir la migraine, et comme on prononçait son nom Mal-tête, je croyais de bonne foi que c'était un sobriquet qu'on lui avait donné, à cause de sa maladie et de ses plaintes continuelles. De sorte qu'un jour je lui demandai naïvement comment elle s'appelait pour de bon. Elle s'étonna et me répondit que je le savais bien. « Mais non, lui dis-je, mal de tête, mal à la tête, mal tête n'est pas un nom. – Pardon, mademoiselle, me répondit-elle fièrement, c'est un fort beau et grand nom. – Ma foi, je ne trouve pas, lui répondis-je. Vous devriez vous fâcher qu'on vous appelle comme ça » (Sand, 1970, p. 671-672)[3].

De même, les Goncourt proposent une étymologie fantaisiste du vin de Migraine, vin blanc d'Auxerre (dont le nom viendrait en fait de *vinae Midranicae*, vin lié à un sanctuaire de Mithra), qui donnerait la migraine.

La migraine tisse donc des liens symboliques. Des sympathies, des adorations, des inquiétudes – un secret transmis en silence : une maladie ésotérique. Les spectateurs assistent à la crise, comme ils assisteraient aux dernières paroles d'un mourant, afin de les recueillir, de les transmettre à leur tour. La migraine a ses élus.

HURLER À LA MORT COMME FONT LES CHIENS : UN CATALOGUE DE PLAINTES

La migraine est peu considérée comme une maladie. Balzac, souffrant de migraine, préfère dire qu'il est indisposé plutôt que malade. Maupassant constate qu'elle n'est pas une excuse pour s'arrêter de travailler (Maupassant, 1973b, lettre 83, 21 janvier 1878, à sa mère). On soupçonne la duperie ou une maladie imaginaire (mais y a-t-il maladie autre qu'imaginaire ? On peut se demander si la radicalité de la pièce de Molière ne va pas à poser cette question). « La migraine, ce n'est rien » (Audran, s.d.,

---

3. Voir aussi le personnage de Migraine chez Louise de Vilmorin.

p. 277-278). La société ne saurait s'y reconnaître. La vie normale est, par contrecoup, vécue avec une intensité, une surexcitation telles que Michelet la qualifie, paradoxalement, de « crise ». Amiel également, à propos de sa sœur, dénonce un cercle vicieux, accusant la surexcitation de l'état normal d'amener les migraines, et celles-ci de produire une surabondance d'animation, dans les intervalles qui les suivent. L'exacerbation de la sensibilité, de la nervosité, déclenche de nouvelles crises ; Amiel se livre à un rapide calcul : Mme Dufour, sa voisine, a ainsi perdu 70 jours cette année, ce qui réduit cinq années de sa vie à quatre. Les *Agendas* comptabilisent la fréquence des crises de George Sand, ainsi que leur durée. À quoi il faut ajouter la crainte perpétuelle, les soupçons de migraine, alors même que le sujet n'éprouve encore aucune douleur. Cette comptabilité quotidienne, qui se retrouve chez Vigny ou chez les Goncourt, invite à s'attacher non plus à la mascarade migraineuse telle qu'elle se livre en société, ni même à l'égoïste façade que chaque sujet offre à lui-même derrière les livres de compte qu'il tient, mais à la description des plaintes.

Des plaintes qui précèdent la crise. Les crises sont soudaines, ou précédées de lourdeur, de tension, de faiblesse de la tête, de fatigue. Jules de Goncourt compare ce qu'il ressent la veille à un « échauffement de la cervelle » (Goncourt & Goncourt, 1956, vol. 2, p. 118). C'est parfois une indisposition, un malaise. Chez Delacroix, le manque d'appétit précède la crise. Flaubert signale un mal d'estomac. Sand, des crampes d'estomac, des coliques.

De même, la tristesse et la mélancolie avertissent de l'imminence des souffrances. Une sensibilité exacerbée, une irritabilité encore – la vie organique devient trop bruyante[4] : « Mon organisme tout entier est comme ces maisons trop sonores où, du grenier, l'on entend tout ce qui se fabrique dans la cuisine et dans la cave » (Gide, 1951, p. 256, 12 décembre 1907).

La vie intellectuelle s'affaiblit : difficulté de concentration, trouble, confusion, perte de mémoire, difficulté d'élocution (Delacroix, 1932b, p. 453).

Chez la femme de Michelet, des phénomènes visuels s'accompagnent de désorientation dans l'espace. Il s'agit d'éblouissements, où les jeux de lumière deviennent une souffrance, où la

---

4. « La santé, disait Leriche, c'est la vie dans le silence des organes » (cité par Canguilhem, 1966, p. 52 ; 180).

vision est annihilée, l'excès de lumière se faisant ténèbres. Les scintillements produisent un double sentiment – visuel et tactile – de flamboiement et de brûlure. Comme chez Sand, la vision fait mal. Des déformations visuelles sont aussi liées à la perception du mouvement relatif, et non pas de la seule lumière. Parfois, elles n'ont aucune cause assignable. Jules de Goncourt dit percevoir une fumée obscure, un nuage opaque devant les fenêtres, et se sentir envahi de terreur. Quant à la sœur de la comédienne Lia Félix, Dinah, elle « ne voit plus que la moitié des choses » (Goncourt & Goncourt, 1956, vol. 1, p. 779, 20 août 1860). *À rebours* décrit des aberrations visuelles proches de celles qui affectent l'Alice de Lewis Carroll, que Huysmans attribue à la *névrose*, maladie qui, sous la forme primitive de la syphilis, ravage l'humanité depuis des siècles, se transmettant de génération en génération, sous des symptômes variés : migraines, bronchites, vapeurs, gouttes, spleen. Un jour, Des Esseintes aperçoit les objets dédoublés *pendant une heure* (c'est une des rares indications de durée), sensation accompagnée d'un mal de mer, de vertige, d'un sentiment de vide, qui l'effrayent, et d'une perception des distances modifiée. À la fin de la *Traversée des apparences*, Rachel, dans la chaleur et le papillotement de l'air, perçoit les arbres trop proches ou trop lointains ; d'un poème de Milton que son ami lui lit, les mots se détachent, acquérant une signification autre que la signification habituelle : elle reconnaît là une migraine.

L'activité onirique est perturbée (Michelet, 1976a, p. 75). En décembre 1833, prise de fièvre, George Sand décrit un rêve géométriquement construit, qu'elle fait pendant son voyage en Italie :

> Je vis toutes les belles choses qu'il fallait voir, et je les vis à travers une sorte de rêve qui me les faisait paraître un peu fantastiques [...]. La nuit, je rêvais que je devenais mosaïque et je comptais attentivement mes petits carrés de lapis et de jaspe ! [...]. À ma fièvre succéda un grand malaise et d'atroces douleurs de tête que je ne connaissais pas, et qui se sont installées depuis lors dans mon cerveau en migraines fréquentes et insupportables (Sand, 1971, p. 206-207).

Aurore connaît également une importante activité de rêve avant ses crises.

Parfois, il y a des picotements dans les yeux ; un poids qui roule dans la tête ; une faiblesse indéterminée, dont l'indétermination même est douloureuse (Michelet, 1976a, p. 374). Des vertiges, une perte de l'équilibre, de la verticalité, affectent Michelet, Balzac, Jules de Goncourt, sans être nécessairement suivis de mal de tête. Jules de Goncourt évoque une sensation d'évanouissement, de déséquilibre, accompagnée de « la pensée continuelle d'un coup de foudre dans la cervelle » (Goncourt & Goncourt, 1956, vol. 3, p. 47) ; un roulis des organes encore :

> C'est par moments, dans ma tête, comme le déplacement d'une chose lourde, décrochée, qui par son penchement à droite ou à gauche entraîne mon corps de ce côté et est au moment de lui faire perdre l'équilibre. Sur le *plancher des vaches*, on dirait qu'il y a quelquefois dans mon être un roulis des organes intérieurs (Goncourt & Goncourt, 1956, vol. 3, p. 351).

Les organes se mettent à bouger et se plaignent.

Roulements et tambours : la plainte organique. Malgré Balzac qui dénonce la comédie migraineuse ou Zola qui trace un caractère, la littérature décrit à l'envi une variété de symptômes non stéréotypés. Gide signale un petit vertige autour des tempes, comparant sa tête à « un tambour crevé » (Gide, 1951, p. 448). Balzac, lui-même, dit qu'il a « le cerveau voilé » (Balzac, 1990a, p. 804). Vigny évoque les « bourdonnements de la douleur dans [s]a tête » (Vigny, 1989, p. 210-211 ; 223). Jules de Goncourt parle d'une « irruption dans [sa] cervelle » (Goncourt & Goncourt, 1956, p. 47), laquelle n'est qu'« une plaie » (Maupassant, 1973b, lettre 646, 1890 ?, à une inconnue) ; ou encore : « la tête éclatait » (Zola, 1967e, p. 564). « J'ai la tête cassée » (Gide, 1951, p. 139) ; « son cerveau craquait » (Chavette, 1890, p. 131). Mallarmé décrit « une atroce névralgie qui battait à mes tempes » (Mallarmé, 1995, p. 259). Huysmans mentionne le battement des artères temporales et décrit une des névralgies dont souffre Durtal : « une névralgie furieuse lui vrillait les tempes [...] ; les coups de vilebrequin [...] lui térébraient le crâne » (Huysmans, 1915, p. 212). La névrose de des Esseintes se manifeste comme « une douleur sourde dans les maxillaires », la « sensation qu'un étau lui comprimait les tempes » (Huysmans, 1907, p. 132) ; à d'autres moments, il croit « entendre [...] le bruit sourd, persistant, intolérable, des artères qui lui battaient, à coups redoublés, sous la peau du cou » (Huysmans, 1907, p. 147) ; ou bien il éprouve comme « des coins enfoncés à coup de maillet dans la nuque » (Huysmans, 1907, p. 148). Barrès décrit « comme une barre de migraine sur ses yeux et sur son front » (Barrès, 1937, p. 158). Un serrement aux tempes, des déchirements, une brûlure. Tellement intense, la douleur devient « *spirituelle* » (Mallarmé, 1995, p. 363).

Tantôt la surface est souffrante (la « tête »), tantôt l'intérieur même est malade : le « cerveau », la « cervelle ». C'est la totalité de la tête qui souffre. Ou bien les cheveux, derrière la tête. Ou les yeux, les sourcils, les tempes, le front. Il y a rarement hémicrânie (Balzac, 1962, p. 662 ; 1990a, p. 793).

La douleur n'est pas constante, elle connaît des périodes d'aggravation et de déclin.

La physionomie est transformée. Rouge, pâle, jaune ou gris, le visage est défait – les traits tirés. Le migraineux bâille (Sand, 1993b, p. 115). Épuisé de souffrance, il ne peut ni veiller ni dormir. Toute activité devient impossible. Oppression (Flaubert, 1975, p. 224), malaise, étouffement (Bronislav, 2003b, p. 308), angoisse, abrutissement, torpeur ; défaillance même (Sand, 1992, p. 39). La tristesse, le désespoir, l'abattement plongent le malade dans un grand état de faiblesse spirituelle : « Un véritable désespoir. Plus de sommeil, plus d'appétit ; l'estomac barré, l'anxiété dans toute la boîte digérante ; le corps mal en train, apeuré de la minute qui va suivre » (Goncourt & Goncourt, 1956, vol. 2, p. 432).

Barbey d'Aurevilly associe spleen et migraine. Durtal est en proie à une crise physique et spirituelle, avant son départ pour la Trappe ; son âme indécise s'effondre, comme son corps pris de migraine, dans la souffrance. La migraine s'accompagne aussi d'impatience, d'agitation, de colère (Goncourt & Goncourt, 1956, vol. 2, p. 842) ; de convulsions nerveuses (Balzac, 1990a, p. 825) ; et chez la femme de Michelet, de spasmes et de crises de nerfs.

Le malade a froid, son pouls est serré (Sand, 1992, p. 39). L'émission d'urine est modifiée (Flaubert, 1974, p. 674). La sudation, excessive (Gide, 1951, p. 160). L'estomac est contrarié : il est le centre de gravité de tous les maux, selon les Goncourt ; et la cause des migraines de jeunesse de Michelet. De manière privilégiée, c'est aux souffrances de l'intestin, colique ou constipation, que le mal de tête est lié. Les derniers tomes du journal de Michelet comportent (entre crochets) un rapport quotidien sur l'état des selles de sa femme : « elle est tellement moi que ses fonctions me sont toutes personnelles » (Michelet, 1976b, p. 161) ; « [chaque jour, grosse selle qui empêche] la migraine » (Michelet, 1976b, p. 208).

Récurrence des nausées chez Michelet encore. Vomissements. Les « hauts de cœur », peu mentionnés, sont associés, pendant la crise même, au vertige, à des pertes d'équilibre, où le sujet est comme pris d'ivresse (Comtesse de Ségur, 1993, p. 179). La nature de cette sensation reste mal exprimable. La perte de repères accompagnant une forte migraine est mieux décrite dans *L'insecte*, à partir de l'exemple d'un animal, une fourmi éthérisée : « Après un moment d'immobilité, elle revient à moitié et fit quelques mouvements, comme ceux d'une personne ivre, ou frappée d'une forte migraine. Elle avait l'air de se dire : "Où suis-je ?", et elle tâchait de reconnaître le terrain où elle marchait [...]. Elle fit quelques pas chancelants, tombant presque de droite et de gauche » (Michelet, 1858, p. 119). Description semblable dans *À rebours*, où Durtal erre d'un meuble l'autre, avec des hauts de cœur.

Pendant le sommeil, la douleur migraineuse s'accompagne de cauchemars. Fréquemment sujet aux névralgies, Debussy fait des cauchemars musicaux :

> Pendant cette dernière crise [qui a duré huit jours], j'ai eu les cauchemars les plus remarquables : j'ai assisté à une répétition de *Pelléas* où tout à coup Golaud se transformait en huissier et adaptait les termes de son assignation aux formules musicales qui caractérisent ce personnage (Debussy, 1993, p. 136).

Les Goncourt, en avril 1862 et en avril 1864, décrivent des sensations quasi oniriques :

> Couché dans une migraine, les bruits, les choses au loin se transfigurent, se poétisent, arrivent aux sens dans la légèreté d'un demi-rêve. L'eau, dont on lave les voitures dans les cours, prend des fraîcheurs de bruit et des gaietés de cascades de bassins d'Alhambra (Goncourt & Goncourt, 1956, vol. 2, p. 37 ; cf. vol. 1, p. 1057-1058).

Le secrétaire de Sand, enfin, fait un rêve compliqué : « Manceau [c'est Manceau lui-même qui écrit à la troisième personne], qui a la migraine, rêve tout éveillé qu'il dort et qu'il rêve » (Sand, [1991], p. 178). Les choses se poétisent, la réalité se rêve. Repères inversés, et monde à l'envers. La sensibilité n'assure plus sa fonction d'information : elle perçoit trop ou pas assez.

La photophobie est dans *Stello* haine du soleil, offense ou insolence (Barrès, 1937, p. 124). La blancheur du mur de la chambre est douloureuse, le mur s'incurve (Woolf, 1977, p. 413). Les yeux se troublent, n'arrivent plus à distinguer les objets, ni à percevoir la lumière, ils ne sont qu'obscurité (Lamennais, 1910, p. 101 ; 175). La calligraphie est affectée, comme en témoigne une lettre de Stanislas de Guaïta, où l'on remarque une écriture mal lisible, des taches d'encre, une faute d'orthographe : « Je suis malade et je ne vois littéralement plus clair, les mots dansent des sarabandes sur mon papier [...]. Excuse donc mon griffonnage informe et mon

style sans précision. Tu te débrouilleras dans mon cahos [sic] »
(Guaïta, 1952, lettre 50, p 103).

L'osmophobie, l'acuité de l'odorat pendant les crises, le
caractère insupportable des parfums sont soulignés par Jules de
Goncourt. Ce sont les Goncourt encore qui décrivent au mieux
la phonophobie dont souffre le migraineux : « Sous l'agacement
du bruit, il arrive une espèce de maladie nerveuse de l'oreille.
L'acuité de la perception devient douloureusement infinie ; elle
ne souffre pas seulement du bruit, mais de la prévision et de l'attente de bruit, elle souffre de ce qui est si long à mourir dans
les ondes sonores » (Goncourt & Goncourt, 1956, vol. 3, p. 404).
Le bruit n'est pas seulement une souffrance présente, mais aussi
une menace. Les Goncourt ne désirent plus que le silence. Cette
extrême susceptibilité se fait sentiment de persécution, et haine
même du chant des oiseaux. On ne peut pas ne pas songer à la
fameuse anecdote rapportée à propos de Kant :

> [Celui-ci] acheta, dans un quartier assez silencieux […] une maison
> avec un petit jardin. Elle lui suffisait, étant donné ses goûts modestes,
> mais là, les chants venant d'une prison voisine le dérangeaient à
> chaque instant. Kant essaya d'obtenir […] que la police mette fin
> à ce « trouble de jouissance », comme il appelait ces chants. Il ne
> réussit pas comme il l'aurait voulu, mais il obtint qu'on obligeât les
> prisonniers à fermer leurs fenêtres quand ils chantaient (Borowski,
> Jachmann & Wasianski, 1985, p. 18-19).

Chacun connaît la thèse de la *Critique de la faculté de juger*
(Kant, 1965, p. 157) : toute musique, en tant qu'elle s'exécute par
du bruit, est une agression morale, un manque au respect dû à
l'être raisonnable. « Le bruit ! Toujours le bruit ! Ça a l'air d'une
persécution personnelle » (Goncourt & Goncourt, 1956, vol. 2,
p. 461), concluent les Goncourt. Comme les odeurs, comme
la lumière du soleil, le bruit est une agression, une intrusion du
monde dans l'intériorité du sujet.

La vie intellectuelle est entravée, l'intelligence abrutie. Stanislas
de Guaïta remarque que les jours de migraine, les explications
qu'il donne à son ami Péladan, sont « diffuses, ténébreuses, et
hâtivement bâclées » (Guaïta, 1952, p. 145). Incapable d'attention, d'effort continu, la pensée est fuyante : « mal à la tête ; sorte
d'écran entre moi et les *pensées* » (Gide, 1951, p. 221) ; le travail
est impossible : « Dès que j'écris dix lignes, je ne sais plus du
tout ce que je fais, ma pensée fuit comme l'eau d'une écumoire »
(Maupassant, 1973b, lettre 640, août 1890, à sa mère) ; « la
migraine […] rend fou, égare les idées et disperse la mémoire ainsi

qu'une poussière au vent » ; les idées mêmes sont douloureuses : « Penser devient un tourment abominable quand la cervelle n'est qu'une plaie. J'ai tant de meurtrissures dans la tête que mes idées ne peuvent remuer sans me donner envie de crier » (Maupassant, 1973b, lettre 646, 1890 ?, à une inconnue). L'intelligence est voilée, explique Balzac à Madame Hanska. Sand signale à plusieurs reprises des manques de mots. Goncourt rapporte le même type de troubles pour un cas de migraine ophtalmique.

Les exemples de paralysie sont rares. Une paralysie du muscle de la paupière gauche affectant Auguste Vabre lui rend la vision confuse : Auguste Vabre est, peut-être, un des rares cas, dans la littérature, de « migraine » ophtalmoplégique. Cette paralysie n'est toutefois pas signalée comme telle : Jules Lemaître (1853-1914) parle de l'œil gauche d'Auguste Vabre « tiré par la migraine ».

Toute vie sexuelle, enfin, est interrompue. Maupassant exprime le dégoût des femmes qui le saisit pendant les crises : « J'ai migraine sur migraine, et je vis chaste, étant écœuré par l'amour. Mon médecin me crie : "Des femmes" ! J'aime mieux des sang-sues » (Maupassant, 1973b, lettre 217, 1881, à Gisèle d'Estoc).

La mort hante le malade : « La bête se trouve sans force, comme un cadavre » (Balzac, 1990a, p. 825). À propos de sa mère, Sand rapporte qu'elle gisait pendant ses crises « étendue sur son lit comme une morte, les joues pâles et les dents serrées » (Sand, 1970, p. 640). Dans les lettres qui précèdent sa tentative de suicide, Maupassant écrira : « Mes douleurs de tête sont si fortes que je la serre entre mes deux mains et il me semble que c'est une tête de mort » ; il voudrait hurler comme font les chiens : « C'est une plainte lamentable qui ne s'adresse à rien, qui ne va nulle part, qui ne dit rien et qui jette dans les nuits, le cri d'an-goisse enchaînée que je voudrais pouvoir pousser... Si je pouvais gémir comme eux, je m'en irais quelquefois, souvent, dans une grande plaine ou au fond d'un bois et je hurlerais ainsi, durant des heures entières dans les ténèbres » (Maupassant, 1973b, lettre 745, novembre-décembre 1891, à un médecin).

Gide exprime le même désespoir : « Toujours le vague espoir que, du fond du gouffre, s'élèvera ce cri de détresse que, non, je ne sais plus pousser » (Gide, 1951, p. 565). « État voisin du déses-poir, du suicide, de la folie » (Gide, 1951, p. 572).

Le malade ne ressent pour lui-même que du dégoût, de la haine. « Désespérément loin de moi-même » (Gide, 1951, p. 366) ; « je me sentais laid, terne et bête » (Gide, 1951, p. 396). « J'ai le dégoût de moi : je recule, devant les glaces, en voyant ma face dégradée et éteinte [...]. Être un vieillard, fini, à 23 ans [...]. Et n'avoir pas même la ressource d'une mort » (Mallarmé, 1995, p. 235). Être vieux à 23 ans : la phrase résume la présence à la mort d'un corps étriqué, d'une vie à peine commencée, finie déjà. Le migraineux n'a jamais été jeune. Les ténèbres, les cauchemars, un corps qui n'est que douleur – une douleur bestiale qui devient spirituelle.

Perfection et vulgarité : la fin des crises. La crise se conclut diversement. Elle prend fin par enchantement, sans laisser de traces. Ou laisse la place à un sentiment extraordinaire de bien-être. L'intelligence est d'autant plus lucide et vive qu'elle avait été empêchée (Goncourt & Goncourt, 1956, vol. 2, p. 421). Nietzsche dont les migraines, a-t-on dit, étaient de nature syphilitique, témoigne en même sens :

> La limpidité parfaite, la sérénité et même l'exubérance spirituelle [...], s'accommodent chez moi non seulement de la plus grande faiblesse physiologique, mais aussi d'un excès de sensations douloureuses. Au milieu du martyre que m'infligeaient des migraines ininterrompues de trois jours consécutifs, accompagnées de pénibles pituites, j'étais en possession d'une clarté de dialecticien poussée à l'extrême, et je réfléchissais avec beaucoup de sang-froid à des choses pour lesquelles, en temps normal, je ne suis ni assez casse-cou, ni assez raffiné, ni assez *froid* [...]. Cette psychologie extra-lucide qui « voit dans les coins », bref tout ce qui me distingue, tout cela, c'est à cette époque seulement que je l'ai acquis, c'est le vrai présent que m'a fait cette époque, où tout, chez moi, s'est affiné, l'observation comme tous les organes de l'observation (Nietzsche, 1974, p. 246-247).

Cette alternance de sensations douloureuses et d'euphorie est notée par les médecins qui ont examiné Nietzsche, à partir de 1888 (Nietzsche a 44 ans). À la clinique de Bâle, ils déclarent « qu'il est malade depuis huit jours et qu'il a fréquemment souffert de violents maux de tête. Dit avoir aussi été sujet à quelques accès pendant lesquels il ressentait une impression extraordinaire de bien-être et de bonne humeur ; il aurait aimé alors à serrer dans les bras et à embrasser tous les gens dans la rue et à grimper jusqu'en haut des maisons » (Podach, 1978, p. 122). Depuis l'enfance, Nietzsche souffrit de troubles visuels (une anisocorie, ou dissymétrie entre les deux pupilles, fut ainsi signalée vers l'âge de 13 ans – symptôme qui, quarante ans plus tard, fut considéré comme signe de neurosyphilis). Les violents maux de tête, qui débutèrent vers 9 ans, récurrents, latéralisés à droite et frontaux, associés à des symptômes gastro-intestinaux (nausées, vomissements), à une photophobie, et durant entre 4 et 44 heures, étaient de type migraineux. Les désordres de l'humeur (idées suicidaires, dépression, hallucinations) apparurent à partir de 1882. Le déclin commencé en 1888 aboutit à la démence en 1889. Une paralysie progressive fut diagnostiquée, d'abord par le docteur Wille, puis par Binswanger, comme suite d'une syphilis. Mais le diagnostic de syphilis, sait-on désormais, n'est guère fondé. Les derniers temps, Nietzsche subit des attaques, probablement dues à des lésions vasculaires. L'une eut pour effet une paralysie du côté gauche ; la dernière attaque se compliqua d'une pneumonie, dont il décéda. Les antécédents, paternels notamment, invitent à proposer de nouvelles hypothèses sur l'étiologie de ce dont il souffrait. Hemelsoet et ses collègues concluent, en 2008, à un CADASIL (Cerebral Autosomal Dominant Arteriopathy with Subcortical Infarcts and Leukoencephalopathy – arthériopathie cérébrale autosomique dominante avec infarctus sous-corticaux et leucoencéphalopathie) : maladie génétique, de transmission autosomique dominante, identifiée par Marie-Germaine Bousser et Élisabeth Tournier-Lasserve en 1993, qui consiste en des crises de migraine (le plus souvent avec aura), des accidents ischémiques vasculaires (qui débutent entre 40 et 50 ans, et se manifestent par des déficits moteurs ou sensitifs – isolés ou accompagnés de troubles de l'humeur, transitoires ou non ; de sorte qu'il n'est pas toujours facile de les distinguer des phénomènes d'aura), des troubles de l'humeur qui surviennent après 40 ans (alternance de dépression et de manie), et une démence tardive.

L'extra-lucidité de l'intelligence, en terminaison des crises, que Nietzsche remarque, est remplacée chez les Goncourt, par une hyperactivité onirique (de même que l'activité onirique est perturbée avant et pendant la crise).

Balzac, de son côté, s'étonne qu'à une violente crise se substitue une faim vulgaire. La réalité retourne, dans sa trivialité.

Des traces de la souffrance parfois demeurent : un état trouble de la tête ; une lassitude morale ou physique. Un épuisement, et une sérénité. À la longue, la fatigue devient une faiblesse physique permanente (Lamennais, 1910, p. 180 ; 313). De la pâleur ; un saignement de nez.

Les crises enfin peuvent annoncer les règles. Tenant un calendrier des maux de tête et des règles de sa femme, Michelet constate que si les migraines sont quelquefois sans rapport avec les règles, d'autres fois elles les précèdent. La liaison entre les règles et les migraines est, dans la littérature du XIXe siècle, peu évoquée. C'est, paradoxalement, dans un passage du *Journal* des Goncourt que les migraines sont considérées comme renvoyant, chez les hommes, à une sorte de cycle menstruel : « Nous sommes maintenant comme des femmes qui vivent ensemble, dont les santés se mêlent, dont les règles viennent en même temps : nos migraines viennent le même jour » (Goncourt & Goncourt, 1956, vol. 2, p. 308).

Deux esthétiques migraineuses se dessinent : 1) un *caractère* ou un *type* migraineux offre une matière à la comédie ; 2) une *subjectivité* migraineuse trouve dans le journal, l'agenda ou la lettre, son content. Ces dernières formes littéraires, qui tiennent un compte rendu journalier des misères, complètent originalement le discours médical, en insistant davantage sur les plaintes, qu'elles envisagent à la fois comme une perturbation de la vie de fantasme et comme une transfiguration des choses (poétisation, spiritualisation).

LES POUPÉES ONT-ELLES MAL À LA TÊTE ?

Quelques textes rapportent des migraines ou des céphalées chez l'enfant : ce sont des mises en scène, où il projette la souffrance sur ses jouets. La maladie envahit le jeu, l'interrompt ; le jeu la chasse. Conscience singulière de la temporalité : l'enfant semble éprouver une douleur instantanée et discontinue.

Chagrinée par le brusque départ de sa mère, Jeanne s'accoude au rebord d'une fenêtre. Les gouttes de pluie s'écrasent sur ses mains : « Sa poupée devait, comme elle, avoir mal à la tête. Aussi venait-elle de la poser à califourchon sur la barre, le dos contre le mur. Et, en voyant les gouttes l'éclabousser, elle pensait que ça lui faisait du bien » (Zola, 1967d, p. 1155). Les poupées diminuent les souffrances. Le jeu délivre de la douleur. En 1875, Lolo (Aurore Sand), mise en joie par la caisse de belles poupées qu'elle reçoit de Paris, est aussitôt guérie de son mal de tête. La migraine offre aussi la possibilité d'échapper à la contrainte scolaire. À 13 ans, Gide souffre de ses premières migraines :

> Ce que je ressentais alors, c'était un dégoût sans nom pour tout ce que nous faisions en classe, pour la classe elle-même, le régime des cours, des examens, les concours, les récréations mêmes ; et l'immo-bilité sur les bancs, les lenteurs, les insipidités, les stagnances. Que mes maux de tête vinssent fort à propos, cela est sûr ; il m'est impos-sible de dire dans quelle mesure j'en jouai (Gide, 1954, p. 429).

L'enfant arrive difficilement à nommer ce qu'il ressent. La petite-fille de Sand se plaint de « lancements à la tête, sans place fixe »

(Sand, 1993a, p. 344). George Sand est attentive, pour sa petite-fille, à d'autres signes – sensibilité nerveuse, malaise, perte d'appétit, pâleur, tristesse. Mal à l'oreille, au cou, à l'épaule, hémorragies nasales (pendant les crises ou après). Désordres gastro-intestinaux (coliques, nausées, vomissements). Fièvre inexpliquée. Fatigue.

Aussi fréquente soit-elle, la douleur ne s'installe pas dans la durée. Elle frappe dans l'instant et disparaît dans l'instant. Les maux de tête d'Aurore Sand apparaissent à l'âge de 4 ans, en août 1870. À 5 ans, elle éprouve à deux reprises des cephalées. En 1872, à 6 ans, elle souffre à huit reprises. L'année suivante : trois crises. En 1874 : douze crises ; le 30 avril 1874, Sand emploie pour la première fois, à propos de sa petite-fille, le mot « migraine ». À 9 ans : 49 jours de crise (dont douze jours pour le seul mois de juillet) motivent une consultation. En 1876, pendant les cinq premiers mois de l'année (les *Agendas*, à cause du décès de George Sand, s'arrêtent en mai 1876), Lolo vit 19 jours de migraine : les céphalées durent peu, mais reviennent plusieurs fois par jour. Alternance de jeux et de souffrances : « La pauvre Lolo a sa névralgie dans la tête. Ça va et vient toute la journée. Elle dort, elle va bien, elle dîne, elle est gaie, et puis ça revient et puis ça passe » (Sand, 1993b, p. 8). Les crises débutent d'un coup et s'achèvent brusquement : « Elle oublie son mal et mange comme quatre » (Sand, 1993b, p. 191). La douleur n'altère en rien le caractère, ni la constitution générale.

Dans la famille Sand, une attention est portée à l'enfant migraineux. La mère dort avec la petite malade, la dorlote, lui raconte des histoires. Les progrès de l'état de santé d'Aurore sont remarqués ; son courage également. S'occupant de l'éducation de sa petite-fille, George Sand interrompt les leçons chaque fois qu'Aurore souffre. Elle la laisse se promener dans le jardin. On lui réchauffe les pieds, avec un bain chaud, lui donne du café ; une tasse de tilleul, accompagnée d'eau sédative sur le front ; une tasse de tilleul et de camomille, avec un bandeau d'eau de mélisse au front. La quinine quelquefois est employée. Lorsqu'il y a un désordre gastro-intestinal : purgation ou diète. Enfin, le caractère rebelle des crises fait qu'on envisage de l'envoyer à la mer.

Si l'adulte migraineux se conclut tôt vieillard, l'enfant, lui, souffre dans l'instant. L'oubli l'autorise à retrouver la santé. La douleur disparaît *dès qu'il n'y pense plus*. L'oubli est ainsi une faculté positive et active, qui le met à l'écart « de la lutte que mène le monde souterrain » de ses organes (Nietzsche, 1971, p. 251-252).

VADE-MECUM DU MIGRAINEUX

Souvent les remèdes sont inefficaces, et la médecine impuissante. Dans *La maison vide*, un roman de Jules Claretie (1840-1913), une migraineuse dit à son médecin que ses ordonnances sont sans effet ; il répond qu'il est des maladies que le médecin ne sait guérir. Selon les Goncourt, la médecine échoue face à la douleur. Une critique de l'art médical, accusé de flirter avec le charlatanisme, voit le jour. Le satiriste Louis Reybaud (1799-1879) dénonce les « Chikapouff », les « Saint Ernest » qui prétendent guérir les maladies incurables : la migraine invétérée en une heure, les douleurs de tête, comme les pendus, en une minute, les guillotinés en une seconde. De nombreux traitements s'offrent indistinctement aux malades. Qu'on songe à cette liste satirique qui mélange noms véritables et noms inventés, dans une opérette de Louis Varney (1844-1908), le compositeur de la célèbre opérette *Les mousquetaires au couvent* ! Elle indique la vaine profusion de ces médicaments en *-ine*, à quoi se plaît la fin du XIXe siècle :

> Nous avons l'antipyrine,
> Nous avons la cérébrine,
> Nous avons la migrainine,
> On vante aussi l'escalgine,
> Puis l'antipeslagine, [...]
> La quinine, l'aspirine,
> Et puis l'amidopyrine (Feydeau & Desvallières, 1988) !

Les règles d'hygiène sont privilégiées : se coucher et dormir. Du moins : rester immobile, se reposer. Exclure toute lumière, tout bruit et mouvement ; interrompre les passions.

Dans d'autres textes au contraire, distractions, promenades, exercice, gymnastique sont recommandés. Mais il arrive également que la promenade soit cause de migraine. Selon Mallarmé, un exercice apprend à disjoindre main et cœur du reste du corps, à se décomposer, afin de travailler sans songer à la souffrance : « Me sentant un extrême mal au cerveau [...] à force de travailler du seul cerveau [...] j'essayai de ne plus penser de la tête, et, par un effort désespéré, je raidis tous mes nerfs (du pectus) de façon à produire une vibration, (en gardant la pensée à laquelle je travaillais alors qui devint le sujet de cette vibration, ou une impression), et j'ébauchai un poème longtemps rêvé de cette façon. » Depuis, je me suis dit, continue-t-il, « je vais travailler du cœur » ; et « le reste de mon corps oublié, sauf la main qui écrit et ce cœur qui vit,

mon ébauche se fait – se fait. Je suis véritablement décomposé »
(Mallarmé, 1995, p. 354).

Le régime (manger peu, légèrement) est conseillé. Mais alors
que manger est, parfois, salvateur, à d'autres moments, et pour
la même personne, la diète est préférable. Contre les nausées,
Michelet prend un thé et de la limonade. Préconisé par Huysmans,
Barbey ou Sand, le café est banni comme excitant par Michelet,
car il augmente le mal de tête.

Pour les migraines nerveuses, rebelles aux médicaments,
l'hydrothérapie, les eaux sont bienvenues. Les douches, les
bains, les pédiluves et les mains trempées dans l'eau chaude,
les compresses (de vinaigre et d'eau, ou d'eau sédative) appliquées sur les points douloureux sont fréquents. En hydrothérapie à Divonne, Maupassant explique à Cazalis le déroulement
des séances : « J'ai pris 40 douches. Ils en demandent 100 au
minimum ; même 150. J'en aurai 50 dans 5 jours » (Maupassant,
1973b, lettre 709, fin août-début septembre 1891, à Cazalis). Ce
ne sont pas les seules eaux qui calment, mais encore le changement de lieu, et d'air (Debussy, 1993, p. 136).

On fait aussi respirer de l'eau de mélisse.

De la médication par les plantes, le journal de Michelet
témoigne. Pendant les règles et les crises de nerfs avec douleurs
de tête, sa femme prend de la valériane, du laurier-cerise, du tilleul.

Le traitement par sangsues ne s'applique plus qu'aux
migraines invétérées. C'est un traitement lourd qui dure plusieurs
jours, voire plusieurs semaines.

Contre les crises périodiques, la quinine reste un remède
de choix qui n'est pas sans effet secondaire. Maurice Sand, à
l'époque où il souffre de migraines quotidiennes de 15 heures de
l'après-midi à 19 heures, en consomme beaucoup, mais a, du
même coup, souvent mal à l'estomac. Cependant, elle empêche
la venue des crises et diminue l'intensité de la douleur.

Utilisé sous forme de pilule, le paullinia est efficace chez Sand.

En grain ou potion, l'opium reste un classique. Il provoque
un sommeil de quelques heures. Balzac l'utilise en topique. Le
laudanum (teinture alcoolique d'opium) s'emploie en gouttes
à avaler ou à instiller dans l'oreille ; chez les Goncourt, la dose
de 15 à 40 gouttes dans du café noir vient à bout de violents
maux de tête ; chez Michelet, le laudanum est utilisé avec de la
fleur d'oranger. La fiole de laudanum fait partie de ce que Durtal
emporte à la Trappe. Le laudanum est parfois accompagné de
belladone. Mais celle-ci est aussi utilisée seule.

Le bromure de potassium est pour les migraines ophtalmiques reconnu.

Maupassant est soigné par de l'antipyrine, commercialisée en cachets et vendue en paquets, avec plus ou moins d'effets. À raison de 2 g par jour, Maupassant se plaint de devenir idiot.

Le chloroforme endort la douleur. Pendant ses crises les plus violentes, Maurice Sand est aussi traité par le chloroforme. Quant à l'éther, selon Maupassant, il rend le corps léger, modifie les sensations, fait disparaître la douleur, éveille l'âme, décuple les capacités de raisonnement :

Il me semblait que tout l'intérieur de mon corps devenait léger, [...] qu'il se vaporisait. Puis ce fut une sorte de torpeur de l'âme, de bien-être somnolent, malgré les douleurs qui persistaient [...]. Bientôt l'étrange et charmante sensation de vide que j'avais dans la poitrine s'étendit, gagna les membres qui devinrent à leur tour légers, légers comme si la chair et les os se fussent fondus [...]. Je m'aperçus alors que je ne souffrais plus. La douleur s'en était allée, fondue aussi, évaporée. Et j'entendis des voix, quatre voix, deux dialogues, sans rien comprendre des paroles. Tantôt ce n'étaient que des sons indistincts, tantôt un mot me parvenait. Mais je reconnus que c'était là simplement les bourdonnements accentués de mes oreilles. Je ne dormais pas, je veillais, je comprenais, je sentais, je raisonnais avec une netteté, une profondeur, une puissance extraordinaires, et une joie d'esprit, une ivresse étrange venue de ce décuplement des facultés mentales. Ce n'était pas du rêve comme avec du haschich, ce n'étaient pas les visions un peu maladives de l'opium ; c'étaient une acuité prodigieuse de raisonnement, une manière nouvelle de voir, de juger, d'apprécier les choses et la vie, avec la certitude, la conscience absolue que cette manière était la vraie[5].

Lorsqu'il fut soigné par Bouchard, pour qui toute migraine était due à un ralentissement de la nutrition, Maupassant prit du *naphtol*, un antiseptique intestinal qui, durant six mois, fit disparaître ses douleurs, mais qui provoqua des accidents nerveux graves qui l'incitèrent à quitter ce médecin.

D'autres procédés sont à la mode – les bagues magnétiques, électriques, les gouttes japonaises (Claretie, s.d. [1878 ?], p. 59), les crayons à migraine [figure 13] : « Le *nec plus ultra* pour la migraine est aujourd'hui le *crayon à migraine*, une petite tige de bois

---

5. Guy DE MAUPASSANT, *Sur l'eau* (récit de voyage) (1888), « Agay, 10 avril », http://un2sg4.unige.ch/athena/selva/maupassant/textes/surleau2.html, ou http://maupassant.free.fr (Intégrale de l'œuvre – récits de voyage), éd. Thierry Selva, 28 décembre 1997.

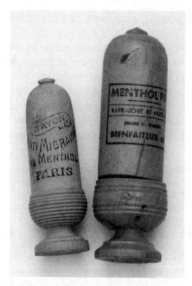

finement travaillée et renfermant le gland merveilleux, qui dégage une forte odeur de camphre. Il n'y a plus d'homme du monde, plus de dame huppée, qui sorte sans ce petit *vade-mecum* » (Kneipp, s.d. [1897 ?], p. 327). Dupuy en parle sous le nom de « crayons de menthol », lesquels permettent de frotter la peau au niveau douloureux (Dupuy, 1895, p. 39). Il est question aussi de la *chaîne voltaïque* (Sand, 1990, p. 120). Et des *passes*, chez Labiche, dont magnétiseur et patiente profitent pour flirter.

Figure 13. Crayons à migraine, début XXe siècle : « Rayon » ou « Crayon anti-migraine au menthol, Paris » ; « Menthol pur, rafraîchit et parfume, Bienfaiteur, Paris ». © Collection privée.

Enfin certains abandonnent toute forme de traitement. Les descriptions de remèdes sont souvent critiques, dénonçant comme également inefficaces les médicaments issus de la médecine officielle et ceux issus d'autres pratiques, et jugeant ainsi toute médecine comme charlatanisme. Il n'y va pas, en outre, seulement d'une dénonciation de la médecine (et de la pharmacie) en général, mais des rapports entre les sujets que ces disciplines impliquent. Le XIXe siècle a vu l'apparition du *couple* médecin/malade : de nouvelles relations économiques, de nouvelles formes d'échanges se sont mises en place. Des relations sociales apparaissent, à quoi Balzac par exemple, Flaubert encore, ont consacré bien des romans. Le vade-mecum du migraineux met en évidence d'une part l'alliance entre les médecins et les femmes, d'autre part la relation privilégiée que, grâce à l'expansion de l'industrie pharmaceutique, les malades entretiennent à leurs remèdes favoris : ils ont à disposition une petite officine portative qui vient à bout des misères.

CARICATURES : LES DIABLES RICANENT

Une lithographie de Charles Jacque (1813-1894), *Le médecin de dames*, publiée le 5 novembre 1843 dans le *Charivari*, illustre l'alliance dont on vient de parler entre les femmes et les médecins. Un médecin rédige une ordonnance à une dame allongée dans un fauteuil, pendant qu'une soubrette, à droite, réalise quelque travail de couture :

> – Pour calmer cette névralgie, voici mon ordonnance : Vous prendrez ce soir une loge aux Variétés, demain une loge à l'Opéra... ; et en outre je tâcherai de faire prendre par votre mari ce cachemire vert que vous avez vu chez Gagelin [grand couturier parisien] et que vous désirez tant !... – Ah ! docteur, vous êtes un homme charmant !... (Jacque, 1843).

La migraine est, pour le médecin, un moyen de faire carrière et de gagner de l'argent : il n'hésite pas à faire des ordonnances de complaisance. La lithographie tend à la description de caractères et réduit, par la caricature, les malades à des automates, des stéréotypes. Il en va de même de la comédie, de l'opérette encore, qui mettent en scène la souffrance, jouée ou véritable. Est-il possible de reconnaître un *caractère* migraineux, au sens de Théophraste, et de La Bruyère après lui ?

Quelques trucs migraineux. La physiologie du mariage appartient au genre des « physiologies », dont la mode apparue dans les années 1825, avec la *Physiologie du goût* de Brillat-Savarin et la *Physiologie des passions* d'Alibert, n'a cessé de croître au cours du siècle. S'occupant du corps social, elle donne un sens aux démarches exécutées dans la vie conjugale par l'homme et surtout la femme, en s'attachant aux apparences (Rigoli, 2003, p. 200). Bien qu'elle ne relève pas du genre théâtral, elle présente ainsi une *théâtralisation* de la migraine ; celle-ci est réduite à une gestuelle, à des lamentations. Langueur, mouvements du sourcil ou de la tête, regards et voix font partie de la scène que joue l'épouse :

> Imaginez une jeune femme, voluptueusement couchée sur un divan, la tête doucement inclinée sur l'un des coussins, une main pendante ; un livre est à ses pieds, et sa tasse d'eau de tilleul sur un petit guéridon !... Maintenant, placez un gros garçon de mari devant elle. Il a fait cinq à six tours dans la chambre ; et, à chaque fois qu'il a tourné sur ses talons pour recommencer cette promenade, la petite malade a laissé échapper un mouvement de sourcils pour lui indiquer en vain que le

bruit le plus léger la fatigue. Bref, il rassemble tout son courage, et vient protester contre la ruse par cette phrase si hardie : – Mais as-tu bien la migraine ?... À ces mots, la jeune femme lève un peu sa tête languissante, lève un bras qui retombe faiblement sur le divan, lève des yeux morts sur le plafond, lève tout ce qu'elle peut lever ; puis, vous lançant un regard terne, elle dit d'une voix singulièrement affaiblie : – Eh ! qu'aurais-je donc ?... Oh ! l'on ne souffre pas tant pour mourir !... (Balzac, 1966b, p. 1225).

Telle est la migraine jouée. Mais il en va de même de la vraie migraine, dont Balzac dit lui-même souffrir : Elle « produit des effets de douleur, comme les décorateurs font des effets à la scène » (Balzac, 1990a, p. 916). La migraine est toujours une mise en scène.

Qu'elle soit feinte ou qu'elle soit réelle, elle consiste en un déploiement d'effets : c'est un truc, une machine. Le genre théâtral, et particulièrement la comédie, ainsi que sa mise en musique dans l'opérette, sont donc les lieux privilégiés de sa description. *La dame de chez Maxim* ridiculise ainsi gestes et plaintes du chirurgien Petypon qui, à la suite d'une soirée bien arrosée chez Maxim, se lève avec une violente migraine :

PETYPON ([...] *l'air épuisé*) : « Oh ! que j'ai mal à la tête ! » [...].

PETYPON (*se prenant la tête lourde de migraine*) : « Oh ! là ! là ! là ! là ! » [...]

MONGICOURT (*Mongicourt considérant Petypon qui se tient la tête à deux mains, la droite sur le front, la gauche sur le cervelet*) : « Ça ne va pas alors ? » (Feydeau, 1988a, p. 727).

Dans *Les fiancés de Loches*, Alfred gesticule, « et les bras ballants, le front appuyé sur la table, dodeline de la tête, pour calmer sa migraine » (Feydeau, 1988b, p. 580). Hubertin, dans *La main passe*, se promène avec un porte-allumettes de restaurant sur la tête ; il a « la paupière lourde, épuisée par la migraine » (Feydeau, 1988c, p. 67). La tristesse est feinte, la plainte suspecte !

Autre genre, autre style : Zola donne à Auguste Vabre des traits pourtant semblables – difficulté à rester debout, à parler, à ouvrir les yeux, tremblement des mains, pieds qui traînent, etc. Traits dont Zola abuse, et dont le critique Jules Lemaître ricane. Aux symptômes se substituent les attitudes mécaniques d'un caractère. Une langueur, une humeur geignarde : le malade veut être plaint pour la démesure de la douleur, il ne veut pas guérir. Il est grognon, on l'ennuie, on l'irrite. Il n'est que pantin. Amiel décrit ainsi les douleurs de sa sœur :

Les membres se contractent, les mains se crispent, le corps est en spasmes comme les tronçons mutilés d'un reptile [...]. Comme le nuage, jouet des vents, du soleil et de l'électricité, on dépend de tout et tout vous agite. La liberté est presque perdue, la volonté subjuguée, la pensée résonne machinalement comme le timbre ébranlé d'une pendule détraquée ; la vie intérieure est un chaos (Amiel, 1979, p. 120).

Gémissements, spasmes, contractions manifestent le chaos intérieur : les facultés intellectuelles et morales sont abolies. La pensée n'est qu'un mécanisme détraqué. Le corps est mutilé (Goncourt & Goncourt, 1956, vol. 2, p. 477). Corps et âme sont des pantomimes. Sans liaison à son âme et sans but, le corps désarticulé n'offre guère plus d'unité qu'un animal mort. De ce mécanisme parcellisé, quelque comique peut naître. Non que la migraine, le mal de dent ou l'infirmité, comme tels, fassent rire, mais ils prêtent à rire dès lors qu'on soupçonne, comme voulait Bergson, qu'ils peuvent être contrefaits, dès lors que les tics et les grimaces se figent, comme le signe d'une activité qui s'endort ou s'isole. Le contexte seul fait de la plainte une tragédie ou une comédie.

Sous les os, sur les os du crâne... La sœur d'Amiel est pendant les crises asservie à un incube logeant sous son crâne. En 1916, repris par les migraines dont il avait souffert entre 1882 et 1887, Gide raconte comment il vit désormais sous l'empire de Satan. Huysmans voit dans la douleur une expression de la tentation. La langue populaire fait un sort également à ces images : « une migraine du diable », dit-on, une « diable de douleur », « une migraine de tous les diables » (Mouton, 1997), « cet esprit endiablé [...] qui vous donne la migraine » (Goncourt & Goncourt, 1956, vol. 1, p. 712) – expressions d'intensité courantes qui ne s'appliquent pas spécifiquement à la migraine, mais qui prennent un sens particulier depuis que Vigny a popularisé en France les « petits diables bleus » anglo-saxons (Vigny, 1989, p. 246). La migraine et le spleen apparaissent dans *Stello*, publié en 1832, sous la forme de diablotins, de farfadets attaquant les os du crâne, dans une description influencée par Gall ; chaque coup sur la tête est une menace pour telle ou telle faculté : l'Idéalité, la Mélodie, la Bienveillance, le Merveilleux, l'Espérance.

Je sens autour de mes cheveux tous les Diables de la migraine qui sont à l'ouvrage sur mon crâne pour le fendre [...]. Il y a un Farfadet, grand comme un moucheron, [...] qui tient une scie d'une longueur démesurée et l'a enfoncée plus d'à moitié sur mon front [...]. Et là, dans l'angle du sourcil [...] sont blottis cinq Diablotins, entassés l'un sur l'autre comme de petites sangsues, et suspendus à l'extrémité de la scie pour qu'elle s'enfonce plus avant dans la tête ; deux d'entre eux sont chargés de verser, dans la raie imperceptible qu'y fait leur lame dentelée, une huile bouillante qui flambe comme du punch et qui n'est pas merveilleusement douce à sentir. Je sens un autre petit Démon enragé qui me ferait crier, si ce n'était la continuelle et insupportable habitude de politesse que vous me savez [...]. Celui-ci a élu domicile, en roi absolu, sur la bosse énorme de la *Bienveillance* [...]. Il a une vrille entre ses petits bras, et la fait tourner avec une agilité si surprenante que vous me la verrez tout à l'heure sortir par le menton. Il y a deux Gnomes d'une petitesse imperceptible [...] ; ils ont établi un coin de fer tout au beau milieu de la protubérance dite du *Merveilleux* : l'un tient le coin en attitude perpendiculaire, et s'emploie à l'enfoncer de l'épaule, de la tête et des bras ; l'autre armé d'un marteau gigantesque, frappe dessus, comme sur une enclume, à tour de bras, à grands efforts de reins, à grand écartèlement des deux jambes, se renversant pour éclater de rire à chaque coup qu'il donne sur le coin impitoyable ; chacun de ces coups fait dans ma cervelle le bruit de cinq cent quatre-vingt-quatorze canons en batterie tirant à la fois sur cinq cent quatre-vingt-quatorze mille hommes qui les attaquent au pas de charge et au bruit des fusils, des tambours et des tams-tams. À chaque coup, mes yeux se ferment, mes oreilles tremblent, et la plante de mes pieds frémit [...]. Si vous pouviez voir sur ma tête ces impitoyables Farfadets, vous concevriez à peine qu'il me soit possible de supporter la vie [...]. Le Docteur [...] dit : – Vous avez les *Diables bleus*, maladie qui s'appelle en anglais *Blue devils* (Vigny, 1950, p. 575-577).

À partir de 1826 en France, l'expression *blue devils* ou *diables bleus* se répand. Dans sa correspondance avec madame Hanska, juste après la publication de *Stello*, Balzac la reprend. Mais à la différence de Vigny, il lui réserve le sens exclusif d'idées noires. De même chez Amiel, les « diables bleus » sont synonymes de « mélancolie », de « dégoût de la vie ». Dans la seconde moitié du XIXe siècle, bien que le poète lyonnais Joséphin Soulary (1815-1891) intitule un recueil, *Les diables bleus : nouvelles poésies*, l'expression tombe en désuétude. À la fin du XIXe siècle, l'expression « avoir les diables bleus » est encore indiquée dans le *Dictionnaire général de la langue française* comme un néologisme synonyme d'« avoir des vapeurs ». Le *Dictionnaire encyclopédique Quillet*, renvoyant à *Stello*, la signale comme un synonyme d'« avoir les idées sombres ». L'expression n'est plus très usitée. La langue française du XXe siècle voit, par ailleurs, la disparition de certains emplois du terme *bleu* qui connotaient l'indécision, la tristesse, désormais relégués dans le champ argotique. « Souffrir les diables bleus » qui a pour sens « être triste », « avoir du vague à l'âme » devient familier, désignant selon Lis et Barbier une mélancolie typiquement anglaise : le *spleen* (cité par Mollard-Desfour, 2004, p. 90). Elle renvoie à une autre expression vieillie, qui signifie des idées noires fugaces, une mélancolie passagère, et qu'on trouve chez Amiel : « voir des papillons noirs », ou chez Soulary, dont un des recueils de poésies s'intitule justement *Papillons noirs*. Indice de ce glissement vers un sens argotique, on dit dans les années 1930, « avoir les bleus » (Mollard-Desfour, 2004, p. 109).

Quel est, toutefois, le sens anglo-saxon originel de *blue devils* ? *Sous les os, les papillons noirs* ? On traduit généralement *blue devils* par *idées noires* : traduction sans doute réductrice. En effet, les idées noires sont un des nombreux symptômes du *spleen*, terme anglais – calqué du grec *splên* : rate – introduit au milieu du xviiiᵉ siècle en français, comme montre Diderot rapportant les propos d'un Écossais :

> Je sens depuis vingt ans un malaise général, plus ou moins fâcheux ; je n'ai jamais la tête libre. Elle est quelquefois si lourde que c'est comme un poids qui vous tire en devant, et qui vous entraînerait d'une fenêtre dans la rue, ou au fond d'une rivière, si on était sur le bord. J'ai des idées noires, de la tristesse, de l'ennui : je me trouve mal partout, je ne veux rien (Diderot, 1966, p. 530).

Lourdeur de tête, idées noires, ennui, mauvaise humeur, activité onirique perturbée : ce que les Anglais appellent *spleen* signifie à la fois un malaise *physique* et un malaise *psychologique*. On ne garde souvent en tête que les symptômes mélancoliques, laissant de côté les troubles physiologiques qui l'accompagnent, les céphalalgies, les pesanteurs de tête, les vomissements et nausées, les frissons. Chez Barbey d'Aurevilly, chez Huysmans ou Vigny, le spleen se manifeste par des migraines. Le spleen a d'ailleurs, selon Corcy, désigné une tristesse *physique* (chez Chateaubriand), une lassitude *du corps* ou une difficulté *de l'existence* (chez Montesquieu), avant de désigner cette détresse spirituelle bien connue au cours du xixᵉ siècle sous les noms de *taedium vitae*, hypocondrie, dépression, isolement, maladies de langueur, mélancolie, nostalgie, angoisse.

La dimension imaginaire des symptômes a été tôt relevée. Chez Besenval, dès 1757 (une des premières occurrences du terme en français), le spleen est un effet psychologique de situations désagréables (non une maladie proprement physique), quand un destin marqué par le malheur, quand la jouissance du présent gâtée par le vide qui suit, quand la fuite hors de la société des hommes, se traduisent par la mélancolie. Or, le *spleen* n'est ni une affection purement psychique, ni une maladie particulière du corps : c'est, explique George Cheyne (1671-1743), un ensemble de symptômes variés du corps et de l'âme, imitant toutes autres maladies. À cela, il ajoute que le spleen comporte plusieurs stades. D'abord, il consiste en un abattement, accompagné de gaz et renvois, de bâillements, de « coassements » de l'intestin (comme le bruit que font les grenouilles), de douleurs à l'estomac, de frissons aux extrémités, de transpiration, de malaise, de « maux de tête [*headaches*] dans le fond de l'œil ou au-dessus de l'œil, semblables à une piqûre, – mouches et particules dansant devant les yeux » (Cheyne, 1992, p. 197), de troubles visuels, auditifs (perception de bruits de cloches). Puis la mélancolie devient profonde, il y a des pertes de mémoire, des vertiges, des vomissements, des crises de colère ou de rires, qui se terminent généralement en des attaques hypocondriaque ou hystérique. Plutôt que de parler de *vapeurs* ou de *spleen*, on parle alors de *convulsions*. Au stade suivant, il y a hydropisie, épilepsie, apoplexie, paralysie, etc.

Le spleen est protéiforme, comme en témoignent encore les premiers vers du poème d'Anne Finch, « Le Spleen » : « Qui es-tu, Spleen ? [...] Toi qui te fais Protée [...]. Toi dont la forme sans cesse se brouille » (Finch, 1713, p. 88-96). Il présente des manifestations corporelles et psychologiques. On pourrait se demander dans quelle mesure la francisation du terme *spleen* n'a pas fait disparaître l'aspect corporel au profit de la seule dimension morale. Le sens anglais de *blue devils*, s'il est vrai que cette expression est proche de la notion anglo-saxonne de *spleen*, serait donc plus large que ne le suggère la traduction française par *idées noires*.

Et sur les os, le bonnet de nuit ? L'anglais *blue* provient du français « bleu », dont la signification première est « blanchâtre, pâle », « livide, bleuâtre » : lié à la guerre, cet adjectif décrivait la teinte d'un visage contusionné, et son sens était exclusivement physiologique. « Bleu » est lui-même issu d'un mot d'origine germanique introduit tardivement en latin : *blavus* qui, renvoyant au teint d'une personne ou à la couleur de la peau contusionnée, veut dire justement « pâle, blanchâtre, livide, bleuâtre ». Cette valeur persiste en anglais, où *blue* signifie, dès le XIVe siècle, « livide », comme la couleur de la peau après un coup ou un froid sévère (OED, 1989a, p. 323). L'adjectif *blue* a été ensuite associé à la tristesse et à l'abattement. De même, le français « bleu » qualifie à la fois le teint de la peau sous l'effet d'une vive émotion et cette émotion elle-même.

L'expression *blue devil*, au singulier, est attestée au début du XVIIe siècle, chez Richard Corbet, dans *The Times' Whistle*, au sens de « mauvais démon » : « Alston, dont on disait que la vie avait été mauvaise, et que pour cette raison on avait appelé le diable bleu. » Si les deux vers font mention du remords et du désespoir, le sens de *blew devill* dans ce poème, est davantage lié au mal qu'à la tristesse. C'est en 1781 que le pluriel *blue devils* apparaît au sens figuré de mélancolie (OED, 1989a, p. 328). Quelques années plus tard, une pièce de George Colman, *Blue Devils, a Farce*, jouée le 24 avril 1798 à Covent Garden, raconte un quiproquo ; raillé pour aimer une femme, James rencontre le riche et suicidaire Megrim (littéralement *Migraine*) qui lui propose de le rejoindre dans la mort. L'histoire est inspirée d'une comédie de Joseph Patrat (1733-1801), *L'Anglais ou le Fou raisonnable*, jouée le 9 juillet 1781 aux Variétés amusantes, où un riche Anglais suicidaire, Jacques Splin (c'est-à-dire : Jacques *Spleen*), vient en aide, à la suite d'une série de quiproquos, à Jaquot, qui n'a pas assez d'argent pour épouser Thérèse. Au terme d'échanges compliqués entre l'anglais et le français (le nom propre français *Splin*, emprunté au nom commun anglais *spleen*, est donné comme l'équivalent du nom propre anglais *Megrim*), on constate un glissement entre *megrim* et *spleen*.

En anglais, *blue devils* est considéré au XIXe siècle comme synonyme de *vapors* (*vapours*), de *low spirits* ou de *megrims*. Au singulier, *megrim* signifie « hémicrânie », mais encore « vertige » – ce second sens étant attesté dès la fin du XVIe siècle. Au pluriel, *megrims* est un terme informel désignant soit un état dépressif (le sens primitif de « migraine » en français est en fait assez proche) ; soit, chez l'animal, la maladie appelée « vertigo », comme on a déjà vu. Linguistiquement, l'anglais autorise le rapprochement entre mélancolie, migraine, vapeurs, diables bleus.

Or il se trouve encore que dans la tradition iconographique anglaise, de la fin du XVIIIe siècle à la première moitié du XIXe siècle, il existe des représentations semblables des *blue devils* et des maux de tête. On songe à *The Blue Devils !* [figure C] de Richard Newton (1777-1798). Assis dans un fauteuil, un homme en tenue négligée, la tête entourée d'un bandage ou d'un bonnet de nuit, le visage exprimant la souffrance, bouche ouverte (il crie sans doute, ses mains sont crispées), yeux fermés, cernés, est entouré de sept diablotins bleus (dont l'un a des bottes noires) qui dansent autour de ses pieds. Sur un guéridon, à gauche de l'homme, légèrement derrière lui, se trouvent une potion (avec une étiquette) et un volume : *Essay on the Power of Imagination*. Cette lithographie intéresse à plusieurs titres : d'une part, l'homme en proie aux diables bleus est terrassé, affaissé, ne faisant aucun effort de paraître ; il souffre, sa douleur s'exprime par des cris et des crispations de la partie supérieure du corps. D'autre part, on suggère une maladie imaginaire, les diables bleus étant évidemment hallucinatoires.

Diverses lithographies montrent des diables assaillant la tête d'un homme. Dans *The blue Devils ! !* [figure D] de George Moutard Woodward (1760-1809), un homme avec un bonnet de nuit, assis sur un fauteuil, les traits du visage tirés, mains croisées, est devant un feu, un chat endormi à ses pieds ; autour du visage de l'homme, cinq diables bleus s'agitent. Même tenue négligée que précédemment : l'homme porte des bas, une culotte, une chemise. Il paraît abattu. Une interprétation politique de la même scène est donnée par le père de George Cruikshank, Isaac Cruikshank (1756-1811), *John Bull troubled with the Blue Devils ! !*

Ces lithographies de Newton, Woodward et de Cruikshank père situent mieux le mal de tête que George Cruikshank (1792-1878) représente en 1819, quelques années avant la publication de *Stello*. Dans *The Headache* [figure E], six diables attaquent un homme maigre (de face, alors que dans les autres caricatures, le personnage principal est de profil), aux traits tirés (yeux fermés, bouche triste), affaissé dans un fauteuil (près d'une cheminée, comme dans les deux précédentes caricatures des *blue devils*), mains ballantes : le fond, autour de la tête, est plus clair et lumineux que le reste – sombre – de la pièce ; du côté droit (côté de l'âtre), quatre démons – l'un, sur le bras, brandit un instrument pointu en direction de la tempe ; un autre, assis sur l'épaule, semble lire quelque chose à l'oreille droite de l'homme ; sur le fauteuil, un diable enfonce une vrille dans la tempe de celui-ci ; un autre, sur le haut du crâne, pousse une tige pointue ou un vilebrequin ; sur la gauche du personnage, un démon prenant appui sur deux livres (eux-mêmes posés sur une table), enfonce dans le haut du crâne, à l'aide d'une masse, un coin ; un dernier souffle avec un instrument à vent dans l'oreille gauche de l'homme. À la différence des caricatures de *blue devils*, le personnage n'est pas en tenue négligée, n'a pas de bonnet de nuit, et les diables ne sont pas bleus, mais ont des coloris sombres et variés.

D'autres lithographies de George Cruikshank sont comparables. En janvier 1823 et en août 1835, son interprétation des *blue devils* [figure F] présente un homme émacié, recourbé, de profil, en bonnet de nuit, robe de chambre, savates, bas défaits et culotte, la main gauche posée sur le front ; il est assis sur un fauteuil, devant une cheminée qui ne flambe pas. Derrière lui, se trouvent trois tableaux violents : sans cadre, le dernier en partant de la droite, montre une femme en train d'essayer d'assommer un homme (qu'on suppose être son mari) assis sur un fauteuil devant une cheminée, exactement comme est le personnage principal du dessin de Cruikshank ; le second tableau représente un immeuble en flammes ; debout sur deux livres posés sur une étagère (« *Miseries of Human Life*, vol. 2, 222[6] » et « *Buchan's Domestic Medicine*[7] »), un démon, palette à la main, est en train de le peindre avec un pinceau de feu. Dans le premier tableau, un bateau coule dans une tempête en mer. De multiples gnomes invitent le personnage à se donner la mort : sur l'épaule gauche, un démon lui présente un nœud coulant, attaché à un chandelier qui servira de potence ; prenant appui sur le manteau de la cheminée, un autre propose un couteau (un rasoir ?) ; dans l'âtre, une créature a de la fumée qui sort par les oreilles ; un monstre, sous le fauteuil, a la mâchoire ouverte en direction des jambes ; la pincette à feu, du côté gauche de la cheminée, est en forme de squelette. De même que dans la lithographie de Cruikshank père, le personnage principal est incapable de payer les dettes qui s'accumulent ; dans l'âtre, un écriteau indique en lettres capitales : « *PRAY REMEMBER THE POOR DEBTORS* » [veuillez vous souvenir des pauvres endettés]. Un gentleman tape justement sur l'épaule droite du personnage en lui tendant une facture, tandis qu'un diable fait sa poche. Dans l'âtre, une autre facture, plus longue, comportant le mot « Dr. », laisse supposer que parmi les dettes, figurent des dépenses de santé. Derrière le personnage, sur une table, traînent d'autres factures : assis sur un verre retourné et criant avec joie, un démon tient à l'envers une bouteille vide (bouteille d'alcool ou bouteille médicinale ?). En bas du fauteuil enfin, on lit en grosses lettres sur la page gauche d'un livre : « ENNUI » ; suit une procession de créatures, conduite par un magistrat bedonnant, trois femmes en pleurs, deux hommes, dont l'un porte un cercueil. À la diffé-

6. Il s'agit d'un ouvrage satirique de James Beresford (1764-1810) : *The Miseries of Human Life*, London, for William Miller, by William Bulmer, 1806.

7. L'ouvrage de William Buchan (1729-1805), *Domestic Medicine or the Family Physician* a connu de nombreuses éditions (et a notamment été traduit en français par le révolutionnaire bien connu, Marat). La première édition date de 1769. L'ouvrage comporte un chapitre sur le mal de tête, un chapitre sur la mélancolie. Les termes *spleen* ou *blue devils* n'y figurent pas.

rence des *blue devils* d'Isaac Cruikshank dont la visée était politique, cette satire clairement médicale s'inscrit dans une série de représentations de maladies : *Indigestion* (G. Cruikshank, 1825) et *The Cholic* (G. Cruikshank, 1819a) montrent de la même façon des personnages en proie aux diablotins.

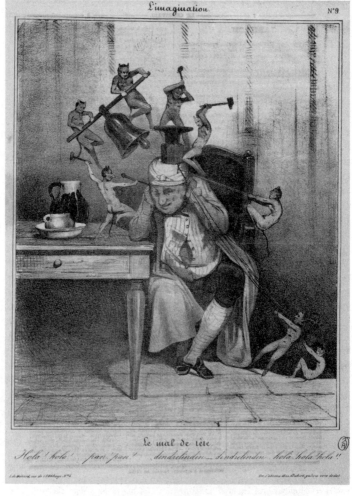

Figure 14. *Le mal de tête* (Daumier, 1833).
© Robert D. Farber University Archives & Special Collection Department, Brandeis University.

Comme souligne Tamara Hunt, les échanges entre l'Angleterre et la France étaient fréquents à la fin du xviiie siècle et au début du xixe siècle, et les caricatures françaises imitent volontiers les caricatures anglaises, elles-mêmes parfois copiées d'originaux français. Il n'est donc pas surprenant de retrouver les mêmes thèmes traités chez les satiristes français. En 1833, dans *Le mal de tête* de Daumier [figure 14], un homme en tenue négligée et robe de chambre (très semblable au personnage de la lithographie précédente, mais de face), bedonnant (il a la chemise ouverte – un bourgeois ?), un tissu enroulé autour de la tête, recroquevillé sur lui-même, se bouche les oreilles aux bruits qui arrivent : « Hola !... hola !... pan ! pan !... dindrelindin-dindrelindin. Hola ! hola ! hola ! » ; les yeux fermés, il appuie son bras droit sur une table, où se trouve un petit broc, un vase ; un diable enfonce un clou dans le crâne (au-dessus de l'œil, à l'intersection du front et de la tempe) ; deux autres secouent une grosse cloche au-dessus de l'oreille droite ; deux autres avec des marteaux s'activent autour d'une enclume, sur le haut du crâne ; les diables de gauche, au nombre de trois ou quatre, tirent en des sens différents (s'agit-il d'un mouvement d'aller-retour ?) un système (avec une aiguille) enfoncé dans la tête.

Grandville, dans une illustration sans titre [figure 15] qui pourrait bien être d'une migraine avec aura (Forgues, s.d. [1842], p. 313), montre un homme, habillé, de profil – peut-être un employé (il est myope, a un petit collier de barbe) : l'œil droit est bouché par la main d'un démon au visage monstrueux ; un autre, à figure animale, ouvre la bouche en arrière-plan ; un troisième s'acharne à enlever les lunettes du petit homme ; levant sa queue, un quatrième envoie des gaz dans ses narines, tandis qu'un dernier (à figure animale encore) s'éloigne de la tête du personnage.

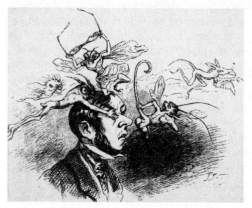

Figure 15. Sans titre,
Jean-Jacques Grandville
(Forgues, s.d. [1842], p. 313).
© Collection privée.

Dans une illustration d'Émile Bayard[8] d'un roman de Jules Verne, *Autour de la Lune*, à la place des diablotins, une série de lettres et de chiffres lumineux explosent hors du crâne de Michel Ardan, un parisien artiste devenu aventurier : « Si j'ai compris ! [...] mais c'est-à-dire que ma tête en éclate [...]. Divisions et multiplications s'allongeaient sous ses doigts [il s'agit des calculs que Nicholl est en train d'effectuer] [...]. Michel Ardan comprimait à deux mains une migraine naissante » (Verne, 1974, p. 47-48).

Recherche de l'obscurité et photophobie chez Daumier, chez Cruikshank : les personnages ferment les yeux. Chez Bayard, Michel Ardan a, au contraire, les pupilles dilatées et les yeux ouverts. La vision est altérée, et il y a hémianopsie chez Grandville ; les odeurs nauséabondes suggèrent une osmophobie ou cacosmie. Le rejet du bruit ou la perversion de l'ouïe sont ainsi représentés : le personnage se bouche les oreilles pour ne point entendre la cloche agitée par deux diables (Daumier) ; trompettes et cris assaillent le personnage de Cruikshank. Une variété de douleurs est mise en avant. Mais on remarque que, dans la lithographie de Grandville, la douleur est absente. Chez Daumier, il y a la sensation d'un clou enfoncé dans la tête, la sensation d'une enclume broyant la tête avec battements, tiraillements. Chez Cruikshank : la sensation d'une lance enfoncée dans le crâne, d'une vrille, d'un vilebrequin, la sensation que la tête est fendue transversalement. Chez Bayard : la sensation d'un éclatement. L'hémicrânie n'est pas représentée : les démons assaillent indifféremment toute la tête. Mais les personnages sont déséquilibrés. Confusion, affaissement, repli sur soi les caractérisent. Aucun n'est une femme.

En usage dans la langue commune et dans la langue argotique, l'expression *blue devils* ne saurait se réduire au sens psychologique d'« idées noires et tristes », d'autant que le sens primitif de l'adjectif *blue* est physiologique avant d'être psychologique. Ce malaise de l'âme est en corrélation à un état du corps. Davantage, cet état du corps est premier et renvoie, comme à son expression, à une tristesse de l'âme. Accompagnées de troubles corporels de tous ordres, les idées noires sont fréquemment associées à la migraine : elles font partie d'un ensemble de symptômes – le *spleen* qui, lui-même, ne se résume pas à la seule mélancolie, mais se rapproche de ce que les Français ont appelé *vapeurs*, ou

---

8. Je remercie Klaus Podoll pour m'avoir signalé l'existence de cette lithographie.

de ce qu'ils ont baptisé au singulier *la névrose*. Cependant, de ces réalités complexes a émergé un sens nouveau : les *blue devils* sont devenus des productions imaginaires, voire hallucinatoires. Les symptômes physiques d'un bourgeois bedonnant ne sont-ils pas le simple effet des papillons noirs qui l'agitent ? L'âme n'est-elle pas suffisamment puissante pour produire les idées qui noircissent son corps ? Alors que le système de Gall indiquait que le corps suffit à expliquer les idées de l'âme, et que l'esprit était un os, un retournement se profile : et si les os du crâne devenaient esprit ? Ainsi dénoncée comme imaginaire, la migraine fait caricature.

*

Migraine est d'abord une énonciation : un nom commun (voire un nom propre), qui dans les œuvres littéraires et les représentations graphiques désigne indifféremment une maladie ou des symptômes. Des termes que la langue française du xixe siècle rapproche de ce nom – *névralgie, douleur de tête, mal de tête* – l'usage littéraire fait des équivalents, alors que l'usage savant tend à les distinguer.

L'expression « douleur de tête » (*dolor capitis*) au xixe siècle n'appartient plus au langage médical, alors qu'aux siècles précédents, figurant dans les nosographies, les douleurs de tête constituaient un genre de maladies, dont la migraine était une espèce. Dans la littérature au contraire, les « douleurs de tête » subsistent, non au sens large et technique de maladies qui concernent la tête, mais au sens restreint et populaire du seul « mal de tête ». On a vu que la « névralgie » apparaît au tout début du xixe siècle chez Chaussier. Les sens médical et littéraire ne se rejoignent pas. Pour les médecins, la névralgie désigne une douleur ressentie sur la trajectoire d'un nerf sensitif, alors que la littérature nomme ainsi principalement le mal de tête, et secondairement des douleurs localisées dans diverses parties du corps – ventre, œil, etc. (« névralgie » signifie alors « mal » ou « douleur physique »). Le terme donne lieu à l'hapax « névralgiser » chez Huysmans, et à l'hapax « névralgifié » chez les Goncourt (Goncourt & Goncourt, 1956, vol. 1, p. 1262), c'est-à-dire « atteint de névralgie ».

D'autres noms concurrencent la *migraine* : *céphalalgie, céphalée, pesanteur de tête, lourdeur de tête*. Quand « céphalée » se trouve dans des textes littéraires, c'est comme un emprunt à la langue médicale. Gide, dans l'*École des femmes*, l'emploie entre guillemets pour citer le diagnostic d'un médecin. L'adjectif « céphalique » apparaît, chez Balzac, en un passage comique où Gaudissart, cherchant un nom pour faire vendre une huile cosmétique dont la vertu est de maintenir la tête à une température adéquate, déclare : « *Huile Céphalique* veut dire huile pour la tête, et résume vos idées » (Balzac, 1966a, p. 171). « Céphalalgie » figure dans quelques textes : chez Rimbaud, chez Pétrus Borel ou chez Zola. On trouve rarement l'adjectif « céphalalgique » : par exemple, dans *César Birotteau*. Les occurrences des termes « céphalée », « céphalalgie » et des adjectifs construits à partir d'eux reposent sur une décision esthétique. Certains écrivains s'opposent toutefois fortement à l'emploi de ces termes, ou plus généralement de termes techniques, en littérature. Dans l'*Esthétique de la langue française*, Rémy de Gourmont indique que la langue doit se passer des termes calqués du grec ou du latin. Il ne s'agit certes pas de bannir les termes techniques et savants, mais il s'agit de ne pas traduire systématiquement « en grec les mots légitimes de la langue française et de ne pas appeler *céphalalgie* le *mal de tête* » (Gourmont, 1899, p. 32). On trouve trace de l'expression « pesanteur de tête » dans *Germinal*, à propos d'Étienne Lantier, assommé de fatigue. La pesanteur exprime un sentiment de malaise dans la tête : une sensation de lourdeur, d'engourdissement, d'étourdissement, qui cause une gêne, qui précède ou suit une migraine ou une autre maladie. Peu fréquente également, la « lourdeur de tête » est un équivalent de la « pesanteur de tête ». Symptôme du mal de mer, la « lourdeur de tête » est un malaise, un étourdissement, un engourdissement ; on retrouve les mêmes descriptions que pour la « pesanteur de tête » : sensation indéterminée qui en rigueur n'est pas une douleur. On sera surpris peut-être par l'absence du terme « hémicrânie ». Dans les agendas et lettres, ce symptôme est peu mis en avant. Dans les lithographies, le malade est souvent présenté de face, il porte les mains aux deux côtés de sa tête, les diables l'assaillent indifféremment à gauche ou à droite. La mention du crâne apparaît dans *La physiologie du mariage* et dans *Stello* ; il inspire également la tradition iconographique de la migraine. Mais la douleur est localisée à la totalité de la tête, aux parties de celle-ci (tempes, front, orbite), ou à son contenu (cervelle, cerveau). Mieux vaudrait dire, d'ailleurs : *les* douleurs. Le mal de tête, ainsi que montrent les caricatures, n'est pas un sentiment déterminé et distinct. Il comprend une multiplicité de sensations. Il n'y a pas de douleur simple, ni de douleur immédiatement reconnaissable comme spécifique de la migraine, mais un mixte : des sensations de coup de marteau, de vilebrequin, de coin enfoncé dans la tête, des bruits désagréables, des odeurs nauséabondes. Il y va d'une réalité complexe, d'une totalité, que la médecine analyse en symptômes séparés.

Peut-on caractériser enfin le style migraineux, et qualifier peut-être le genre de productions auxquelles il donne lieu ? Se trouvant pris en un grand nombre de structures verbales, le nom « migraine » et ses équivalents appellent, a-t-on vu, une variété d'adjectifs qualificatifs. Mais beaucoup sont synonymes. L'interchangeabilité de plusieurs groupes d'adjectifs indique assez qu'on a affaire à une ritournelle. Cette répétitivité est accompagnée paradoxalement d'une grande richesse perceptive : trop de sensations, de pensées, qui invite à parler de soi. Mais que les autres s'emparent de ces misères de la vie quotidienne, et c'est une « sociologie » qui naît. Femmes, bourgeois, petits employés de bureau, artistes dénoncés comme malades imaginaires ! *La physiologie du mariage* dresse un caractère que le théâtre et l'opérette reprennent en leur guise. Les lithographies contribuent au portrait du bourgeois migraineux et grincheux. On n'a donc pas une, mais deux esthétiques de la migraine au XIXe siècle : l'une donne lieu à des récits de vie (dans les agendas, les journaux, les lettres) ; l'autre produit des typologies et des caricatures (dans les physiologies, les comédies et vaudevilles, les lithographies).

CONCLUSION

D'UN RETOUR AU DÉPIT
(emblèmes et modèles)

À partir de quand, et où, la migraine joue-t-elle un rôle déterminant dans les dispositifs de représentations, qu'ils soient ou non
savants ? À partir de quand, et où, génère-t-elle des représentations, voire des normes ? Le tableau de la migraine à la fin du
XIXᵉ siècle est paradoxal : cette maladie, qui fait *emblème* pour la
société, ne saurait constituer en médecine un *modèle* théorique :
n'offrant nul modèle épistémologique transposable à d'autres
maladies, elle n'est intelligible qu'à partir d'autres maladies
modèles. N'ayant pas de fonction épistémologique ni de fonction
heuristique, ne fournissant aucun instrument théorique expor-
table, elle a en revanche une fonction idéologique ; elle engendre
des croyances, des formes discursives, des images, à travers
lesquelles la société se donne d'elle-même une certaine notion.

En histoire des sciences, et de la médecine spécialement, on
doit se méfier de l'illusion rétrospective qui consiste à attribuer
une valeur contemporaine à des propositions anciennes. Il ne
suffit pas qu'un mot figure ici et là pour conclure des représentations identiques. Fréquentes sont, cependant, les études qui,
portant sur l'histoire d'une maladie, s'efforcent de reconnaître les
prémices d'une théorie, d'une thérapeutique, d'un comportement.
Cette démarche qui s'oriente d'une vision assez vulgaire de l'histoire a le mérite de montrer que les représentations ne tombent
pas du ciel : elles travaillent souterrainement. Mais pour légitimer
leurs rapprochements, il faut tisser les filiations des textes, repérer

les enjeux d'un écrit, d'une image, d'un geste, d'un paysage, les disputes auxquelles ils donnent lieu ; les réinscrire en un contexte, dans le champ des interrogations qu'une époque peut se poser. Il n'y a guère de questions éternelles.

Aussi élémentaire que soit l'impératif de non-anachronisme, il n'est pas inutile de le rappeler, afin qu'on ne lise pas ce qui va suivre comme une illusion rétrospective en une époque où la migraine, à la mode, attire sur elle des discours qui, voyant tout dans tout (c'est en miroir exactement), font de « notre » siècle de découvertes le siècle enfin autorisant son histoire.

Malgré des variations, on ne peut être que frappé de la redondance extrême des descriptions de la souffrance migraineuse dans les textes médicaux, les écrits littéraires, l'iconographie. Elle se dit à peu près dans les mêmes termes, requérant les mêmes images. Non que la migraine se soit pensée toujours de la même façon, ni qu'elle se soit présentée toujours identiquement au médecin, au patient. Mais au sens où il y a une rengaine, une ritournelle migraineuse. Sans doute propre aux maladies douloureuses, la *plainte* est constante. La douleur, primitive, cardinale, en est le foyer. Une enquête menée en 2007 par Françoise Radat, de l'hôpital Pellegrin de Bordeaux, signale ainsi que 51 migraineux, issus de la population générale, décrivent essentiellement la migraine en termes de douleur et de crise. L'idée de maladie globale est absente.

Mais qu'est-il possible, dans une étude historique, de dire du réel de la souffrance ? On devait le mettre entre parenthèses, sans pourtant l'oublier : ce furent ces quelques cas rapportés dans des lettres et agendas, la matière ordinaire des vies entassées de malades.

L'objet « migraine », écartelé entre une histoire et un réel, ne peut se circonscrire aux questions minutieuses des sciences exactes, de l'anatomie et de la physiologie, ni aux descriptions claires d'une seule discipline médicale – il erre aux marges, convoque d'autres disciplines (auxquelles il ne se réduit pas davantage) et s'évanouit au moment où on le croit tout près.

La question était de savoir comment un discours médical se constitue sur une souffrance qui semble, après tout, pérenne. Il s'agissait de partir d'un trouble qui paraît identique dans l'histoire, et de voir ce qui fait la spécificité d'un objet médical : comment remonte-t-on de la souffrance au nom, du nom à l'énoncé, de l'énoncé au savoir ? Il faudrait, à présent, à partir du savoir, retrouver la souffrance.

À la différence de celle-ci, un *objet médical* n'est pas donné. Le mot « objet » a en français bien des sens. Dérivé du latin *objectum* – ce qui est placé là-devant –, il revêt un sens concret ou un sens abstrait, ou plus exactement, pour n'entraîner pas de confusion, un sens empirique ou un sens métaphysique. Dans des expressions comme « objet mathématique », « objet historique », « objet politique », etc., le sens a clairement une valeur doctrinale : on désigne, respectivement, un objet de la *réflexion* mathématique, historique, politique. De même, un *objet* médical ne saurait être entendu comme un objet des sens ou de la perception ; ni une maladie donc, ni les symptômes en lesquels elle se manifeste. Pour parler avec Claude Bernard, il n'est pas un « fait brutal », mais une construction historique et raisonnée, un objet de pensée, la chose même en tant qu'elle est réfléchie par l'« expérience médicale » (il n'est pas besoin de rappeler les pages lumineuses où Bernard contredistingue médecine empirique, médecine expérimentale). Mais qu'est-ce qui, au juste, pense cet objet ? Par commodité, on répond : *la médecine*, et on qualifie l'objet de *médical*.

C'est masquer qu'on a affaire à un complexe de disciplines : un ensemble de concepts, de théories, historiquement constitués, dépendant de discours et de pratiques. On n'a pas affaire à un réel nu, mais à des représentations. Non à une représentation isolée, mais à *des* représentations qui n'existent que des relations qu'elles entretiennent entre elles. Ce qui pense et travaille un objet *médical*, ce n'est pas la *médecine*, en tant que savoir isolé, mais un ensemble de discours et de pratiques qui fonctionnent en faisceau, s'adressant les uns aux autres des séries de questionnements : le théorème de Canguilhem est toujours valide qui énonce que la médecine n'est pas une science, mais le nœud qu'entre diverses sciences une technique autorise. Si la médecine cependant n'est pas *une* science, elle n'est pas non plus seulement un art ou une technique, peut-être pourrait-on dire avec Koyré qu'elle est au moins une *technologie*, en tout cas une discipline d'enseignement, un domaine de recherche, appelant une thérapeutique, elle-même pourtant divisée. Car elle requiert évidemment des patients et fait drame au moins de trois personnes : médecin, thérapeute (pharmacien éventuellement), patient.

Le concept d'objet médical invitant à substituer au concept trop général de maladie celui de *représentation* de maladie, pluralise donc encore celui-ci en des strates de représentations appartenant à des traditions hétérogènes, engageant des *intérêts* (à tous sens que le mot peut prendre : disons que je l'entends, à peu près, comme veut la généalogie nietzschéenne des intérêts) distincts.

De la nécessaire multiplicité des représentations, de leur division obligée, il résulte qu'un objet médical ne se constitue que *problématiquement*. Ce qui s'entend en deux sens, au moins. 1) Depuis Kant, on considère qu'une proposition est problématique lorsque sa possibilité est seulement logique : à la différence des jugements apodictique ou assertorique, il y va d'un jugement tel qu'il puisse ou non se rencontrer vrai. En ce premier sens, l'idée d'objet médical fait problème et n'a rien de trivial : la possibilité de le construire ne va pas de soi. 2) Mais par ailleurs, à supposer qu'il ait pu être construit, il commande une problématique, au sens moderne cette fois, où à partir de lui se dessinerait une configuration théorique telle qu'elle rende accessibles un certain nombre de problèmes.

Problèmes scientifique, mais aussi politique et économique. En tant qu'il fait désormais coupure épistémologique et pratique, il autorise même une lecture rétroactive de l'histoire des affections morbides. Pour quoi l'impératif de non-anachronisme qui doit précéder toute démarche historique et philosophique, ne se confond pas avec la lecture rétroactive que légitime la fin d'un travail. Je ne me donnai donc pas une maladie, mais une maladie problématiquement réfléchie par la science, les diverses pratiques régulièrement convoquées, et par la vie, tant intime que sociale, secrète que publique, des malades, qu'elle renverse du seul fait qu'ils se concluent désormais tels, et m'interrogeai sur les articulations de ces formes diverses, de ces étages variés de pensées. Si la médecine cependant n'est pas *une* science, le statut problématique de l'objet médical se trouve renforcé encore par la nature, elle-même problématique, de la possibilité de droit d'une *histoire* de la médecine. Car si l'on peut envisager, sans trop de coût, qu'une science, au sens « dur » du mot, ait une histoire propre, entendons une histoire autonome, séparable des configurations sociales où ses moments s'inscrivent, en tant qu'on peut penser qu'elle a son moteur propre en elle-même, qu'elle ne répond pas à des besoins adressés à elle du dehors, mais au libre déploiement du désir de savoir (c'est après tout, depuis Platon, la distinction que la philosophie reconnaît entre la science libérale et les arts serviles), il est assurément beaucoup moins aisé d'accepter, sans examen, qu'un savoir lié à toutes les exigences, savantes ou vulgaires, de l'époque où il s'inscrit, soit justiciable d'une histoire qui serait, clairement et distinctement, séparable des autres régimes de l'historicité.

Le xixe siècle a produit une esthétique, une technique et une science de la migraine. Des disciplines, qui relèvent du champ médical ou qui lui sont extérieures, reconnaissent des intérêts communs. Les théories vasomotrices se sont appuyées sur les développements de la physiologie. La longue construction de la catégorie de migraine ophtalmique est redevable aux transformations de la neurologie, qui descriptive encore au début du siècle, devient une discipline autonome ; mais également à des objets d'étude propres à l'astronomie, que les sciences médicales domestiquent ; ou à des objets d'étude que l'art vétérinaire propose peut-être à la médecine (c'est l'un des mérites, par exemple, de *Méthodes et doctrine dans l'œuvre de Pasteur*, que de montrer l'importance des travaux de Maison-Alfort et d'Auzias-Turenne pour la constitution du pastorisme : de telles connexions, entre médecine et art vétérinaire, peu explorées, paraissent dignes d'investigation).

Qu'ils présentent des intérêts communs ne suffit pas à homogénéiser les discours. La notion, par exemple, d'une migraine expérimentale ou artificielle se retrouve au sein de contextes hétérogènes. L'idée d'une migraine reproductible à volonté, répétable indéfiniment, est certainement décisive et répond à une problématique neuve. L'homéopathie produit des migraines artificielles. Selon Auzias-Turenne, la douleur migraineuse est reproductible par mécanisme. L'hypnose remet en scène les symptômes ophtalmiques. Quelque médecin, comme Baralt, constate que ses propres scotomes sont reproductibles, à condition de manger copieusement et d'interrompre immédiatement l'activité stomacale.

Tandis qu'elle n'occupe d'abord que quelques étudiants isolés, la migraine donne bientôt lieu à un enseignement vivant (avec Piorry, avec Trousseau), reconnaissable à un style : celui du médecin lui-même migraineux, dont les récits font place aux auto-observations (où compte est tenu des essais thérapeutiques effectués sur soi-même), ou celui du médecin dont la famille ou les amis migraineux invitent à substituer à la rhétorique du traité la confidence ou la confession. La recherche qui s'appuie sur l'hôpital (et quelquefois sur le laboratoire) est bien diffusée : ce sont les leçons du mardi de Charcot, les études de cas de Galezowski, de Féré, etc. Les médecins se tournent vers des patients pris en charge par des structures de quelque façon académiques, même si rien n'existe, ainsi qu'il en va actuellement, comme des unités de soins dédiées à la douleur ou au traitement de la migraine.

De quelle façon le patient est-il présent ? Comment évaluer cette présence, s'il est vrai, aujourd'hui encore, qu'un migraineux n'attend rien de son entourage, rien des médias, vivant dans la résignation d'un « ça va passer » (Radat, 2007) ? Le migraineux du milieu du XIXe siècle consulte, même s'il ne se dit guère malade. Il fallait un mot pour le nommer ; mieux : pour se nommer. La langue française le connut assez tard ; dès lors, la migraine est partout ; elle se répand hors des salons, passe aux campagnes, se démocratise, se « masculinise » même. Un patient regarde le médecin d'une souffrance qu'il apprend à mettre en question.

Quant à la thérapeutique, elle a profondément changé. La première transformation concerne l'articulation de la pharmacie à la médecine. La plupart des antimigraineux du XIXe siècle, qu'ils soient des applications raisonnées ou des applications aveugles de théories, n'apparaissent plus comme des remèdes multiples, dispersés (répondant à un souci local), mais comme des médicaments « théoriques ». C'est le cas de l'ergot de seigle, de la galvanisation, de la faradisation, des analgésiques non opiacés (salicylés, pyrazolés), du bromure de potassium. On a affaire à une pharmacie médicalisée, à une pharmacie de laboratoire. En même temps, une seconde transformation est amorcée qui concerne le rapport du pharmacien au patient : pour certaines médications comme l'aspirine, la pharmacie devient un commerce de masse. Les médicaments se présentent de manière commode, le migraineux se promène désormais analgésiques en poche. Le pharmacien est moins tourné vers un patient que vers un client. La possibilité de s'affranchir de l'autorité médicale paraît liée à l'automédication.

Les liens tissés entre clinique, enseignement, recherche, patient, thérapeutique s'expriment essentiellement en un vocabulaire. Un des lieux privilégiés (certes, il n'est pas le seul) d'échanges et de conflits entre les représentations est le lexique médical. C'est une des raisons qui font insister sur l'histoire des mots. Cela n'emporte, encore une fois, nulle décision nominaliste. Non pas qu'un tel choix ne soit pas honorable, mais il y a peu de sens à étudier chaque nom séparément comme en un dictionnaire, s'il est vrai que les noms font liaison, qu'ils manifestent des accords, des polémiques et des problèmes. S'ils valent par les strates qui s'accumulent en eux, il s'agissait moins de leur fournir des cartes d'identité que de saisir, à travers eux, et à partir de sources variées, une phénoménologie élémentaire des souf-frances, symptômes, maladies.

On pourrait croire en effet volontiers à l'homogénéité du voca-bulaire médical, l'envisageant *sub specie aeternitatis* comme une somme déjà constituée, un dictionnaire rédigé de toujours. Or les termes techniques n'ont pas d'existence autonome ; ils ne sont pas non plus un simple reflet. Ils ont eux aussi une histoire, une géographie même. Dans la France pourtant centralisée du XIXᵉ siècle, le lexique n'est pas constant. Des termes, rares il est vrai, témoignent de régionalismes ; plus décisive est la différence de sens affectant des termes identiques.

À la différence de la langue utilisée dans certaines autres disci-plines, la langue médicale est un mixte issu de traditions variées, constitué à des époques différentes, empruntant à la langue populaire, faisant usage de concepts comme d'images, relevant par exemple une technique ou reprenant une expérience singu-lière. Ces termes appartenant à la langue commune sont plus répandus qu'il n'y paraît. Il s'agit de mots propres aux malades. Ou d'un argot commun aux praticiens et aux malades, lié à la vie d'asile et d'hospice. Par quelles transformations un terme populaire entre-t-il dans la langue savante ? Comment, devenu technique, retourne-t-il dans la langue populaire ? L'analyse de l'histoire du lexique enveloppe, comme avait vu Littré, un intérêt quasiment clinique. La raison en est que le vocabulaire fait symp-tôme, portant la trace d'échanges, de conflits, d'importation, de domestication de concepts, de savoirs hétérogènes ou affins, d'expériences singulières, de pratiques collectives encore qui, par leurs déchirements, tiennent lieu de réel.

« Et la migraine de madame ? » Revenant au dépit, j'aban-donne madame aux charmes d'un esprit migrainant. Et j'avoue légèrement : « Tant pis ! » (Dupeuty & Bourgeois, 1849, p. 32).

POSTFACE

La migraine est une affection des plus répandues au monde, quelles que soient les civilisations ou les époques. C'est une des dix pathologies les plus invalidantes, reconnue comme telle par l'Organisation mondiale de la santé. En dépit de cela, c'est une affection mal perçue du grand public. Elle n'est pas considérée comme une maladie et il y a un ostracisme vis-à-vis des patients. Les migraineux sont souvent taxés de « s'écouter » : on suppose volontiers que l'origine de leurs crises est psychique.

Les céphalées entraînent des coûts médico-économiques de l'ordre de 3 milliards d'euros tous coûts confondus par an en France selon une étude réalisée en 2000 : pratiquement 2 milliards pour la migraine chronique (qui affecte 2 à 3 % de la population générale adulte), laquelle est définie par des maux de tête plus de quinze jours par mois, depuis plus de trois mois, avec au moins huit épisodes migraineux par mois ; et 1 milliard pour la migraine épisodique (qui affecte 12 à 20 % de la population générale adulte). La migraine chronique est la première complication de la migraine épisodique mal prise en charge. L'absentéisme professionnel ou estudiantin engendré par les crises est estimé à quatre jours par an par migraineux avec des conséquences économiques mais aussi individuelles considérables. Malgré cela, de nombreux mythes et préjugés ont été véhiculés au travers des siècles sur cette pathologie, qui le sont encore de nos jours. *A contrario*, des progrès dans les mécanismes physiopathologiques et dans les thérapeutiques ont été obtenus depuis une vingtaine d'années.

Y a-t-il une ignorance de la part des patients ? Vraisemblablement, car les populations peu favorisées socialement consultent moins pour leurs céphalées, soit pour des raisons économiques, soit parce qu'elles ne sont pas averties des multiples possibilités thérapeutiques.

Y a-t-il une arrogance de la part du corps médical ? Possiblement, car certains de nos collègues ne considèrent pas la migraine comme un problème médical important et gèrent la consultation au plus vite sans prendre en compte l'éducation nécessaire d'un céphalalgique.

Y a-t-il de l'insouciance de la part de nos autorités de tutelle ? À l'heure où on nous répète qu'il est nécessaire de faire des économies de santé, combien de millions d'euros sont perdus en journées de travail, en moindre productivité, en examens inutiles, alors que la maladie migraineuse est une des pathologies où l'on dispose le plus d'armes thérapeutiques, et que l'on pourrait soigner efficacement à moindre coût ?

L'ignorance, l'arrogance et l'insouciance ne sont plus tolérables dans la prise en charge de la migraine.

MÉCANISMES PHYSIOPATHOLOGIQUES ACTUELS DE LA MIGRAINE

Les mécanismes physiopathologiques de la migraine, et par voie de conséquence les traitements, sont vus sous un éclairage nouveau depuis une vingtaine d'années grâce à l'imagerie fonctionnelle et à la génétique.

La théorie physiopathologique actuelle est celle de la théorie trigéminovasculaire avec implication de générateurs de la crise dans le tronc cérébral, des structures du trijumeau, de récepteurs sérotoninergiques particuliers (5HT1B/1D), le tout sous-tendu par une susceptibilité génétique.

Gènes et migraine

Le caractère familial de la migraine est connu depuis longtemps. Des modèles cliniques quasi expérimentaux de la migraine hémiplégique familiale, affection autosomique dominante, font désormais considérer la migraine comme une possible maladie des canaux ioniques (*channelopathy*), permettant ainsi d'expliquer l'aspect paroxystique, évoluant par crise de la maladie. Il existe de façon clairement démontrée une hyperexcitabilité neuronale dans la migraine, notamment du cortex occipital avec une pauvreté de la neurotransmission inhibitrice (faible densité en récepteurs GABA), une richesse de la neurotransmission excitatrice (densité très élevée en récepteurs NMDA) et une synchronisation fonctionnelle élevée.

L'hyperexcitabilité dans la migraine serait due à une libération excessive de glutamate avec un substratum génétique, comme cela put être démontré dans la migraine hémiplégique familiale avec mutation du gène CACNA 1A codant pour la sous-unité α1 formant le pore des canaux calciques voltages dépendants de type P/Q ou le gène ATP1A2 codant pour la sous-unité α2 de la Na+/K+ATPase. Ces mutations entraînent sur les neurones ou les astrocytes où ces canaux sont exprimés une modification de fonction (gain ou perte) qui est susceptible d'entraîner à son tour une dépression corticale envahissante par augmentation de libération de glutamate. Il est désormais prouvé qu'au moins une dizaine de gènes sont impliqués dans la migraine « commune ».

Générateurs de la crise migraineuse

Différents noyaux du tronc cérébral sont impliqués comme possibles « générateurs » de la crise de migraine comme cela fut montré en imagerie fonctionnelle à la phase précoce d'une crise migraineuse : substance grise périaqueducale, à proximité du locus cœruleus et du raphé, zones à projection sérotoninergique et noradrénergique bien connues, activation dans le tronc cérébral (mésencéphale et partie haute du bulbe) et de l'hypothalamus (qui est activé très précocement, dès les prodromes, c'est-à-dire les signes avant-coureurs de la crise) – suggérant que ces structures puissent être des générateurs de la crise.

Mécanismes de l'aura migraineuse :
implication de la dépression corticale envahissante
ou « spreading depression »

L'aura migraineuse a longtemps été considérée comme un phénomène vasculaire et comme la résultante d'une vasoconstriction primitive transitoire, la céphalée étant secondaire à une vasodilatation de rebond provoquant l'activation de nocicepteurs périvasculaires. La responsabilité de mécanismes princeps neuronaux et gliaux dans la migraine avait cependant déjà été évoquée devant l'analogie entre l'aura et la dépression envahissante décrite par Leão en 1944. Cette dépression corticale envahissante (DCE), phénomène électrique neuronal et glial, est contemporaine d'une vague d'hypoperfusion, puis, quelques heures plus tard, d'une hyperperfusion cérébrale. Cette DCE progresse lentement, tel un feu de broussaille ou un tsunami, à la surface du cortex avec un arrêt de sa progression par un sillon ou une scissure. La DCE induit une brève hyperactivité neuronale initiale (qui explique les signes positifs de l'aura qui progressent en quelques minutes) avec libération massive de K^+ et de glutamate, suivie d'une entrée massive de Na^+ et de Ca^{++} dans les neurones et les astrocytes entraînant rapidement une dépression de l'activité neuronale (expliquant les signes négatifs de l'aura). Chez l'homme, le rôle de la DCE est resté longtemps controversé. Ces données ont été confirmées lors de l'étude d'auras migraineuses spontanées par l'équipe de Hadjikhani en 2001. L'aura est donc d'origine neuronale, et non vasculaire.

Mécanismes de la céphalée migraineuse :
le système trigémino-vasculaire et l'inflammation neurogène

L'innervation nociceptive des vaisseaux méningés hémisphériques est faite par des fibres issues de la branche ophtalmique du nerf trijumeau et celle des vaisseaux de la fosse postérieure par des fibres issues de la racine C2. Les deux systèmes interconnectés forment le complexe trigéminocervical. C'est l'activation de ce complexe qui entraîne la céphalée, notamment par l'activation des terminaisons présynaptiques périvasculaires des neurones trigéminés avec libération de neuropeptides vasoactifs et algogènes (CGRP qui est la protéine la plus puissamment vasodilatatrice de l'organisme humain, peptide Y, substance P) à l'origine d'un phénomène d'inflammation neurogène avec extravasation des protéines plasmatiques, vasodilatation et autoentretien de l'activation neuronale par une « soupe inflammatoire » périvasculaire.

La physiopathologie de la migraine est sans doute une des plus complexes parmi les maladies neurologiques. Son « puzzle » s'articule de mieux en mieux… Nul doute que les années à venir permettront d'éclairer plus avant les parts d'ombre restantes.

Dr Christian Lucas,
neurologue, CHRU de Lille,
vice-président de la Société française
d'études des migraines et céphalées.

GLOSSAIRE

Absences : manifestation mineure d'épilepsie généralisée, consistant en une brève suspension de la conscience, avec interruption de toute activité, regard vitreux, clignement rythmique des yeux, parfois secousses des bras et des mains, et suivie d'amnésie.

Achromatopsie (du grec *a-* privatif, *khrôma* : couleur, et *ôps* : vue) : impossibilité de distinguer les couleurs : l'œil ne perçoit que le blanc, le noir, les gris.

Acouphène (du grec *akouein* : entendre, et *phaïnein* : apparaître) : sensation auditive ne résultant pas d'une excitation extérieure de l'oreille. Il peut s'agir d'un bourdonnement, d'un tintement, d'un sifflement, etc.

Adynamie : (du grec *a-* privatif, et *dunamis* : force, puissance) : impuissance d'agir, affaiblissement des forces vitales. Le terme est employé en des sens variés. Chez Cullen, les adynamies désignent un ordre de maladies qui se signale par la diminution des mouvements involontaires (soit des fonctions vitales, soit des fonctions naturelles).

Agranulocytose : disparition des leucocytes granuleux du sang.

Amaurose (du grec *amauroô* : j'obscurcis) : perte complète de la vue, sans altération des milieux de l'œil.

Amblyopie (du grec *amblus :* affaibli, et *ôps* : vue) : baisse de l'acuité visuelle.

Anémie (du grec *a*- privatif et *haima* : sang) : privation de sang sous le rapport de la quantité ou de la qualité. Dans les textes étudiés, le terme désigne le plus souvent une insuffisance de la quantité du sang circonscrite au niveau d'une région (anémie locale), mais parfois l'insuffisance peut être générale.

Anodin (du grec *a*- privatif, et *odunê* : douleur) : qui a la propriété de calmer la douleur.

Antiphlogistique (du grec *anti* : contre, et *phlogistos* : inflammation) : épithète donnée aux médications qui s'opposent aux inflammations.

Aphasie (du grec *a*- privatif, et *phasis* : parole) (terme créé par Trousseau en 1864 : perte de l'expression de la pensée par la parole, en tant que, pour Trousseau, les idées ne sauraient exister sans être corporéisées dans les mots). Impossibilité d'exprimer sa pensée avec la parole, malgré la persistance de la faculté d'expression, de la voix, de l'audition, et l'absence de paralysie des organes servant à l'articulation des mots.

Arachnoïde (de *arakhnê* : araignée, et *eidos* : forme) : membrane située entre la dure-mère et la pie-mère, et qui enveloppe le cerveau et la moelle épinière.

Arachnoïdite : inflammation de l'arachnoïde.

Artériotomie (voir Phlébotomie) : saignée pratiquée sur une artère.

Aura (du grec *aura* : souffle, vapeur) : il n'est pas évident qu'on puisse donner une définition qui convienne à tous les emplois du terme. L'aura épileptique est une sensation subjective passagère qui fait partie de la crise, se situe avant la perte de conscience, et dont, par conséquent, le souvenir se conserve. Dans le cas de la migraine, cette sensation précède la crise ou lui est contemporaine. Au XIXe siècle, on reconnaît qu'une aura précède également la crise hystérique. L'aura doit être distinguée du prodrome, signe avant-coureur d'une maladie : 1) toute aura, en effet, ne précède pas chronologiquement la maladie ; 2) l'aura fait partie intégrante de la maladie ou du syndrome.

Bipolaire : qui comporte deux pôles ; les troubles bipolaires sont des troubles qui comportent deux pôles de symptômes, à la fois des symptômes dépressifs et des symptômes maniaques (ou hypomaniaques). Le concept de troubles bipolaires s'est substitué, dans la psychiatrie contemporaine, à celui de psychose maniaco-dépressive : par rapport à ce dernier, il offre une extension beaucoup plus grande. Voir spectre bipolaire. La distinction entre trouble unipolaire et trouble bipolaire remonte aux années 1960.

Cacosmie (du grec *kakos* : mauvais et *osmê* : odeur) : perception d'odeurs que l'on trouve désagréables.

Catalepsie (du grec *katalêpsis* : action de saisir) : maladie qui se caractérise par l'aptitude qu'ont les membres et le tronc à conserver pendant la durée de l'attaque les attitudes qu'ils avaient au commencement ou celles qu'on leur fait prendre.

Cataménial (du grec *kata* : par, et *mên* : mois) : qui a rapport aux menstrues.

Cataplasme : topique composé de farines, de poudres et de liquides, ayant la consistance d'une bouillie épaisse.

Cautère : instrument brûlant (qu'on fait rougir au feu, par exemple) servant à consumer les tissus, ou à arrêter les hémorragies.

Cérat : médicament de type onguent, qui tire son nom de la cire qui entre dans sa composition.

Chorée (ou danse de Saint-Guy) (du grec *khoreia* : danse) : maladie qui se manifeste par des mouvements continuels et involontaires de certains muscles.

Clonique (mouvement ou phase ; du grec *klonos* : mouvement tumultueux, agitation) : qui se contracte et se relâche alternativement de façon régulière ; le mouvement clonique est une altération spasmodique de la contraction et de la relaxation d'un muscle. On parle de crise tonico-clonique (voir Tonique).

Clystère (du grec *kluzein* : laver) : injection d'eau dans le rectum, à laquelle on ajoute ou non un médicament, en vue d'un lavement.

Commémoratif ou **signes anamnésiques** (du latin *commemoro* : faire souvenir) : ensemble de marques corporelles ou psychiques, antérieures à la maladie présente, qui rappellent ce qui s'est passé en santé ou en maladie dans la vie du patient (une cicatrice, le souvenir d'avoir souffert sont des commémoratifs).

Comorbidité (du latin *cum* : avec, et *morbidus* : relatif à la maladie) : terme d'usage récent qui désigne une association d'affections.

Crise généralisée d'épilepsie (primaire/secondairement généralisée) : extension à l'ensemble du cortex cérébral d'une décharge paroxystique neuronale. Cette extension peut survenir d'emblée ou être secondaire à une crise partielle (on parle alors de crise secondairement généralisée).

Crise partielle d'épilepsie : une crise est dite partielle lorsque la décharge paroxystique neuronale a son origine dans une structure corticale précise. Lorsque cette crise partielle ne s'accompagne d'aucun trouble de la conscience, on parle de crise partielle simple. Lorsqu'au contraire il y a, lors du déroulement de la crise, des troubles de la conscience, on parle de crise partielle complexe. Les crises à point de départ partiel peuvent secondairement se généraliser.

Cyclothymie (ou **trouble cyclothymique**) : forme atténuée du trouble bipolaire, que Kraepelin avait déjà reconnue. Le diagnostic suppose, pendant deux ans au moins, de nombreuses périodes d'hypomanie ne répondant pas aux critères d'un épisode maniaque, et de nombreuses périodes dépressives ne répondant pas aux critères d'un épisode dépressif majeur.

Décussation : croisement en X.

Diabète sucré : la notion de diabète sucré [*diabetes mellitus*] a été avancée au XVIIe siècle et distinguée de celle de diabète insipide [*diabetes insipiditus*] ; dans le premier cas, l'urine des diabétiques présente, en effet, un goût sucré et mielleux.

Diacode (du grec *dia* : avec, et *kôdeia* : tête de pavot) : sirop de têtes de pavot.

Diaphorétique : qui active la transpiration.

Diffusible : agent thérapeutique dont l'action est immédiate.

Diplopie (du grec *diploos* : double, et *ôps* : vue) : vision dédoublée des objets.

Drachme : unité de mesure. La drachme équivaut à 1/8e d'once dans les pays anglo-saxons, soit 3,88 g. Comme unité de volume, elle équivaut à 1/8e d'once liquide, soit 3,55 ml en Angleterre.

Dyschromatopsie (du grec *dus-* : difficulté, *khrôma* : couleur, et *ôps* : vue) : perception de couleurs différentes des couleurs « réelles ».

Dyscrasie (du grec *dus* : mal, et *crasis* : constitution) : mauvaise constitution ; mélange disproportionné des humeurs.

Eczéma (du grec *ekzeô* : je brûle) : *ekzemata* désignait, en Grèce antique, des vésicules prurigineuses, à cause sans doute de la chaleur qui les accompagnait. Cette affection se caractérise par de petites vésicules contenant un liquide transparent, qui se rompent, forment des croûtes et aboutissent à une exfoliation de la peau.

Électroencéphalogramme (EEG) : tracé d'un enregistrement de l'activité électrique des neurones. Le premier enregistrement de l'activité électrique du cerveau par électroencéphalographie, réalisé par Hans Berger, date de 1929. L'enregistrement des réponses électriques provoquées par des stimuli sensoriels (visuels, auditifs, somesthésiques) est appelé « potentiel évoqué ».

Émétique (du grec *eméô* : je vomis) : qui provoque le vomissement.

Emménagogue (du grec *emmêna* : menstrues, et *agôgos* : qui conduit, qui amène) : agent doué d'une action sur l'utérus, qui a pour effet de provoquer et de réguler le flux menstruel.

Émollient : qui ramollit et relâche les tissus enflammés.

Emplâtre : topique glutineux qui en se ramollissant par la chaleur adhère à la partie sur laquelle on l'applique.

Énophtalmie (du grec *en* : au-dedans, et de *ophtalmos* : œil) : au contraire de ce qu'il se passe dans l'exophtalmie, le globe oculaire se trouve situé dans l'orbite plus profondément qu'il ne l'est à l'état normal.

Épanchement : présence d'un liquide (ou d'un gaz) dans une partie du corps qui n'en renferme pas normalement.

Épigastre (du grec *épi-* : au-dessus, et *gaster* : estomac) : région supérieure et médiane de l'abdomen, encadrée latéralement par les hypocondres, qui correspond à l'estomac et au lobe gauche du foie. Au milieu de cette partie se trouve le « creux » de l'estomac qui se signale par une légère dépression.

Épilepsie partielle : au XIXᵉ siècle, cette expression reçoit des significations hétérogènes. Elle peut être synonyme : 1) d'épilepsie jacksonnienne ; 2) de crises limitées en intensité ; 3) de crises dans lesquelles il n'y a pas totalement perte de conscience. 4) À partir de 1964, le concept d'épilepsie partielle, ou de crise partielle, correspond aux crises dont la décharge neuronale paroxystique initiale est locale.

Épilepsie (partielle) jacksonnienne, bravaisienne ou **bravais-jacksonnienne** : (Bravais, 1827 ; Hughlings-Jackson, 1863) : crise partielle simple, qui se caractérise par des convulsions localisées à un groupe musculaire du bras, de la face ou de la cuisse, et qui peuvent s'étendre hémilatéralement. Due à une lésion de l'aire motrice primaire frontale du côté opposé au côté affecté dans la crise, cette forme d'épilepsie partielle est susceptible de se généraliser secondairement : elle s'accompagne alors de perte de conscience, de chute, de fixité de la pupille, de convulsions des yeux.

Errhin (du grec *en* : dans et *rhinos* : nez) : médicament que l'on introduit dans la membrane muqueuse qui tapisse le nez.

Exsudat (du latin *ex* : hors de, et *sudare* : suer) : liquide organique, riche en protéines, qui suinte au niveau d'une surface enflammée, et qui s'accumulant, dans un tissu interstitiel ou une cavité, constitue respectivement un œdème ou un épanchement.

Fluxion : cause erratique de maladie, semblant *s'écouler* de la tête aux pieds et prenant différents noms selon la partie affectée ; plus tard, et par extension, afflux de sang (ou d'un autre liquide) dans une partie du corps. À distinguer de stase.

Fomentation : application d'un topique chaud au moyen d'une éponge humide ou d'un linge mouillé.

Formication (du latin *formica* : fourmi) : fourmillement.

Grain : unité de mesure. En France, le grain équivaut à 0,0532 gramme. En Angleterre, le grain équivaut à 0,0645 gramme.

Grand mal (forme majeure d'épilepsie) : expression populaire, née dans les asiles ; au XIXᵉ siècle, désigne généralement toute crise d'épilepsie avec convulsion, accompagnée de perte de conscience. Correspond à ce qu'on nommerait aujourd'hui crises généralisées primaires et crises secondairement généralisées. L'expression actuelle de « grand mal » renvoie aux seules crises généralisées primaires.

Gravelle (du bas-latin *graveira* : sable) : terme qui dérive de « gravier ». Désigne des concrétions rénales de volumes différents. Aujourd'hui, les termes « pierre », « calcul », « gravier » s'appliquent aux concrétions les plus grosses, tandis qu'on réserve l'expression de « sable urinaire » aux plus petites. Au XIXe siècle, la pierre (*lithos* → lithiase ; *calculus* → calcul) désignait toute maladie dépendant de la formation de calculs, indépendamment de la partie affectée, et plus spécialement, s'appliquait aux calculs des voies urinaires ; en son sens propre, le terme avait donc plus d'extension que celui de « gravelle ».

Gros : unité de mesure. Un gros équivaut à 1/8e d'once ou 72 grains.

Hémianesthésie (du grec *hêmi*, *a*- privatif, et *aïsthêsis* : sensibilité) : perte de sensibilité dans une moitié du corps.

Hémianopsie (du grec *hêmi* : moitié, *a*- privatif, et *ôps* : vue) : perte d'une moitié du champ visuel.

Hémiopie ou **hémiopsie** (du grec *hêmi* : moitié, et *ôps* : vue) : conservation de la vision normale dans une moitié du champ visuel. Seul le terme « hémiopie » demeure employé.

Hyperémie (du grec *hyper*- : avec excès, et *haima* : sang) : accumulation de sang dans un organe, que ce soit par fluxion (afflux) ou stase (stagnation).

Hyperesthésie (du grec *hyper*- : avec excès, et *aïsthêsis* : sensibilité) : exagération de la sensibilité à une stimulation non douloureuse.

Hypogastre (du grec *hypo* : ce qui est au-dessous, et *gaster* : estomac) : partie inférieure du ventre ; région inférieure et médiane de l'abdomen, située entre les fosses iliaques.

Hypomanie (du grec *hypo* : ce qui est au-dessous, en situation inférieure, et *mania* : folie) : forme clinique atténuée de la manie, dans laquelle le délire fait souvent défaut.

Idiopathie (du grec *idios* : propre, et *pathos* : affection) : maladie qui existe par elle-même, qui n'est pas la conséquence d'un autre état morbide. D'où : 1) aux XVIIIe et XIXe siècles, le terme « idiopathie » signifie « primitif », par opposition à sympathie. Par extension, 2) aux XXe et XXIe siècles, le mot « idiopathie » désigne une maladie à laquelle on ne peut attribuer aucune cause connue, en sorte qu'« idiopathique » ne s'oppose plus à « sympathique », mais à « symptomatique ».

Incube : démon masculin abusant sexuellement des femmes, autrement appelé « cauchemar ».

Macropsie (du grec *makros* : grand, et *ôps* : vue) : impression de voir les objets plus grands qu'ils ne sont.

Manie (du grec *mania* : folie) : en dehors de ses emplois philosophiques (chez Platon, par exemple), mot trivial qui désigne le dérangement profond de l'esprit, la confusion mentale. En témoigne le jeu de mots commun à de nombreux Pères : « *mania* Mani ».

Métastase (du grec *metastaô* : je transfère) : 1) transport d'une maladie d'un organe à l'autre ; 2) par extension, transformation d'un phénomène pathologique en un autre. 3) Aujourd'hui, on appelle « métastase » le foyer secondaire d'une affection disséminée par voie sanguine ou lymphatique.

Micropsie (du grec *mikros* : petit, et *ôps* : vue) : vision d'objets plus petits qu'ils ne sont.

Mouche (volante) : voir spectre oculaire.

Moxa : petit cylindre de coton ou de laine entouré de toile dont la pointe est brûlée au contact de la peau.

Mydriase : dilatation anormale de la pupille. Opposé à myosis.

Myoclonie (du grec *mus* : muscle, et *klonos* : mouvement tumultueux, agitation) : contraction musculaire involontaire intéressant un segment de muscle, un muscle entier, ou un groupe de muscles. Dans la myoclonie petit mal (forme de crise d'épilepsie généralisée primaire), ces contractions sont bilatérales et synchrones ; dans l'épilepsie partielle, elles sont localisées.

Myosis : rétrécissement anormal de la pupille. Opposé à mydriase.

Narcotique : qui a la propriété d'assoupir, et d'engourdir la sensibilité.

Névrilème (du grec *eilêma* : enveloppe) : gaine qui forme l'enveloppe d'un nerf.

Névrite : inflammation d'un nerf.

Once : unité de mesure. Équivaut à 576 grains.

Onction : friction de la peau avec une substance grasse.

Onguent : topique de consistance molle à base de corps gras, que l'on applique sur la peau.

Osmophobie (du grec *osmê* : odeur, et de *phobos* : crainte) : horreur des odeurs.

Paracousie (du grec *para* : vice, anomalie ; et *akouein* : entendre) : anomalies dans la perception des sons.

Parésie (du grec *parésis* : faiblesse) : paralysie légère consistant dans une diminution de la force musculaire.

Pastille : médicament composé de substances réduites en poudre. Chez Alexandre de Tralles, la pastille (ou trochisque) se compose de safran, de vernis de sulfate de cuivre, d'alun, de myrrhe, d'opium, d'huile d'olives vertes, de chalcite, de gomme ; l'excipient est du vin.

Pédiluve (du latin *pes, pedis* : pied, et *luere* : laver) : bain de pieds.

Petit mal (forme mineure d'épilepsie) : expression populaire née dans les asiles ; se définit, au XIXe siècle, par opposition au grand mal. Comprend *généralement* toutes les formes non convulsives ou atténuées d'épilepsie (certaines formes très légèrement convulsives peuvent être nommées « petit mal »). Chez Herpin, le petit mal correspond aux crises partielles complexes, aux absences, à certaines myoclonies de l'épilepsie généralisée. Chez Trousseau, l'expression renvoie à la notion de vertige qui, elle-même, enveloppe des formes variées : rire saccadé inconscient, sentiment d'étonnement et d'extase, automatismes complexes, absences, petit mal akinétique. L'expression actuelle de « petit mal » désigne des formes généralisées d'épilepsies : absences, myoclonies petit mal, petit mal akinétique.

Phlébotomie (voir Artériotomie) : saignée pratiquée sur une veine.

Phlegmasie (du grec *phlegmainein* : être enflammé) : inflammation.

Phonophobie (du grec *phônê* : voix, son, et *phobos* : crainte) : crainte du son.

Phosphène (du grec *phôs* : lumière, et *phainein* : apparaître) : sensations lumineuses non provoquées par la lumière.

Photophobie (du grec *phôs* : lumière, et *phobos* : crainte) : crainte de la lumière.

Pilules écossaises : pilules purgatives composées principalement d'un grain de tartrate de potasse et d'antimoine (0,53 g), de 16 grains (8,48 g) d'aloès.

Pituite : nom donné aux excrétions incolores de la gorge et du nez ; par extension, toute humeur incolore (le phlegme, dans la théorie des quatre humeurs).

Plastique (adjectif ; du grec *plastikos* : qui est modelable, et *plassein* : former) : est dit « plastique » ce qui est propre à recevoir une forme.

Pléthore (du grec *plêthôrê* : plénitude) : surabondance des humeurs dans les vaisseaux, et spécialement du sang. Au XIXe siècle, s'entend toujours en ce dernier sens.

Podagre (du grec *pous, podos* : pied, et *agra* : prise, capture) : *Podagra* signifie littéralement « piège dans lequel l'animal est pris par le pied » ; manifestation de la goutte, au niveau des articulations du pied. Lorsque le siège est à la main, on parle de chiragre ; à l'épaule, d'omagre ; au genou, de gonagre ; au coude, de péchyagre ; au rachis, de rachisagre ; à la hanche, d'ischiagre, etc.

Policlinique (du grec *polis* : ville) : littéralement, clinique de la ville – établissement parfois annexé à un hôpital où l'on dispense des soins à des malades en consultation, et où l'on donne des leçons se rapportant à ces malades ; à ne pas confondre avec « polyclinique » (du grec *poly-* : plusieurs) : établissement hospitalier comportant plusieurs services spécialisés.

Procatarctique (par opposition à synectique) : Les concepts de causes procatarctiques [*aitia procatarktika* ; du grec *arkomai* : je commence, je vais devant, je préexiste] et de causes synectiques [*aitia sunektika* ; du grec s*unektikos* : qui comprend en soi] ont, depuis Galien, un sens médical technique. Cette terminologie d'origine stoïcienne renvoie à la distinction entre l'ensemble des facteurs extrinsèques (circonstances, causes externes) et la spontanéité qui relève de notre nature propre. Les causes procatarctiques prédisposent le corps à recevoir d'autres causes ; agissant les premières, elles mettent les autres en mouvement. Les causes synectiques, en revanche, sont celles dont la présence entretient la maladie.

Prodrome (du grec *pro-* : devant, et *dromos* : course) : à la différence de l'aura, le prodrome est un signe annonciateur qui ne fait pas partie de la crise, et qui, pourrait-on dire, lui est lié de manière relativement contingente, alors que l'aura est liée à la crise de manière nécessaire, puisqu'elle s'identifie avec elle,

quand même le sujet l'éprouve comme distincte. La différencia-
tion des prodromes et des phénomènes d'aura, dans le cas de la
migraine, est tardive (seconde moitié du XIXᵉ siècle).

Prosopalgie (du grec *prosôpon* : visage, et *algos* : douleur) :
névralgie faciale.

Purgatif : qui stimule les évacuations intestinales.

Rétrécissement concentrique du champ visuel : restriction
du champ visuel qui est dite « concentrique » dans la mesure où le
patient ne conserve plus qu'une étroite bande de vision centrale,
qu'on appelle parfois « vision tubulaire », ou « en canon de fusil ».

Sagittal (du latin *sagitta* : flèche) : situé dans un plan vertical,
et orienté d'avant en arrière. La suture sagittale joint les deux os
pariétaux du crâne.

Saignée : ouverture d'une veine, d'une artère ou des capillaires (sangsues, ventouses scarifiées), pour retirer du sang.

Sangsue (du latin *sanguis* : sang, et *sugare* : sucer) : ver anné-
lide de la famille des hirudinées utilisé pour pratiquer la saignée
capillaire.

Scintillement : tache brillante mobile, généralement en
zigzags, pouvant accompagner le scotome.

Scotodynie ou **scotodinie** (voir Scotome) : vertige ténébreux.

Scotome (du grec *skotos* : obscurité, ombre) : lacune dans
une partie du champ visuel située au centre ou à la périphérie.
Tantôt le patient perçoit une tache (scotome positif) ; tantôt il ne
perçoit rien, se cogne aux objets, a la sensation que les choses
disparaissent (scotome négatif).

Scrofule (du latin *scrofa* : truie, à cause de la ressemblance
du cou du scrofuleux à celui du porc) : jadis le terme, employé au
pluriel, désignait des tumeurs ganglionnaires dans la région du
cou ; le mot fut altéré en « écrouelles ». Au singulier, il désigne une
modalité de la constitution, un tempérament, avec inflammation
chronique et dégénérescence tuberculeuse des ganglions sous-
cutanés et des vaisseaux lymphatiques, qui se manifestent par
un ensemble de phénomènes morbides dans tout le corps. Cette
catégorie est, dès le XIXᵉ siècle, problématique.

Semi-décussation (ou **hémi-décussation**) des fibres
optiques : les deux nerfs optiques se réunissent pour former

le chiasma où a lieu un croisement partiel des fibres optiques, concernant les fibres provenant des hémi-rétines nasales. En revanche, les fibres issues de la partie temporale de la rétine ne se croisent pas et gagnent la voie optique homolatérale. Proposé par Arago, le terme « semi-décussation » n'est plus en usage.

Sérosité [séreux, séreuse] : sérum, c'est-à-dire partie la plus aqueuse, la plus claire et la plus transparente du sang.

Séton : mèche de coton ou bandelette qu'on passe avec une aiguille à travers deux ouvertures dans la peau pour assurer un drainage.

Sialagogue (du grec *sialon* : salive, et *agôgos* : qui conduit, qui amène) : qui provoque la sécrétion de salive.

Sinapisme : application d'un cataplasme à base de farine de moutarde, destiné à produire une rubéfaction de la partie où il est appliqué, une excitation générale ou une révulsion.

Sinciput : mot latin francisé qui désigne la partie supérieure de la voûte du crâne. Voir vertex.

Somato-sensoriel : qui concerne la *perception* de la totalité du corps et la constitution de l'expérience, par opposition à sensoriel qui, au contraire, renvoie à la sensibilité spéciale de chaque sujet.

Spectre bipolaire : depuis Akiskal (1983), cette notion élargit celle de troubles bipolaires et invite à reconnaître une continuité entre trouble bipolaire et trouble unipolaire ; le trouble bipolaire I caractérisé par la manie et la dépression unipolaire stricte (sans épisode de manie ou d'hypomanie) représentent les extrêmes d'un spectre, entre lesquels se placent des formes atténuées.

Spectre (oculaire) ou **mouche volante** : Taches ou filaments apparaissant dans le champ visuel et suivant les mouvements de l'œil. Quand on regarde un objet vivement éclairé, celui-ci est perçu avec sa couleur complémentaire (exemple : si l'objet est rouge, il apparaît vert).

Stase (du grec *stasis* : arrêt) : stagnation du sang (ou des humeurs) dans une partie du corps. À distinguer de la fluxion (qui revêt un sens actif).

Sternutatoire : médicament irritant qu'on introduit dans les narines et qui détermine l'éternuement.

Stomachique : qui favorise la digestion gastrique.

Sympathie (du grec *sun* : avec, et *pathos* : affection) : on distingue deux sens médicaux ; 1) physiologiquement, la sympathie est une interdépendance non mécanique, ou une harmonie existant entre différents organes d'un corps vivant, telle que l'un participe à ce qui arrive à l'autre (l'expression « nerf sympathique » provient de ce premier sens). 2) Pathologiquement, elle désigne une relation existant entre différents organes de telle sorte qu'une maladie produise des effets perceptibles, non pas au lieu initialement affecté (siège propre de la maladie), mais en un autre sans rapport mécanique avec le premier. Par opposition à idiopathie.

Syndrome (du grec *sundrômê* : concours) : réunion d'un groupe de symptômes formant entre eux une unité non aléatoire, mais pouvant avoir des origines diverses.

Synectique : voir procatarctique.

Teichopsie (du grec *teichos* : mur d'une ville, et *ôps* : vue) : vision en forme de ville fortifiée (terme inventé par Hubert Airy en 1870).

Tétanos (du grec *teinô* et *titainô* : je tends) : maladie caractérisée par la tension convulsive d'un certain nombre de muscles ; chez Du Bois-Reymond, contraction spasmodique violente des muscles des vaisseaux.

Tonico-clonique (crise) : voir tonique et clonique. Nom donné à la crise généralisée d'épilepsie.

Tonique (mouvement ou phase) : renvoie à la notion de tonicité musculaire ; désigne une posture se caractérisant par une rigidité des muscles. On parle de convulsion clonique ; et de crise tonico-clonique (voir ce dernier terme).

Tophus (du grec *tophos* : tuf, roc, rugueux, qui s'effrite) : Chez les goutteux, le tophus ressemble à des dépôts « gypseux », « pierreux » ; il désigne une concrétion solide indolore qui, lorsqu'elle s'ulcère, laisse s'écouler une bouillie blanchâtre. La découverte en 1776, dans l'urine, par Wilhelm Scheele, de l'« acide lithique » ou « acide de concrétion », bientôt rebaptisé « acide urique », puis sa découverte, dans les *tophi*, en 1797, par William Hyde Wollaston, invitent à revoir la prétendue nature « calcaire » ou « gypseuse » de ces dépôts. Il s'agit, en fait, de concrétions d'urate de sodium, qui se déposent autour des articulations et sur le bord des pavillons de l'oreille.

Topique (du grec *topos* : lieu) : médicament externe et local.

Trouble bipolaire I : trouble psychiatrique chronique caractérisé par un épisode au moins de manie, accompagné par un ou plusieurs épisodes de dépression graves (jadis ce trouble était appelé « psychose maniaco-dépressive »). Cette maladie correspond, sans doute, à ce qui a été nommé « folie circulaire » (Falret, 1854), « folie à double forme » (Baillarger, 1854), « folie à double phase » (Billod), « folie alterne » (Legrand du Saulle), « psychose maniaco-dépressive » (Kraepelin).

Trouble bipolaire II : trouble psychiatrique chronique caractérisé par un épisode d'hypomanie au moins, accompagné par un ou plusieurs épisodes de dépression graves.

Unipolaire : qui ne comporte qu'un seul pôle. Les troubles unipolaires sont ainsi nommés, parce qu'à la différence des troubles bipolaires, ils ne comportent qu'un seul type de symptômes, des symptômes dépressifs. La distinction entre trouble unipolaire et trouble bipolaire remonte aux années 1960.

Ustion : action de brûler (voir Cautère).

Vasoconstriction : réduction du calibre d'un vaisseau par contraction de ses fibres musculaires.

Vasodilatation : augmentation du calibre d'un vaisseau par relâchement de ses fibres musculaires.

Vaso-moteur (ou **vasomoteur**) : qui produit les mouvements de dilatation ou de contraction des vaisseaux (« nerfs vasomoteurs »).

Ventouse (du latin *ventosa cucurbita* : courge pleine de vent) : petite cloche en verre qui détermine un gonflement de la peau (ventouse sèche) ; ventouses scarifiées : la peau tuméfiée par la petite cloche est incisée à l'aide de scarificateurs.

Vertex (en latin : sommet) : point le plus élevé de la voûte du crâne. Voir sinciput.

Vertige : terme décrivant des sensations diverses (rotation, tournoiement, étourdissement, déséquilibre, évanouissement). Les sensations de rotation et de tournoiement se rapportent, soit au sujet qui a le sentiment d'être animé d'un mouvement giratoire, soit aux objets environnants (ce sont les objets qui semblent tourner ou osciller).

Vertige positionnel (ou vertige de position) : vertige (sensation d'instabilité du regard ou vertige rotatoire) qui se manifeste à l'occasion d'un mouvement de tête.

Vésanies (du latin *vesania* : fureur, délire) : affections qui consistent en un dérangement des facultés intellectuelles et morales. Pour Cullen, les vésanies s'appliquent à la folie et à ses espèces.

Vésicatoire : topique qui provoque la formation d'ampoules cutanées.

BIBLIOGRAPHIE

DICTIONNAIRES DE LANGUE

BARTLETT J., art. « Blue » ; « The blues » ; « Blue devils », in J. BARTLETT (éd.), *Dictionary of Americanisms*, New York, Bartlett & Welford, 1848.

CAYROU G., *Dictionnaire du français classique (la langue du XVIIᵉ siècle)*, Paris, Klincksieck, 1923.

DHAL, art. « Goute », *Dictionnaire historique de l'ancien langage français ou glossaire de la langue française depuis son origine jusqu'au siècle de Louis XIV*, vol. 6, Niort, Paris, L. Favre, H. Champion, 1879, p. 410.

DHAL, art. « Migraine », *Dictionnaire historique de l'ancien langage français ou glossaire de la langue française depuis son origine jusqu'au siècle de Louis XIV*, vol. 7, Niort, Paris, L. Favre, H. Champion, 1880, p. 381.

DU CANGE Ch. du Fresne, art. « Gutta », *Glossarium mediae et infimae latinitatis* (1678), vol. 3, Paris, Firmin Didot frères, 1844.

DUFL, art. « Rheumatisme », *Dictionnaire universel français et latin : contenant la signification et la définition de tant de mots de l'une et l'autre langue*, 3ᵉ éd., vol. 4, Paris, Chez Julien-Michel Gandouin, 1732 (a).

—, art. « Rheume », *Dictionnaire universel français et latin : contenant la signification et la définition de tant de mots de l'une et l'autre langue*, 3ᵉ éd., vol. 4, Paris, Chez Julien-Michel Gandouin, 1732 (b).

ESTIENNE R., *Dictionnaire français-latin, autrement dit les mots français, avec les manières d'user diceulx, tournés en latin* (1531-1532), Paris, Imp. Robert Estienne, 1549.

FURETIÈRE A., *Dictionnaire universel contenant généralement tous les mots français tant vieux que modernes*, La Haye et Rotterdam, Chez Arnout et Reinier Leers, 1690.

HATZFELD A., DARMESTETER A., art. « Diable », *Dictionnaire général de la langue française du commencement du xviie siècle jusqu'à nos jours*, vol. 1, Paris, Librairie Ch. Delagrave, s.d. [1889].

HUGUET E., *Dictionnaire de la langue française du xvie siècle*, vol. 6, Paris, Didier, 1965.

LIS M., BARBIER M., *Dictionnaire du gai parler (4 500 expressions traditionnelles et populaires)*, Paris, Éd. Mengès, 1980.

MOLLARD-DESFOUR A., *Dictionnaire des mots et expressions du xxe siècle. Le bleu* (1998), Paris, CNRS Éditions, 2004.

MORTIER R., art. « Diable », *Dictionnaire encyclopédique Quillet*, vol. 2, Paris, Librairie Aristide Quillet, 1934.

NICOT J., *Trésor de la langue française, tant ancienne que moderne* (1606), Paris, Singer-Polignac, 1960.

NIERMEYER J., art. « Gutta », *Mediae latinitatis lexicon minus, Lexique latin médiéval – français/anglais* (Perfeciendum curavit C. Van de Kieft), Leiden, E. J. Brill, 1976, p. 477.

OED, art. « Blue », in J. SIMPSON, E. WEINER (éd.), *The Oxford English Dictionary*, 2e éd., vol. 2, Oxford, Clarendon Press, 1989 (a).

OED., art. « Megrim », in J. SIMPSON, E. WEINER (éd.), *The Oxford English Dictionary*, 2e éd., vol. 9, Oxford, Clarendon Press, 1989 (b).

REY A., art. « Aura », *Dictionnaire historique de la langue française*, vol. 1, Paris, Dictionnaires Le Robert, 1992.

—, art. « Goutte », *Dictionnaire historique de la langue française*, vol. 1, Paris, Dictionnaires Le Robert, 1992 (a).

—, art. « Rhumatisme », *Dictionnaire historique de la langue française*, vol. 2, Paris, Dictionnaires Le Robert, 1992 (b).

—, art. « Spleen », in A. REY (éd.), *Le grand Robert de la langue française*, vol. 8, Paris Dictionnaires Le Robert, 1996.

—, art. « Bleu », *Dictionnaire historique de la langue française*, vol. 1, Paris, Dictionnaires Le Robert, 2000.

TLF, art. « Goutte », in B. QUEMADA (éd.), *Trésor de la langue française : dictionnaire de la langue du xixe et du xxe siècle (1789-1960)*, vol. 9, Paris, CNRS Éditions, 1981, p. 371.

—, art. « Spleen », in B. QUEMADA (éd.), *Trésor de la langue française : dictionnaire de la langue du xixe et du xxe siècle (1789-1960)*, vol. 15, Paris, CNRS Éditions, 1992.

—, art. « Vapeurs », in B. QUEMADA (éd.), *Trésor de la langue française : dictionnaire de la langue du xixe et du xxe siècle (1789-1960)*, vol. 16, Paris [s. l.], CNRS Éditions, 1994.

WARTBURG W. von., art. « Blue », in W. VON WARTBURG (éd.), *Anglizismen. Französisches Etymologisches Wörterbuch*, vol. 18, Basel, Zbinden Druck and Verlag A.G, 1967.

—, *Französisches Etymologisches Wörterbuch*, vol. 4, Basel, Helbing et Lichtenhahn, 1952.

SOURCES PRIMAIRES

AIRY G., « On hemiopsy », *Philosophical Magazine and Journal of Science* 30, 1865, p. 19-21.

AIRY H., « On a distinct form of transient hemiopsia », *Philosophical Transactions of the Royal Society of London*, février 1870, p. 247-264.

Album comique de pathologie pittoresque, Recueil de vingt caricatures médicales dessinées par Aubry, Chazal, Colin, Bellangé et Pigal, Paris, Ambrose Tardieu, 1823.

ALEXANDER VON TRALLES, *Original Text und Übersetzung, nebst einer einleitenden Abhandlung. Ein Beitrag zur Geschichte der Medicin*, trad. Teodor Puschmann, vol. 1, Wien, W. Braumüller, 1878.

—, *Médecine et thérapeutique byzantines. Œuvres médicales d'Alexandre de Tralles*, trad. F. Brunet, vol. 2, Paris, Librairie orientaliste Paul Geuthner, 1936.

ALIBERT J.-L., *Nouveaux éléments de thérapeutique et de matière médicale, suivis d'un essai français et latin sur l'art de formuler, et d'un précis sur les eaux minérales les plus usitées* (1803-1805), 4e éd., vol. 2, Paris, Chez Caille et Ravier, 1817 (a).

—, *Nouveaux éléments de thérapeutique et de matière médicale, suivis d'un essai français et latin sur l'art de formuler, et d'un précis sur les eaux minérales les plus usitées* (1803-1805), 4e éd., vol. 1, Paris, Chez Caille et Ravier, 1817 (b).

ALLORY A.-L., *De la migraine* (thèse de médecine n° 197), Paris, Impr. Rignoux, 1859.

AMERICAN ACADEMY OF LARYNGOLOGY, COMMITTEE ON HEARING AND EQUILIBRIUM, « Guidelines for the diagnosis and evaluation of therapy of Ménière's disease », *Otolaryngology Head and Neck Surgery* 113, 1995, p. 181-185.

AMERICAN PSYCHIATRIC ASSOCIATION, *Diagnostic and Statistical Manual of Mental Disorders*, 4e éd., Washington D.C., American Psychiatric Association, 1994.

AMIEL H.-F., *Journal intime (mars 1856-décembre 1860)*, vol. 3, Lausanne, L'Âge d'homme, 1979.

—, *Journal intime (octobre 1865-mars 1868)*, vol. 6, Lausanne, L'Âge d'homme, 1986.

ANONYME, « De la psychose », *Annales médico-psychologiques* (2), 1850, p. 492-493.

ANONYME, « On the action of bromide of potassium. By M. Huette », *British and Foreign Medico-chirurgical Review* 6 (12), 1850, p. 555-556.

ANONYME, « Du traitement de certaines formes d'épilepsie par le bromure de potassium », *Gazette des hôpitaux civils et militaires* 37, 1864, p. 451.

ANONYME, « L'acétanilide et ses dérivés, I. L'acétanilide », *L'union médicale* 52 (3e série) (146), 1891, p. 817-821.

ARAGO F., *Mémoires scientifiques. Appendice XXVII : Sur des phénomènes de demi-cécité*, in *Œuvres complètes*, vol. 1, t. X, Paris, J.-A. Baudry, 1858.

ARCHIPOFF B., *Contribution à l'étude de la migraine, symptômes, diagnostic et traitement* (thèse de médecine n° 191), Paris, Impr. A. Parent, A. Davy successeur, 1888.

ARÉTÉE, *Aretaei Cappadocis opera omnia. Medicorum graecorum opera quae extant*, vol. XXIV, Leipzig, Car. Cnoblochii, 1828.

—, *Traité des signes, des causes et de la cure des maladies aiguës et chroniques*, trad. M. L. Renaud, Paris, E. Lagny, 1834.

—, *Des causes et des signes des maladies aiguës et chroniques*, trad. René-Théophile-Hyacinthe Laennec, Genève, Librairie Droz, 2000.

ARISTOTE, *Catégories*, trad. Jules Tricot, Paris, Vrin, 1966.

—, *Éthique à Nicomaque*, trad. Jules Tricot, Paris, Vrin, 1983.

ARMANGUÉ Y TUSET J., *Estudios clínicos de neuropatología*, Barcelona, Establecimiento tipográfico de los sucesores de Ramirez, 1884.

L'aspirine : propriétés générales, applications. La somatose. L'héroïne, document promotionnel, Paris, Société anonyme des produits Bayer et Cie, s. d. [1900 ?].

AUDRAN E., *La mascotte*, opéra comique, livret d'Alfred Duru et de Henri Chivot, Paris, Montgredien et Cie, s.d.

AUSTIN A., LARRABEE R., « Acetanilid poisoning from the use of proprietary headache powders », *The Journal of the American Medical Association* 46, 1906, p. 1680-1681.

AUZIAS-TURENNE J.-A., « Théorie ou mécanisme de la migraine », *Comptes rendus hebdomadaires des séances de l'Académie des sciences/Institut de France*, vol. 23, Paris, Gauthier-Villars, 1846.

—, *Théorie ou mécanisme de la migraine* (extrait de la *Gazette des Hôpitaux*), Paris, Impr. de Plon frères, 1849.

AVICENNE [IBN SĪNĀ], *Liber canonis quem princeps Aboali Abinsceni de medicina edidit / translatus a magistro Gerardo Cremonensi in Toleto ad arabico in latinum* (texte rédigé entre le Xᵉ et le XIᵉ s.), trad. en latin par Gérard de Crémone, datant du XIIᵉ s., Mediolani [Milan], Filippus de Lavagnia, 1473.

—, *Le canon d'Avicenne (Kitāb al-Qānūn fī al-ṭibb)* (texte rédigé entre le Xᵉ et le XIᵉ s.), Rome, Typographia Medicea, 1593.

AXENFELD A., *Traité des névroses*, 2ᵉ éd. augmentée par Henri Huchard, Paris, G. Baillière, 1883.

BABINGTON B., « Observations on epilepsy », *Guy's Hospital Reports* 6 (1st series), 1841, p. 1-20.

BABINSKI J., « De la migraine ophtalmique hystérique », *Archives de neurologie* 20, 1890, p. 305-335.

BACON F., *Histoire naturelle de Mr Bacon [...], contenant une vie de Francis Bacon*, trad. Pierre Ambroise, Paris, Antoine de Sommaville et André Soubiron, 1631.

—, *Sylva Sylvarum, or a Natural History in Ten Centuries*, London, Printed for William Lee, 1670.

—, *Œuvres de Francis Bacon, Sylva sylvarum*, trad. Antoine Lasalle, Dijon, Impr. de L.-N. Frantin, an VIII-an XI.

BAILLOU G., *Consiliorum medicinalium*, éd. de Jacques Thévart, Paris, Quesnel, 1635.

BALLET G., *Psychoses et affections nerveuses*, Paris, O. Doin, 1897.

BALZAC H de., *Correspondance de Balzac (juin 1832-1835)*, vol. 2, Paris, Garnier Frères, 1962.

—, *César Birotteau* (1838), in *L'œuvre de Balzac*, vol. 2, Paris, Le Club Français du Livre, 1966 (a).

—, *Physiologie du mariage* (1829), in *L'œuvre de Balzac*, vol. 12, Paris, Le Club Français du Livre, 1966 (b).

—, *Avant-propos de la Comédie humaine* (1842), in *L'œuvre de Balzac*, vol. 15, Paris, Le Club Français du Livre, 1967.

—, *Lettres à Madame Hanska*, vol. 1 (1967), Paris, Robert Laffont, 1990 (a).

—, *Lettres à Madame Hanska*, vol. 2 (1967), Paris, Robert Laffont, 1990 (b).

BARALT R., *Contribution à l'étude du scotome scintillant ou amaurose partielle temporaire* (thèse de médecine n° 117), Paris, Impr. A. Parent, 1880.

BÁRÁNY R., « Diagnose von Krankheitserscheinungen im Bereiche des Otolithenapparates », *Acta oto-laryngologica, Stockholm* 2, 1921, p. 434-437.

BARBEY D'AUREVILLY J.-A., *Memorandum premier (1836)* (1856), in *Œuvres complètes*, vol. 5[1], Genève, Slatkine reprints, 1979 (a).

—, *Memorandum troisième (1856)* (1856), in *Œuvres complètes*, vol. 5[3], Genève, Slatkine reprints, 1979 (b).

—, *Correspondance générale (1845-1850)*, vol. 2, Paris, Les Belles Lettres, 1982.

BARBIER J., *Traité élémentaire de matière médicale* (1819), 2ᵉ éd., Paris, Méquignon-Marvis, 1824.

BARON L.-G., *Étude clinique sur les troubles de la vue chez les hystériques et les hystéro-épileptiques*, Paris, P. Asselin, 1878.

BARRÈS M., *Un homme libre* (1889), Paris, Plon, 1937.

BARTHÉLEMY L'ANGLAIS, *Le propriétaire en français* (1482 ; texte du XIIIᵉ s.), trad. Jean Corbichon, revue par Pierre Ferget, Lyon, Matthias Huss, 1485.

BARTON W., YATER W., *Headache Research Report, Appendix H, Historical Medical Perspectives on Headache, Symptom Diagnosis General and Regional*, London - New York, D. Appleton and Company, 1927.

BARUDEL J., « De l'hémicrânie causée par l'anémie ; de son traitement par le bromure de potassium », *Bulletin général de thérapeutique* 35 (18), 1867, p. 371-390.

BASSER L., « Benign paroxysmal vertigo of childhoold (a variety of vestibular neurotinis) », *Brain* 87, 1964, p. 141-152.

BAUDELAIRE C., *Les curiosités esthétiques* (1868), in *Œuvres*, Paris, Gallimard, 1954.

BAUERNSTEIN E., « Über Migränin (Dr. Overlach) », *Allgemeine medizinische Centralzeitung* 63, 1894, p. 409.

BAZIN E., *Leçons théoriques et cliniques sur les affections cutanées artificielles et sur la lèpre, les diathèses, le purpura, les difformités de la peau, etc., recueillies et publiées par Guérard*, Paris, Delahaye, 1862.

BEAUDE J.-P., art. « Rhumatisme », in J.-P. BEAUDE (éd.), *Dictionnaire de médecine usuelle à l'usage des gens du monde, des chefs de famille et de grands établissements, des administrateurs, des magistrats et des officiers de police judiciaire, enfin pouvant servir de direction à tous ceux qui se dévouent au soulagement des malades : avec une introduction servant d'exposé pour le plan de l'ouvrage et de guide pour son usage* (1835 ?-1836), vol. 2, Paris, Didier, 1849, p. 747-749.

BENEDIKT M., *Elektrotherapie*, Wien, Tendler, 1868.

BENI-BARDE J.-M.-A., *Manuel médical d'hydrothérapie* (1878), Paris, G. Masson, 1883.

BERESFORD J., *The Miseries of Human Life*, London, For William Miller, by William Bulmer, 1806.

BERGER O., « Über die elektrische Behandlung des tic douloureux und der Hemicranie ; das Amylnitrit, ein neues Palliativmittel bei Hemicranie », *Berliner klinische Wochenschrift* 8 (2), 1871, p. 19-21.

BERGSON H., *Le rire. Essai sur la signification du comique* (1899), in *Œuvres*, Paris, PUF, 1970.

BERNARD C., « Sur les effets de la section encéphalique du grand sympathique », *Comptes rendus de la Société de biologie* 4, 1852, p. 168-170.

—, « Recherches expérimentales sur le grand sympathique et spécialement sur l'influence que la section de ce nerf exerce sur la chaleur animale », *Comptes rendus de la Société de biologie* 5, 1853, p. 77-107.

—, *Introduction à l'étude de la médecine expérimentale* (1865), Paris, Garnier-Flammarion, 1966.

BERNHARDT M., « Zur Lehre von den nuclearen Augenmuskellähmungen und den recidivirenden Oculomotorius- und Facialislähmungen », *Berliner klinische Wochenschrift* 26, 1889, p. 1009-1013.

BERNHEIM H., *L'hystérie : définition et conception, pathogénie, traitement*, Paris, O. Doin et fils, 1913.

—, « Migränin, angewendet bei verschiedenen Affectionen », *Deutsche medizinische Wochenschrift* 20, 1894, p. 492.

BERTHIER P., *Des névroses diathésiques ou les maladies nerveuses dans leurs rapports avec le rhumatisme, la goutte, les dartres, la syphilis, le cancer, le scrofule*, Paris, A. Delahaye, 1875.

BESENVAL P. de, *Le spleen* (1757), Paris, Flammarion, 1899.

BICHAT X., *Anatomie générale appliquée à la physiologie et à la médecine*, vol. 1, Paris, Brosson, Gabon, 1801.

BICKERSTAFF E., « Basilar artery migraine », *Lancet* 1, 1961, p. 15-17.

BILLOD E., « Recherches et considérations relatives à la symptomatologie de l'épilepsie », *Annales médico-psychologiques* 2, 1843, p. 381-423.

BILLY A., *Vie de Balzac*, Paris, Flammarion, 1944.

BLACHEZ P.-F., art. « Métastase », in A. Dechambre (éd.), *Dictionnaire encyclopédique des sciences médicales*, vol. 7, Paris, G. Masson, P. Asselin, 1873, p. 290-299.

BLAINCOURT J.-B., *Essai sur la salicine et son emploi dans le traitement de la fièvre intermittente* (thèse de médecine n° 235), Paris, Impr. Didot jeune, 1830.

BLAINE D. P., *The Outlines of the Veterinary Art or the Principles of Medicine* (1802), 3ᵉ éd., London, Longman, 1826.

BLANC, « Homeopathie. Résumé historique de l'homeopathie », *Journal des connaissances médico-chirurgicales* (7), 1834, p. 206-208.

BLOCQ P., « Migraine ophtalmique et paralysie générale », *Archives de neurologie* 18, 1889, p. 321-333.

BLOCQ P., ONANOFF J., *Séméiologie et diagnostic des maladies nerveuses*, Paris, G. Masson, 1892.

BLODGETT A., « Cyclical, or periodical vomiting », *Boston Medical and Surgical Journal* 141, 1899, p. 314-316.

BOAS J. [Ismar], « Über periodische Neurosen des Magens », *Deutsche medizinische Wochenschrift* 15, 1889, p. 864-868.

BOERHAAVE H., *Praxis medica, sive commentarium in aphorismos Hermanni Boerhaave De cognoscendis curandis morbis* (1728), Londres, Umtibus Societatis, 1738.

BOISSIER DE SAUVAGES F., *Nosologia methodica sistens morborum classes genera et species, juxta Sydenhami mentem et botanicorum ordinem*, vol. tomi secundi pars secunda, Amsterdam, Frères de Tournes, 1763a.

—, *Nosologia methodica sistens morborum classes genera et species, juxta Sydenhami mentem et botanicorum ordinem*, vol. tomi tertii pars prima, Amsterdam, Frères de Tournes, 1763b.

BONJEAN J., « Sur le mode de préparation et les propriétés thérapeutiques de l'ergotine », *Gazette médicale de Paris*, vol. 11, 1843, p. 478.

BONNIER P., *Le vertige*, Paris, Masson, 1904.

BORDIER H., *Précis d'électrothérapie : galvanisation, voltaïsation sinusoïdale, faradisation, franklinisation, haute fréquence, électrophysiologie, électrodiagnostic et électrothérapie proprement dite*, préface d'A. Arsonval, Paris, J.-B. Baillière et fils, 1897 ; 2ᵉ éd., 1902.

BOREL P., *Champavert : les contes immoraux* (1833), Paris, Montbrun, 1947.

BOUCHARD C., *Leçons sur les maladies par ralentissement de la nutrition* (1882), éd. Henry Frémy, 3ᵉ éd., Paris, F. Savy, 1890.

BOUILLAUD J.-B., *Traité clinique du rhumatisme articulaire et de la loi de coïncidence des inflammations du cœur avec cette maladie*, Paris, J.-B. Baillière, 1840.

—, *Traité de nosographie médicale*, vol. 3, Paris, J.-B. Baillière, 1846.

BOURNEVILLE D., « Hémiplégie infantile suivie d'épilepsie partielle ; état de mal épileptique ; mort ; foyer ancien intéressant les circonvolutions frontale et pariétale ascendantes et lobule paracentral », *Bulletin de la Société anatomique de Paris* 51, 1876, p. 558-572.

BOURNEVILLE D., REGNARD P., *Iconographie photographique de la Salpêtrière (Service de M. Charcot)*, Paris, Progrès médical et A. Delahaye, 1879-1880.

BREWSTER D., « On hemiopsy, or half-vision », *Philosophical Magazine and Journal of Science* 24 (4ᵉ série), 1865, p. 503-507.

BRICHETEAU I., art. « Spleen », in J. MOREAU DE LA SARTHE (éd.), *Encyclopédie méthodique. Médecine*, vol. 13, Paris, Veuve Agasse, 1830, p. 100-102.

—, art. « Vertige », in J. MOREAU DE LA SARTHE (éd.), *Encyclopédie méthodique. Médecine*, vol. 13, Paris, Veuve Agasse, 1830, p. 427-428.

BRIQUET P., *Traité clinique et thérapeutique de l'hystérie*, Paris, J.-B. Baillière et fils, 1859.

BRONISLAV S., *Correspondance de Frédéric Chopin*, vol. 1 : *L'aube, 1816-1831*, Paris, La revue musicale – Éd. Richard Masse / Hermann, 2003 (a).

—, *Correspondance de Frédéric Chopin*, vol. 3 : *La gloire, 1840-1849*, Paris, La revue musicale – Éd. Richard Masse / Hermann, 2003 (b).

BROUSSAIS F., *Examen des doctrines médicales et des systèmes de nosologies*, vol. 1, Paris, Delaunay, 1829.

—, *Cours de pathologie et de thérapeutique générale* (1831-1832), 2ᵉ éd., vol. 1, Paris, J.-B. Baillière, 1834.

—, *Cours de pathologie et de thérapeutique générale* (1831-1832), 2ᵉ éd., vol. 4, Paris, J.-B. Baillière, 1835.

—, *De l'irritation et de la folie* (1828), Paris, J.-B. Baillière, 1839.

BROWN-SÉQUARD C. E., « Experimental researches applied to physiology and pathology », *Medical Examiner*, vol. 8, Philadelphia, Baillière, 1852, p. 481-504.

—, « Sur les résultats de la section et de la galvanisation du nerf grand sympathique au cou », (mémoire lu), *Comptes rendus hebdomadaires des séances de l'Académie des sciences*, vol. 38, Paris, Gauthier-Villars, 1854, p. 72-76.

—, « Remarques sur le travail précédent », *Journal de la physio-logie de l'homme et des animaux* 4, 1861, p. 137-139.

BRUNTON T., *On Digitalis : With Some Observations on the Urine*, London, John Churchill and sons, 1868.

—, « On the pathology and treatment of some forms of headache », *Saint Bartholomew's Hospital Reports* 19, 1883, p. 329-341.

—, « On the use of bromide of potassium and salicylate of sodium in headache », *Practitioner* 52, 1894, p. 101-106.

BUCHAN W., *Médecine domestique ou traité complet des moyens de conserver la santé, de guérir et prévenir les maladies, par le régime et les remèdes simples* (1775 ; 1re éd. écossaise : 1769), trad. J.-D. Duplanil, Paris, Chez G Desprez, 1780.

BUCHANAN J., « The abdominal crises of migraine », *Journal of Nervous and Mental Disease* 54, 1921, p. 406-412.

BURG R., *Étude expérimentale, clinique et thérapeutique sur le pyramidon* (thèse de médecine et de pharmacie n° 124), Lyon, Impr. A.-H. Storck, 1897.

BURNEY F., *The Diary and Letters of Madame d'Arblay (1781)* (1842-1846), London, Macmillan, 1904.

BUSS C., *Über die Anwendung der Salicylsäure als Antipyreticum*, Leipzig, J. B. Hirschfeld, 1875.

CACAULT C., *Essai sur l'hémicrânie périodique irrégulière ou migraine des gens du monde*, Montpellier, Chez Jean Martel aîné, 1818.

CAELIUS AURELIANUS, *On Acute Diseases and on Chronic Diseases*, trad. I. E. Drabkin, Chicago, The University of Chicago Press, 1950.

CAHN A., HEPP P., « Sur l'action de l'antifébrine (acétanilide) et de quelques corps analogues », *Le progrès médical* 5, 1887, p. 43-46.

CALMEIL L.-F., *De l'épilepsie étudiée sous le rapport de son siège et de son influence sur la production de l'aliénation mentale* (thèse de Paris n° 110), Paris, Impr. Didot jeune, 1824.

—, art. « Migraine », in N. ADELON, J. BÉCLARD, A. BÉRARD *et al.* (éd.), *Dictionnaire de médecine, ou répertoire général des sciences médicales considérées sous le rapport théorique et pratique*, 2e éd., vol. 20, Paris, Béchet jeune, 1839, p. 3-10.

CAMPBELL H., *Headache, and Other Morbid Cephalic Sensations*, Londres, H. K. Lewis, 1894.

CANGUILHEM G., *Le normal et le pathologique*, Paris, PUF, 1966.

CANTALAMESSA I., « Sopra un caso di emicrania con oftalmoplegia bilaterale », *Bullettino delle Scienze Mediche di Bologna* 2 (7e série), 1891, p. 89-102.

CARROLL F., « Visual symptoms caused by digitalis », *American Journal of Ophthalmology* (28), 1948, p. 373-376.

CASSIUS FELIX, *De la médecine*, trad. Anne Fraisse, Paris, Les Belles Lettres, 2002.

CHARCOT J.-B., « Contribution à l'étude clinique de la migraine ophtalmoplégique », *Revue neurologique* 5, 1897, p. 217-222.

CHARCOT J.-M., *Études pour servir à l'histoire de l'affection décrite sous les noms de goutte asthénique primitive, nodosités des jointures, rhumatisme articulaire chronique (forme primitive), etc.* (thèse de médecine n° 41), Paris, Impr. Rignoux, 1853.

—, *Leçons cliniques sur les maladies des vieillards et les maladies chroniques*, Paris, A. Delahaye, 1874.

—, *Leçons sur les maladies du système nerveux, faites à la Salpêtrière* (1872), 2ᵉ éd., vol. 1, Paris, A. Delahaye, 1875.

—, « Migraine ophtalmique se manifestant à la période initiale de la paralysie générale (leçon recueillie par Féré) », *Le progrès médical* 10, 1882, p. 593-595.

—, *Leçons sur les maladies du système nerveux faites à la Salpêtrière, recueillies et publiées par Féré*, vol. 3 (1ᵉʳ fascicule), Paris, Bureaux du Progrès médical ; A. Delahaye, Lecrosnier, 1883.

—, *Leçons du mardi à la Salpêtrière : policliniques, 1887-1888* (notes de cours de MM. Blin, Charcot [fils] et Colin), vol. 1, Paris, Bureaux du Progrès médical, A. Delahaye et E. Lecrosnier, 1887.

—, *Leçons du mardi à la Salpêtrière : policlinique, 1888-1889* (notes de cours de MM. Blin, Charcot [fils] et Colin), vol. 2, Paris, Bureaux du Progrès médical, E. Lecrosnier et Babé, 1889.

—, « Sur un cas de migraine ophtalmoplégique », *Le progrès médical* 12, 1890 (a), p. 83-86.

—, « Sur un cas de migraine ophtalmoplégique », *Le progrès médical* 12 (2ᵉ série), 1890 (b), p. 99-102.

—, « Sur un cas de migraine ophtalmoplégique (paralysie oculomotrice périodique) » (leçon du 16 mai 1890), *Clinique des maladies du système nerveux*, vol. 1, Paris, Bureaux du Progrès médical, veuve Babé, 1892, p. 71-94.

—, « Migraine ophtalmique et aphasie », *Nouvelle iconographie de la Salpêtrière* 8, 1895, p. 3-12.

CHAUME D., « Comment se documentait Flaubert ? », *Chronique médicale*, 1900, p. 769-770.

CHAUMIER E., *Un chapitre de l'histoire des maladies constitu-tionnelles, la migraine* (thèse de médecine n° 363), Paris, Typographie N. Blanpain, 1878.

CHAUSSIER F., art. « Aura », in N. ADELON, M. ALARD, J.-L. ALIBERT *et al.* (éd.), *Dictionnaire des sciences médicales*, vol. 2, Paris, C.-L.-F. Panckoucke, 1812, p. 459.

—, *Recueil de tables synoptiques d'anatomie et de physiologie, suivant la méthode adoptée au cours de l'École de médecine de Paris*, Paris, Th. Barrois, an XI.

CHAVETTE E., *Les petites comédies du vice*, Paris, Éd. Marpon et Flammarion, 1890.

CHAVOIX D'EXCIDEUIL J.-B., *Essai sur la migraine* (thèse de méde-cine), Paris, Impr. Didot le Jeune, 1827.

CHEYNE G., *The English Malady : Or a Treatise of Nervous Diseases of All Kinds, Spleen, Vapours, Lowness of Spirits, Hypochondriacal and Hysterical Distempers* (1733), New York, Gryphon, 1992.

CHOMEL A., *Essai sur le rhumatisme* (thèse de médecine n ° 63), Paris, Impr. Didot, 1813.

—, *Éléments de pathologie générale* (1817), Paris, V. Masson, 1856.

CHRISTIAN J., *Épilepsie, folie épileptique*, Bruxelles, F. Hayez, 1890.

CLARETIE J., *La maison vide* (1878), in *Édition des œuvres complètes*, Paris, Fayard frères, s.d.

CLARK L., PROUT T., « Status epilepticus : A clinical and patho-logical study in epilepsy », *American Journal of Insanity* 60, 1904, p. 645-675.

CLARKE J., *The influence of climate in the prevention and cure of chronic diseases, more particularly of the chest and diges-tive organs : Comprising an account of the principal places reported to by invalids in England, the South of Europe, etc.*, London, Thomas and George Underwood, 1829 ; 2e éd., 1830.

COLIN L., art. « Céphalalgie, céphalée », in A. DECHAMBRE (éd.), *Dictionnaire encyclopédique des sciences médicales*, vol. 14 (1re série), Paris, G. Masson, P. Asselon, 1873, p. 16-39.

CORBET R., *The Times' Whistle : Or A New Daunce of Seven Satires and Other Poems*, London, N. Trübner and Co, 1871.

CORNU E., *Contribution à l'étude des migraines et de leurs rapports avec les états épileptiques délirants* (thèse de méde-cine n° 144), Lyon, J. Prudhomme, 1902.

COUSIN V., *De l'enseignement et de l'exercice de la médecine et de la pharmacie*, Discours prononcés à la Chambre des pairs en 1847, Paris, J.-B. Baillière, 1850.

CRUIKSHANK G., *The Cholic* [23 x 28 cm ; gravure à l'eau forte], London, G. Humphrey, 1819 (a).

—, *The Headache* [23 x 28 cm ; gravure à l'eau forte], London, G. Humphrey, 1819 (b).

—, *The Blue Devils ! !* [24 x 30 cm ; gravure à l'eau forte], London, G. Humphrey, 1823.

—, *Indigestion* [24 x 29 cm ; gravure à l'eau forte], London, S. Knight, Sweetings Alley, Royal Exchange, 1825.

—, *The Blue Devils ! !* [26 x 34 cm ; gravure à l'eau forte], London, Thomas McLean, 1835.

CRUIKSHANK I., *John Bull troubled with the blue devils ! !* [32 x 24 cm ; gravure à l'eau forte]. London, S. W. Fores, 1799.

DALLEMAGNE J., *Dégénérés et déséquilibrés*, Bruxelles, Paris, H. Lamertin ; F. Alcan, 1895.

DANA C., « Migrainous vertigo and the substitution of vertiginous seizures for attacks of sick-headache », *Medical News* 72, 1898, p. 385-388 ; 411.

DANTU DE VANNES, *Traité de l'acupuncture, d'après les observations de M. Jules Cloquet et publié sous ses yeux par M. Dantu de Vannes*, Paris, Béchet jeune, 1826.

DARQUIER P., *De certaines paralysies récidivantes de la troisième paire (« migraine ophtalmoplégique » de Charcot)* (thèse de médecine n° 387), Paris, Henri Jouve, 1893.

DAUMIER H., *Le mal de tête, série l'Imagination, Charivari* (9), 1833.

DAY W., « Headaches in children », *British Medical Journal* 2, 1872, p. 523.

DDD, art. « Rhumatisme », in A. FABRE (éd.), *Dictionnaire des dictionnaires de médecine français et étrangers ou traité complet de médecine et de chirurgie pratiques*, vol. 7, Paris, Germer Baillière, 1850.

DEBUSSY C., *Correspondance (1884-1918)*, Paris, Hermann, 1993.

DELACROIX E., *Journal d'Eugène Delacroix*, vol. 3 (1893-1895), Paris, Plon, 1932 (a).

—, *Journal d'Eugène Delacroix*, vol. 1 (1893-1895), Paris, Plon, 1932 (b).

—, *Journal d'Eugène Delacroix*, vol. 2 (1893-1895), Paris, Plon, 1932 (c).

DELASIAUVE L., *Traité de l'épilepsie : histoire, traitement, médecine légale*, Paris, V. Masson, 1854.

DELIOUX DE SAVIGNAC J., art. « Colchique d'automne », in A. DECHAMBRE (éd.), *Dictionnaire encyclopédique des sciences médicales*, vol. 18, Paris, G. Masson, P. Asselin, 1876, p. 723-747.

DESBOIS DE ROCHEFORT L., *Cours élémentaire de matière médicale* (1779), Paris, Chez Maquignon l'aîné, 1789.

DESCARTES R., *Les passions de l'âme*, in *Œuvres philosophiques*, vol. 3, Paris, Éd. Garnier, 1973.

DESCHAMPS J.-L., *Traité des maladies des fosses nasales et de leurs sinus*, Paris, Chez Mme veuve Richard, 1804.

DESPARQUETS, « Migraine de nature goutteuse traitée et guérie par les préparations de colchique d'automne », *Revue de thérapeutique médico-chirurgicale* 23, 1876, p. 231-232.

DHEUR P., *Comment on se défend de la migraine et du mal de tête*, Paris, Société d'éditions scientifiques, s.d. [1900].

DIANOUX E., *Du scotome scintillant ou amaurose partielle temporaire* (thèse de médecine n° 77), Paris, Impr. A. Parent, 1875.

DIDEROT D., art. « Hémicrânie », in D. DIDEROT, J. LE ROND D'ALEMBERT (éd.), *Encyclopédie ou dictionnaire raisonné des sciences, des arts et des métiers*, vol. 8, Neuchastel, Chez Samuel Faulche et Compagnie, 1765, p. 112.

—, art. « Vertigo », in D. DIDEROT, J. LE ROND D'ALEMBERT (éd.), *Encyclopédie ou dictionnaire raisonné des sciences, des arts et des métiers*, vol. 17, Neuchastel, Chez Samuel Faulche et Compagnie, 1765, p. 176.

—, *Lettres à Mademoiselle Volland* (1930), in J. ASSÉZAT, M. TOURNEUX (éd.), *Œuvres complètes*, vol. 18, Nendeln, Kraus reprint, 1966.

DIX M., HALLPIKE C., « The pathology, symptomatology and diagnosis of certain common disorders of the vestibular system », *The Annals of Otology, Rhinology and Laryngology* 61, 1952, p. 987-1016.

DORVAULT F., *L'officine. Répertoire général de pharmacie pratique* (1844), Paris, Asselin, 1886.

DOSTOÏEVSKI F., *L'idiot* (1869), trad. T. Markowicz, Paris, Actes Sud, 1993.

Dr. Z., « Appareil d'électrothérapie de M. G. Trouvé », *La Nature. Revue des sciences et de leurs applications aux arts et à l'industrie* 459, 1882, p. 252-253.

DU BOIS-REYMOND E., « Zur Kenntniss der Hemikranie », *Archiv für Anatomie und Physiologie*, Leipzig, Veit, 1860, p. 461-468.

—, « De l'hémicrânie ou migraine », *Journal de la physiologie de l'homme et des animaux* 4, 1861, p. 130-137.

DUBOIS E., *Histoire philosophique de l'hypochondrie et de l'hystérie*, Paris, Deville-Cavellin, 1833.

DUJARDIN-BEAUMETZ G., *Leçons de clinique thérapeutique*, vol. 3, Paris, Doin, 1883.

DUJARDIN-BEAUMETZ G., BARDET G., « Sur l'action physiologique et thérapeutique de l'orthométhylacétanilide », *Comptes rendus hebdomadaires des séances de l'Académie des Sciences* 108, 1889, p. 571-572.

DUMAS fils A., *La dame aux camélias* (1848), Paris, Librairie Générale Française, 1955.

DUPEUTY C., BOURGEOIS A., *Le chevalier muscadin*, comédie-vaudeville en 2 actes, par MM. Dupeuty et Anicet-Bourgeois (Paris, théâtre de la Montansier, 20 septembre 1849), Poissy, Impr. de Arbieu, 1849.

DUPUY E., *Cours de pharmacie : Pharmacie chimique. Deuxième fascicule : Médicaments chimiques appartenant à la chimie organique*, vol. 2, Paris, L Battaille, 1895.

DUVERNOIS H., *Charles Aubryes*, Paris, Albin Michel, s.d. (date de l'édition originale inconnue).

ESQUIROL J., art. « Epilepsie », in N. ADELON, M. ALARD, J.-L. ALIBERT *et al.* (éd.), *Dictionnaire des sciences médicales*, vol. 12, Paris, C.-L.-F. Panckoucke, 1815, p. 510-537.

EULENBURG A., « Zur Aetiologie und Therapie der Migräne », *Wiener medizinische Presse* (1), 1887 (a), p. 3-8.

—, « Zur Aetiologie und Therapie der Migräne », *Wiener medizinische Presse* (2), 1887 (b), p. 54-58.

EULENBURG A., GUTTMANN P., *Die Pathologie des Sympathicus auf physiologischer Grundlage*, Berlin, August Hirschwald, 1873.

EULENBURG A., LANDOIS L., « Die vasomotorischen Neurosen (Angio-Neurosen) » [*Angioneurosen im Gebiete des Nervus sympathicus cervicalis*, XI, 1 « Hemicranie »], *Wiener medizinische Wochenschrift* 87, 1867, p. 1383-1384.

EWALD C., BOAS J., « Beiträge zur Physiologie und Pathologie der Verdauung », *Archiv für pathologische Anatomie und für klinische Medizin* 101, 1885, p. 325-375.

FALRET J., « De l'état mental des épileptiques », *Archives générales de médecine* 16 (5e série), 1861, p. 661-679.

FÉRÉ C., « Contribution à l'étude de la migraine ophtalmique », *Revue de médecine* 1, 1881, p. 625-649.

—, *Contribution à l'étude des troubles fonctionnels de la vision par lésions cérébrales* (thèse de médecine n° 104), Paris, Goujon et Jourdan, 1882.

—, « Note sur un cas de migraine ophtalmique à accès répétés et suivis de mort », *Revue de médecine* 3, 1883, p. 194-201.

—, « De l'état de mal migraineux », *Revue de médecine* 2, 1892, p. 25-32.

—, « Note sur quelques signes physiques de la migraine et en particulier sur un cas de migraine ophtalmospasmodique », *Revue de médecine* 17, 1897, p. 954-965.

—, *La famille névropathique : théorie tératologique de l'hérédité et de la prédisposition morbides et de la dégénérescence*, Paris, F. Alcan, 1898.

—, « Migraine et épilepsie », *La Belgique médicale* 13, 1906, p. 447-451.

FERNEL J., *La pathologie ou discours des maladies* (première éd. latine : 1638), trad. de A.D.M., Paris, Jean Guignard, 1655.

FERREIRA C., « L'exalgine comme analgésique », *Bulletin général de thérapeutique médicale et chirurgicale* 119, 1890, p. 211-216.

FERRUS G., art. « Rhumatisme », in N. ADELON, J. BÉCLARD, A. BÉRARD et al. (éd.), *Dictionnaire de médecine ou répertoire général des sciences médicales considérées sous le rapport théorique et pratique*, 2ᵉ éd., vol. 27, Paris, Béchet jeune, Labé successeur, 1843, p. 547-614.

FEUCHTERSLEBEN E. von, *Lehrbuch der ärztlichen Seelenkunde*, Wien, Carl Gerold, 1845.

—, *The Principles of Medical Psychology being the Outlines of a Course of Lectures*, éd. B. G. Babington ; trad. H. Evans Lloyd, London, Printed for the Sydenham Society, 1847.

FÉVAL P., *Les drames de la mort* (1856), Paris, Marabout, 1969.

FEYDEAU G., *La dame de chez Maxim* (1899), in *Théâtre complet*, vol. 2, Paris, Bordas, 1988 (a).

—, *Les fiancés de Loches* (1888), in *Théâtre complet*, vol. 1, Paris, Bordas, 1988 (b).

—, *La main passe* (1904), in *Théâtre complet*, vol. 3, Paris, Bordas 1988 (c).

—, *L'amour doit se taire* (pièce inédite), in *Théâtre complet*, vol. 4, Paris, Bordas, 1989.

FEYDEAU G., DESVALLIÈRES M., *L'âge d'or* (1905), in *Théâtre complet*, vol. 3, Paris, Bordas, 1988.

FIEBER F., *Compendium der Elektrotherapie*, Wien, Braumüller, 1869.

FILEHNE W., « Über das Pyramidon, ein Antipyrinderivat », *Berliner klinische Wochenschrift* 33, 1896, p. 1061-1063.

FINCH A., *Miscellany Poems, on Several Occasions*, London, John Barber, 1713.

FINK L., *Des rapports de la migraine ophtalmique avec l'hystérie* (thèse de médecine n° 366), Paris, Impr. Henri Jouve, 1891.

FISCHER L., « Recurrent vomiting of nervous origin », *Medical Record (New York)* 59, 1901, p. 645.

FLAUBERT G., *Œuvres complètes*, vol. 12, Paris, Club de l'honnête homme, 1974.

—, *Œuvres complètes*, vol. 14, Paris, Club de l'honnête homme, 1975.

FLEURY L.-J.-D., *Traité thérapeutique et clinique d'hydrothérapie : de l'application de l'hydrothérapie au traitement des maladies chroniques dans les établissements publics et au domicile des malades ; études de philosophie médicale et de pathologie générale*, Paris, P. Asselin, 1866.

FOLLIN E., DUPLAY S., *Traité élémentaire de pathologie externe* (1re éd. : 1861-1869 ; cet exemplaire est un 2e tirage de la 1re éd.), vol. 4, Paris, Masson, 1875.

FORGUES P., *Petites misères de la vie humaine - Joco Seria*, s. l. : Impr. de H. Fournier et Cie, s.d. [1842].

FORSBROOK W., « Antipyrin in the treatment of migraine », *The Lancet* 130 (3354), 1887, p. 1163.

FOTHERGILL J., « Remarks on that complaint commonly known under the name of the sick-headache », *Medical Observations and Inquiries* 6, 1784, p. 103-137.

FOVILLE A., art. « Épilepsie », in G. ANDRAL *et al.* (éd.), *Dictionnaire de médecine et de chirurgie pratiques*, vol. 7, Paris, Méquignon-Marvis, J.-B. Baillière, 1831, p. 412-428.

FRANCE A., *Balthasar*, Paris, Calmann-Lévy, 1889.

FRASER T., « A clinical lecture on the analgesic action of methylacetanilide or exalgine », *The British Medical Journal* 1, 1890, p. 336-344.

FREUD S., « La Migraine, de Moebius » (1895), in *Œuvres complètes*, vol III : *Psychanalyse*, Paris, PUF, 1989, p. 97-103.

—, *Lettres à Wilhelm Fließ, 1887-1904* (éd. complète), trad. Françoise Kahn et François Robert, Paris, PUF, 2006.

FROMMHOLD C., *Die Migräne und ihre Heilung durch Elektrizität*, Pest, Heckenas, 1868.

FROMM-REICHMAN F., « Contribution to the psychogenesis of migraine », *Psychoanalytic Review* 24, 1937, p. 26-33.

FUCHS L., *Du traitement de la migraine par le bromure de potassium*, Paris, G. Steinheil, 1896.

FYE B. T., « Lauder Brunton and amyl nitrite : a Victorian vasodilatator », *Circulation* 74 (2), 1986, p. 222-229.

GADDESDEN J. of, *Rosa anglica practica medicine a capite ad pedes*, corrigé et édité par Nicolaus Scyllacius, Pavia, Giovanni Antonio Berretta (et Francesco Girardengo), 1492.

—, *Ioannis anglici physici, Rosa anglica, practica medicine, a capite ad pedes, noviter impressa & perquam diligentissime emendata [a Nicolao Scyllacio]*, 2ᵉ éd., Venetiis Exp. heredum Octaviani Scoti per Bonetum Locatellum, 1502.

GALEZOWSKI X., « Étude sur la migraine de l'œil », *Gazette hebdo-madaire de médecine et de chirurgie* 15 (2ᵉ série), 1878 (a), p. 19-21.

—, « Étude sur la migraine ophtalmique », *Archives générales de médecine* 2, 1878 (b), p. 36-56.

—, « Étude sur la migraine ophtalmique », *Archives générales de médecine* 1, 1878 (c), p. 669-686.

—, « La migraine ophtalmique est une maladie des vaso-moteurs de la rétine et du centre visuel, qui peut aboutir à une thrombose », *Gazette médicale de Paris* 4 (6ᵉ série), 1882, p. 324-325.

GALIEN C., *Galeni opera omnia*, vol. 8, Leipzig, Car. Cnoblochii, 1824.

—, *Galeni opera omnia*, vol. 10, Leipzig, Car. Cnoblochii, 1825.

—, *Galeni opera omnia*, vol. 12, Leipzig, Car. Cnoblochii, 1826.

—, *Galeni opera omnia*, vol. 19, Leipzig, Car. Cnoblochii, 1830.

—, *Œuvres anatomiques, physiologiques et médicales de Galien*, vol. 2, Paris, J.-B. Baillière, 1856.

GALLOIS, « Traitement bicarbonaté de la maladie migraineuse », *Bulletin général de thérapeutique médicale et chirurgicale* 137, 1899, p. 329-339.

GARRETT ANDERSON E., *Sur la migraine* (thèse de médecine n° 138), Paris, Impr. A. Parent, 1870.

GARROD A., *La goutte, sa nature, son traitement, et le rhumatisme goutteux* (1ʳᵉ éd. publiée à Londres : 1859), annoté par J.-M. Charcot, trad. A. Ollivier, Paris, Adrien Delahaye, 1867.

GAUTIER T., *L'œuvre fantastique*, vol. 1, Paris, Bordas, 1992.

GEE S., « On fitful or recurrent vomiting », *Saint Bartholomew's Hospital Reports* 18, 1882, p. 1-6.

GENLIS Madame de (Félicité de), *Adèle et Théodore, ou les lettres sur l'éducation, contenant tous les principes relatifs aux trois différents plans d'éducation des princes, des jeunes personnes, des hommes*, vol. 2, Paris, M. Lambert, F.-J. Baudouin, 1782 (a).

—, *Adèle et Théodore, ou les lettres sur l'éducation, contenant tous les principes relatifs aux trois différents plans d'éducation des princes, des jeunes personnes, des hommes*, vol. 1, Paris, M. Lambert, F.-J. Baudouin, 1782 (b).

GEORGET É., art. « Céphalalgie », in N. ADELON (éd.), *Dictionnaire de médecine*, 1ʳᵉ éd., vol. 4, Paris, Béchet jeune, 1822, p. 504-513.

—, art. « Épilepsie », in N. Adelon, J. Béclard, A. Bérard *et al.* (éd.), *Dictionnaire de médecine, ou répertoire général des sciences médicales considérées sous le rapport théorique et pratique*, 2ᵉ éd., Paris, Béchet jeune, 1835, p. 172-191.

—, art. « Hystérie », in N. Adelon, J. Béclard, A. Bérard *et al.* (éd.), *Dictionnaire de médecine, ou répertoire général des sciences médicales considérées sous le rapport théorique et pratique*, 2ᵉ éd., vol. 16, Paris, Béchet jeune, 1837, p. 160-186.

—, art. « Névroses », in N. Adelon, J. Béclard, A. Bérard *et al.* (éd.), *Dictionnaire de médecine, ou répertoire général des sciences médicales considérées sous le rapport théorique et pratique*, 2ᵉ éd., vol. 21, Paris, Béchet jeune, 1840.

Georget É., Calmeil L.-F., art. « Céphalalgie, Céphalée », in N. Adelon, J. Béclard, A. Bérard *et al.* (éd.), *Dictionnaire de médecine, ou répertoire général des sciences médicales considérées sous le rapport théorique et pratique*, 2ᵉ éd., vol. 7, Paris, Béchet jeune, 1834, p. 117-128.

Gerhardt C., « Recherches sur les acides organiques anhydres », *Annales de chimie et de physique* 37, 1853, p. 285-342.

Gide A., *Journal, 1889-1939*, Paris, Gallimard, 1951.

—, *Si le grain ne meurt* (1919), in *Journal 1939-1949, Souvenirs*, Paris, Gallimard, 1954.

—, *L'école des femmes* (1929), in Y. Davet, J.-J. Thierry (éd.), *Romans*, Paris, Gallimard, 1958.

Gilbertus Anglicus, *De arthetica passione et ejus speciebus. Compendium medicinae Gilberti Anglici : tam morborum universalium quamparticularium nondum medicis sed et cyrurgicis utilissimum*, Lugduni, Vincentii de Portonaris, 1510.

Gilles de la Tourette G., *Traité clinique et thérapeutique de l'hystérie d'après l'enseignement de la Salpêtrière : hystérie normale et interparoxystique*, Paris, Plon, Nourrit et Cie, 1891 (a).

—, « Les zones hystérogènes de l'œil et la migraine ophtalmique d'origine hystérique », *Annales d'oculistique* e 6, 1891 (b), p. 266-274.

Gilles de la Tourette G., Blocq P., « Sur le traitement de la migraine ophtalmique accompagnée », *Compte rendus hebdomadaires des séances de la Société de biologie* 4 (8s), 1887, p. 361-364.

Giraud H., « Sur la méthylacétanilide », *Comptes rendus hebdomadaires des séances de l'Académie des sciences* 108, 1889, p. 749-750.

Goëde F., *De la migraine* (thèse de médecine n° 5), Montpellier, Impr. L. Cristin et Cie, 1860.

GOLTZ F., « Über die Ursachen der Hertztätigkeit », *Archiv für pathologische Anatomie und Physiologie und für klinische Medicin*, vol. 22, Berlin, G. Reimer, 1862, p. 487-518.

—, « Über den Tonus der Gefässe und seine Bedeutung für die Blutbewegung », *Archiv für pathologische Anatomie und Physiologie und für klinische Medicin*, vol. 29, Berlin, G. Reimer, 1864, p. 394-432.

GONCOURT E. de, *La Faustin* (1882), Paris, Calmann-Lévy Éditeur, 1911.

GONCOURT E. de, GONCOURT J. de, *Sœur Philomène* (1861), in *Œuvres d'Edmond et Jules de Goncourt*, Paris, Lemerre, 1875.

—, « Une visite à la Charité », *Chronique médicale*, 1896, p. 460-464.

—, *Germinie Lacerteux*, Paris, Fasquelle et Flammarion, 1921.

—, *Journal (mémoire de la vie littéraire)* (1887), Paris, Fasquelle et Flammarion, 1956.

GOSS W., « Cases of neuralgia successfully treated with the colchicum automnale », *The Lancet* 19 (487), 1832, p. 426-427.

GOURAUD H., « Médecine comparée », *Journal des connaissances médico-chirurgicales*, 1833, p. 23-24.

GOURMONT R. de, *Esthétique de la langue française : la déformation, la métaphore, le cliché, le vers libre, le vers populaire*, Paris, Société du Mercure de France, 1899.

GOWERS W., *Subjective Sensations of Sight and Sound, Abiotrophy, and Other Lectures*, Philadelphia, P. Blakiston's son and Co, 1903.

—, *The Borderland of Epilepsy : Faints, Vagal Attacks, Vertigo, Migraine, Sleep Symptoms, and Their Treatment*, Philadelphia, P. Blakiston's son and Co, 1907.

GRAHAM J., WOLFF H., « Mechanism of migraine headache and action of ergotamine tartrate », *Archives of Neurology and Psychiatry* 39, 1938, p. 737-763.

GRASSET J., art. « Diathèse », in A. DECHAMBRE (éd.), *Dictionnaire encyclopédique des sciences médicales*, vol. 29, Paris, P. Asselin, G. Masson, 1884, p. 212-263.

GRASSET J., RAUZIER G., *Traité pratique des maladies du système nerveux* (1878-1879), 4e éd. [éd. revue et augmentée], vol. 2, Paris, G. Masson, 1894.

GRÉGOIRE A., *Précis clinique des maladies du système nerveux*, Paris, O. Doin, 1895.

GRIFFITH J., « Recurrent vomiting in children (cyclic vomiting) », *American Journal of the Medical Sciences* 120, 1900, p. 553-567.

GRISOLLE A., *Traité élémentaire et pratique de pathologie interne* (1844), Paris, Fertin, Masson et Cie, 1862.

GUAÏTA S. de, *Lettres inédites de Stanislas de Guaïta au Sâr Joséphin Péladan. Une page inconnue de l'histoire de l'occultisme à la fin du XIXe siècle*, Paris, Éditions Rosicruciennes, 1952.

GUBLER A.-M., « Paralysie de la troisième paire droite, récidivant pour la troisième fois (observation recueillie par Fournier, interne du service, hôpital Beaujon) », *Gazette des hôpitaux* 33 (17), 1860, p. 65-66.

HACK G., *Du traitement opératoire radical de certaines formes de Migraine, asthme, fièvre de foin, ainsi que d'un grand nombre de manifestations connexes* (1re éd. allemande à Wiesbaden : 1884), trad. A. Müller-Schirmer, Paris, Georges Carré, 1887.

HAHNEMANN S., *Des maladies chroniques, de leur nature spéciale et de leur traitement homoéopathique*, trad. Dr J. Bigel (1828), Lyon, Louis Babeuf, 1832 (a).

—, *Doctrine et traitement homoéopathique des maladies chroniques*, trad. Antoine-Jacques-Louis Jourdan (1828), Paris, J.-B. Baillière, 1832 (b).

—, *Exposition de la doctrine médicale homoéopathique ou Organon de l'art de guérir*, trad. Antoine-Jacques-Louis Jourdan (1810), 2e éd., Paris, J.-B. Baillière, 1845.

—, « Des effets du café » (1803), in *Études de médecine homoéopathique*, 1re série, vol. 2, Paris, J.-B. Baillière, 1855, p. 606-632.

—, *Traité de matière médicale ou de l'action pure des médicaments homéopathiques*, trad. Antoine-Jacques-Louis Jourdan (1834), Paris, Similia, 1989.

—, *Krankenjournal D 16 (1817-1818)*, Stuttgart, Karl F. Haug Verlag, 2004.

HAIG A., « Influence of salicylic acid and its salts on the excretion of uric acid », *Proceedings Royal Medical and Chirurgical Society of London*, n.s., 18, II (8), 1888 (a), p. 125-138.

—, « Treatment of the paroxysm of migraine by acids », *The British Medical Journal* 1, 1888 (b), p. 73.

HALL M., *Lectures on the Nervous System and Its Diseases*, London, Sherwood, Gilbert and Piper, 1836.

—, « Lectures on theory and practice of medicine ; now in course of delivery at the theatre of anatomy and medicine, Webb-Street, Southwark », *The Lancet* 30 (762), 1838, p. 33-42.

—, « On the neck as a medical region and on trachelismus and its effects ; etc. (fifth series) », *The Lancet* 53 (1348), 1849 (a), p. 688.

—, « On the neck as a medical region ; on syncopal seizures ; etc. (fourth series) », *The Lancet* 53 (1341), 1849 (b), p. 506-508.

HAMMOND G., « Antipyrine for the relief of headaches », *Journal of Nervous and Mental Disease* 19, 1892, p. 282-285.

HARTMANN F., « Du traitement homéopathique de la migraine », *Archives de la médecine homoeopathique* 2 (8), 1835, p. 143-146.

—, *Thérapeutique homoeopathique des maladies aiguës et des maladies chroniques*, trad. Antoine-Jacques-Louis Jourdan et Schlesinger-Rahier, vol. 2, Paris, J.-B. Baillière, 1850.

HASNER J. von, « Periodisch wiederkehrende Oculomotoriusläh-mung », *Prager medizinische Wochenschrift* 8, 1883, p. 89-90.

HAUPTMANN A., « Luminal bei Epilepsie », *Münchener medizinische Wochenschrift* 59, 1912, p. 1907-1909.

HAWKINS F., « Observations on the brow-ague », *London Medical Gazette* 16, 1835, p. 541-546.

HAYGARTH J., *A Clinical History of Diseases. Part first : being 1. A Clinical History of the Acute Rheumatism. 2. A Clinical History of the Nodosity of the Joints*, London, Cadell & Davies, 1805.

HEBERDEN W., *Commentarii de morborum historia et curatione, Commentaries on the History and Cure of Diseases*, trad. du latin en anglais par William Heberden Junior, London, T. Payne, 1802.

HEGEL G., *La philosophie de l'esprit*, vol. 1 (1re trad. française d'Augusto Vera : 1867-1869, reprise ici), Bruxelles, Culture et civilisation, 1969.

—, *Encyclopédie des sciences philosophiques, III, Philosophie de l'esprit* (1re éd. allemande : 1817), trad. Bernard Bourgeois, Paris, Vrin, 1988.

HEMENWAY H., « Death from Bromo-Seltzer. Case of acetanilid poisoning », *Journal of the American Medical Association* 47, 1906, p. 2158-2159.

HENNELLE C., art. « Aura », in J. MOREAU DE LA SARTHE (éd.), *Encyclopédie méthodique. Médecine*, vol. 13, Paris, Veuve Agasse, 1830, p. 576.

—, art. « Constitutionnel », in J. MOREAU DE LA SARTHE (éd.), *Encyclopédie méthodique. Médecine*, vol. 13, Paris, Veuve Agasse, 1830, p. 598-599.

HEPP P., « De la méthylacétanilide (exalgine) », *Bulletin général de thérapeutique médicale et chirurgicale* 117, 1889, p. 354-358.

HERPIN T., *Du pronostic et du traitement curatif de l'épilepsie*, Paris, J.-B. Baillière, 1852.

HERSCHEL J., *Familiar Lectures on Scientific Subjects*, New York, G. Routledge and sons, 1871.

HERVEZ DE CHÉGOIN N.-J., « Pathologie et thérapeutique de la migraine », *L'abeille médicale* 31, 1874, p. 392-394.

HEYCK H., HESS R., « Vasomotorische Kopfschmerzen als Symptom lavierten Epilepsien », *Schweizerische medizinische Wochenschrift* 85, 1955, p. 573-575.

HILDEGARDE DE BINGEN, *Vita Sanctae Hildegardis virginis*, Monica Klaes éd., Corpus christianorum, continuatio mediaevalis, vol. 126, Turnholt, Brepols, 1993.

—, *Scivias : sache les voies ou Livre des visions* (texte rédigé au milieu du XIIe s.), trad. P. Monat, Paris, Éd. du Cerf, 1996.

HINDE A., « Periodically recurring oculo-motor paralysis – a description of a paroxysm, with an attempt at localization, and with suggestions as to the pathology of the disease », *The Medical Record* 32, 1887, p. 536-538.

HINDE A., MOYER H., « Periodically recurring oculo-motor paralysis », *The Medical Record* 32, 1887, p. 418-419.

HIPPOCRATE, *Épidémies* (Premier livre), trad. Émile Littré, in *Œuvres complètes*, vol. 2, Paris, J.-B. Baillière, 1840.

—, *Épidémies* (Cinquième livre), trad. Émile Littré, in *Œuvres complètes*, vol. 5, Paris, J.-B. Baillière, 1846 (a).

—, *Épidémies* (Deuxième livre), trad. Émile Littré, in *Œuvres complètes*, vol. 5, Paris, J.-B. Baillière, 1846 (b).

—, *Épidémies* (Septième livre), trad. Émile Littré, in *Œuvres complètes*, vol. 5, Paris, J.-B. Baillière, 1846 (c).

HIRTZ, art. « Migraine ou hémicrânie », in S. JACCOUD (éd.), *Nouveau dictionnaire de médecine et de chirurgie pratiques, illustré de figures intercalées dans le texte*, vol. 22, Paris, J.-B. Baillière, 1876, p. 518-519.

HOBLYN R., *A Dictionary of Terms Used in Medicine and the Collateral Sciences*, London, Printed for Sherwood Gilbert and Piper, 1835.

—, *A Dictionary of Terms Used in Medicine and the Collateral Sciences* (1835), revised by Isaac Hays, Philadelphia, Blanchard and Lea, 1855.

HOFFMANN A., *L'homoeopathie exposée aux gens du monde, et réfutations des objections que font contre elle ses détracteurs*, Paris, J.-B. Baillière, 1834.

—, *L'homoeopathie et la vieille médecine, ou la vérité mise à nu*, Paris, A. Appert, 1845.

HOFFMANN F., *Opera omnia physico-medica*, vol. 3 : *Medicina ratio-nalis systematica*, Genève, Apud fratres de Tournes, 1748.

HOMOLLE G., art. « Rhumatisme », in S. JACCOUD (éd.), *Nouveau dictionnaire de médecine et de chirurgie pratiques, illustré de figures intercalées dans le texte*, vol. 31, Paris, J.-B. Baillière et fils, 1882.

HOWLAND J., RICHARDS A., « Some possible etiological factors in the recurrent vomiting of children », *Archives of Pediatrics* 24, 1907, p. 401-417.

HUETTE C., « Recherches sur les propriétés physiologiques et thérapeutiques du bromure de potassium ; lues à la Société de biologie », *Gazette médicale de Paris* 5 (série 3), 1850, p. 432-436.

HUGHLINGS JACKSON J. E., « London Hospital, Notes of cases of disease of the nervous system », *The Lancet* 106 (2706), 1875, p. 51.

HUTCHINSON J., « Clinical memoranda : Brow-ague », *British Medical Journal* (1), 1871, p. 162.

HUYSMANS J.-K., *À rebours* (1884), Paris, Fasquelle, 1907.

—, *En route* (1895), Paris, Plon, 1915.

—, *Les sœurs Vatard* (1879), in *Œuvres complètes de J.-K. Huysmans*, vol. 3, Paris, G. Crès, 1928.

—, *L'oblat* (1903), in *Œuvres complètes de J.-K. Huysmans*, vol. 17, Paris, G. Crès, 1934.

JACCOUD S., *Traité de pathologie interne*, vol. 1, Paris, Adrien Delahaye, 1870.

JACQUE C., *Les malades et les médecins*, Paris, Chez Aubert, chez Pannier, 1843.

JAMES C., *Guide pratique aux eaux minérales et aux bains de mer : contenant la description des principales sources et des princi-paux bains, des études sur l'hydrothérapie, un traité de théra-peutique thermale ; et augmenté d'une notice sur les stations d'hiver* (1re éd. non augmentée : 1851), Paris, V. Masson et fils, 1867.

JAMES H., *The American*, Boston, James R. Osgood and Cie, 1877.

—, *L'Américain* (1877), trad. Claude Bonnafont, Paris, Éd. Liana Lévi, 1994.

JAMES R., art. « Capiplenium », *Dictionnaire universel de médecine*, vol. 2, Paris, Briasson, David l'aîné, Durand, 1746 (a).

—, art. « Ecplexis », *Dictionnaire universel de médecine*, vol. 3, Paris, Briasson, David l'aîné, Durand, 1746 (b).

JANET P., *Les névroses* (1909), Paris, Flammarion, 1936.

JENIN DE MONTÈGRE A., art. « Constitutionnel », in N. ADELON, M. ALARD, J.-L. ALIBERT et al. (éd.), Dictionnaire des sciences médicales, vol. 6, Paris, C.-L.-F. Panckoucke, 1813.

JOLTROIS A., ABRAHAM E., Madame a sa migraine, Paris, Librairie théâtrale, 1858.

JOUY É. de, L'hermite de la Chaussée-d'Antin, ou observations sur les mœurs et les usages parisiens au commencement du xixe siècle, vol. 4, Paris, Pillet, 1817-1818.

KINGSBURY G., « Antipyrin in migraine », The British Medical Journal 2, 1887, p. 1379.

KIRMISSON E., Manuel de pathologie externe (1885-1887), 7e éd., vol. 2, Paris, Masson et Cie, 1903.

KNEIPP S., Ma cure d'eau pour la guérison des maladies et la conservation de la santé [seule traduction française autorisée par l'auteur], Paris - Bruxelles - Strasbourg, Maisons Donniol et Retaux - Société Belge de Librairie – Impr. de l'Alsacien, s.d. [1897 ?].

KNOPF O., « Preliminary report on personality studies in thirty migraine patients », Journal of Nervous and Mental Disease 82, 1935, p. 270-285.

KOVALESKY P., « L'épilepsie et la migraine », Archives de neurologie 21 (2e série), 1906, p. 365-379.

LABARRAQUE H., Essai sur la céphalalgie et la migraine, considérées soit comme affection symptomatique, soit comme maladie essentielle (thèse de médecine n° 101), Paris, Impr. Rignoux, 1837.

LABBÉE E., art. « Chloral (emploi médical) », in A. DECHAMBRE (éd.), Dictionnaire encyclopédique des sciences médicales, vol. 16, Paris, G. Masson, P. Asselin, 1874, p. 456-502.

LABICHE E., J'ai compromis ma femme (1861), in Théâtre, Paris, Bordas, 1991.

LAFFONT M. de, Avis au peuple sur l'amélioration de ses terres et la santé de ses bestiaux, Avignon, Chez J. J. Niel, 1775.

LAMENNAIS F., Le prêtre et l'ami. Lettres inédites de Lamennais à la baronne Cottu, Paris, Perrin, 1910.

LANDRÉ-BEAUVAIS J.-A., Doit-on admettre une nouvelle espèce de goutte sous la dénomination de goutte asthénique primitive (thèse de médecine n° 18), Paris, Impr. J. A. Brosson, an VIII.

LANGMEAD F., « On recurrent vomiting of childhood (cyclical vomiting), with the reports of two cases », British Medical Journal 1, 1905, p. 350-353.

LASÈGUE C., « De la migraine », Archives générales de médecine 22 (6e série), 1873, p. 580-597.

—, *Études médicales*, publié par A. Blum, vol. 2, Paris, Asselin, 1884.

LASHLEY K., « Patterns of cerebral integration indicated by scotomas of migraine », *Archives of Neurology and Psychiatry* 46, 1941, p. 331-339.

LATHAM P., « Nervous or sick headache », *British Medical Journal* 1, 1872, p. 305-306 ; 336-337.

—, *On Nervous or Sick-headache, Its Varieties and Treatment*, Cambridge, Deighton ; London, Bell and Co, Bell and Daldy, 1873.

LE POIS C. [voir LEPOIS], *Selectiorum observationum et consiliorum de praetervisis hactenus morbis affectibusque praeter naturam*, Ponte ad Monticulum [Pont-à-Mousson], Apud Carolum Mercatorem, 1618.

LEÃO A., « Spreading depression of activity in the cerebral cortex », *Journal of Neurophysiology* 7, 1944, p. 359-390.

LECLERCQ T., *Une révolution, Proverbes dramatiques*, vol. 1, Paris, A. André et Ladrange, 1835.

LEFEBVRE C., *Essai sur l'hémicrânie, appelée vulgairement migraine* (thèse de médecine n° 54), Paris, Impr. Didot, 1822.

LEGRAND DU SAULLE H., *Les hystériques : état physique et état mental : actes insolites, délictueux et criminels* (1882), 2ᵉ éd., Paris, J.-B. Baillière et fils, 1883.

LEHMANN H., *La douleur* [huile sur toile marouflée sur métal ; 40,5 x 30,5 cm (1938 F 611)], HL Rome, 1839.

LEMAÎTRE J., « Émile Zola », *Les contemporains : études et portraits littéraires*, vol. 1, Paris, Lecène et H. Oudin, 1887.

LEMOINE G., GÉRARD E., *Formulaire de consultations médicales* (1905), Paris, Vigot frère, 1906.

LENNOX W., LENNOX M., *Epilepsy and Related Disorders*, Boston, Little Brown and Co, 1960.

LÉPINE R., « Crises gastroxiques », *Bulletins et mémoires de la Société médicale des Hôpitaux de Paris* 2 (3ᵉ série), 1885, p. 134-137.

LEPOIS C. P. [voir LE POIS], *Selectiorum observationum et consiliorum de praetervisis hactenus morbis affectibusque praeter naturam*, Ponte ad Monticulum, Apud Carolum Mercatorum, 1618.

LERCH O., « Migraine, periodical vomiting, and epilepsy, with report of a case of periodical bloody vomit », *Medical Record (New York)*, 77, 1910, p. 746-748.

Lereboullet L., art. « Névralgie », in A. Dechambre (éd.), *Dictionnaire encyclopédique des sciences médicales*, vol. 12, Paris, G. Masson, P. Asselin, 1878, p. 645-696.

Leyden E. von, « Über periodisches Erbrechen (gastriche Krisen) nebst Bemerkungen über nervöse Magenaffectionen », *Zeitschrift für klinische Medizin* 4, 1882, p. 605-615.

Lieutaud J., *Précis de la médecine pratique* (1759), Paris, Chez Vincent, 1776.

Lipkin A., Jenkins H., Coker N., « Migraine and sudden sensorineural hearing loss », *Archives of Otolaryngology, Head and Neck Surgery* 113 (3), 1987, p. 325-326.

Liveing E., *On Megrim, Sick-headache, and Some Allied Disorders, a Contribution to the Pathology of Nerve-storms*, London, Churchill, 1873.

Lombard C., *Manuel des propriétaires d'abeilles, suivi de notes historiques*, Paris, Lombard, Renouard, D. Colas, 1812.

Lombard H., « Maladies des enfants, I. Description d'une névrose de la digestion, caractérisée par des crises périodiques de vomissements et une profonde modification de l'assimilation », *Gazette médicale de Paris* 16 (3ᵉ série), 1861, p. 312-314.

Lombroso C., *L'homme criminel : criminel-né, fou moral, épileptique : étude anthropologique et médico-légale*, trad. Régnier et Bournet, vol. 1, Paris, Félix Alcan, 1887.

Longuet R., « La gastroxie nerveuse (de Rossbach) », *Union médicale* 39 (3ᵉ série), 1885, p. 241-246.

Louyer Villermay J. de, art. « Hystérie », in N. Adelon, M. Alard, J.-L. Alibert *et al.* (éd.), *Dictionnaire des sciences médicales*, vol. 23, Paris, C.-L.-F. Panckoucke, 1818, p. 226-269.

Lullier-Winslow A.-L.-M., art. « Céphalée », in N. Adelon, M. Alard, J.-L. Alibert *et al.* (éd.), *Dictionnaire des sciences médicales*, vol. 4, Paris, C.-L.-F. Panckoucke, 1813, p. 429.

MacDonnell R., « Observations à l'appui du traitement de certaines formes d'épilepsie par le bromure de potassium », *Bulletin général de thérapeutique médicale et chirurgicale* (6), 1864 (a), p. 481-488.

—, « Observations on the treatment of certain forms of epilepsy. Bromide of potassium », *The Dublin Quarterly Journal of Medical Science* 37, 1864 (b), p. 43-50.

MacLagan T., « The treatment of acute rheumatism by salicin », *The Lancet* 107 (2746), 1876 (a), p. 585.

—, « The treatment of acute rheumatism by salicin », *The Lancet* 108 (2774), 1876 (b), p. 601-604.

—, « The treatment of acute rheumatism by salicin », *The Lancet* 107 (2740), 1876 (c), p. 342-343.

—, « The treatment of acute rheumatism by salicin », *The Lancet* 107 (2741), 1876 (d), p. 383-384.

MAHON P., art. « Aura epileptica », in F. VICQ D'AZYR (éd.), *Encyclopédie méthodique. Médecine*, vol. 3, Paris, Panckoucke, 1790, p. 504-505.

—, art. « Goutte », in F. VICQ D'AZYR (éd.), *Encyclopédie méthodique. Médecine*, vol. 6, Paris, Panckoucke, 1793, p. 579-700.

MALHERBE J., *Des affections viscérales dans la goutte et le rhumatisme chronique* (thèse de médecine n° 201), Paris, Impr. A. Parent, 1866.

MALLARMÉ S., *Correspondance (1959-1985)*, Paris, Folio, 1995.

MANZ W., « Ein Fall von periodischer Oculomotoriuslähmung », *Berliner klinische Wochenschrift* 22, 1885, p. 637-640.

—, « Über die recidivirende Oculomotiuslähmung », *Berliner klinische Wochenschrift* 24, 1889, p. 749-751.

MARCHAND L., AJURIAGUERRA J. de, *Épilepsies, leurs formes cliniques, leurs traitements*, Paris, Desclée de Brower et Cie, 1948.

MARÈS L., *Dissertation sur l'hémicrânie, vulgairement appelée migraine* (thèse de médecine n° 119), Paris, Impr. Didot le jeune, 1833.

MARFAN A., « Les vomissements avec acétonémie chez les enfants », *Archives de médecine des enfants* 4, 1901, p. 641-658.

MARKHAM G., *Le nouveau et savant maréchal, dans lequel est traité de la composition de la nature, des qualités, perfections, et défauts des chevaux*, Paris, Jean Ribou, 1666.

—, *Markham's Masterpiece : Containing All Knowledge Belonging to the Smith, Farrier, or Horse-Leach, Touching the Curing all Diseases in Horses*, London, Printed for N. and M. Boddington, 1717.

MARTIN P., *Traité de la migraine et des autres sortes de maux de tête, et des moyens de les guérir*, Paris, Charpentier, 1829.

MARTINEAU L., art. « Céphalalgie, céphalée », in S. JACCOUD (éd.), *Nouveau dictionnaire de médecine et de chirurgie pratiques, illustré de figures intercalées dans le texte*, vol. 6, Paris, J.-B. Baillière et fils, 1867.

—, art. « Céphalalgie », in J.-P. BEAUDE (éd.), *Dictionnaire de médecine usuelle à l'usage des gens du monde, des chefs de famille et de grands établissements, des administrateurs, des magistrats et des officiers de police judiciaire, enfin pouvant servir de direction à tous ceux qui se dévouent au soulagement des malades : avec une introduction servant d'exposé pour le plan de l'ouvrage et de guide pour son usage* (1835 ?-1836), vol. 1, Paris, Au Bureau Central des Dictionnaires, 1849, p. 320-323.

Maupassant G. de, *Les dimanches d'un bourgeois de Paris* (1880), in *Contes et nouvelles*, vol. 1, Paris, Albin Michel, 1973 (a).

—, *Maupassant*, Évreux, Le Cercle du Bibliophile, 1973 (b).

—, *Un soir*, in *Contes et nouvelles*, vol. 1 (1885), Paris, Albin Michel, 1973 (c).

—, *Yvette*, in *Contes et nouvelles*, vol. 2 (1885), Paris, Albin Michel, 1973 (d).

Médication analgésique. L'exalgine de Brigonnet et Naville. Ses propriétés et son emploi en thérapeutique, Paris, Imprimerie et librairie centrale des chemins de fer, Impr. Chaix.

McLane Hamilton A., « Antipyrine and acetanilide (antifebrine) in headache and epilepsy », *New York Medical Journal* 45, 1887, p. 593-594.

Ménière P., « Pathologie auriculaire – Mémoire sur des lésions de l'oreille interne donnant lieu à des symptômes de congestion cérébrale apoplectiforme », *Gazette médicale de Paris* XVI, 1861, p. 597-601.

Menuret de Chambaud J., art. « Vertige », in D. Diderot, J. le Rond d'Alembert (éd.), *Encyclopédie ou dictionnaire raisonné des sciences, des arts et des métiers*, vol. 17, Neufchastel, Chez Samuel Faulche et Compagnie, 1765, p. 273-276.

—, art. « Migraine », in D. Diderot, J. le Rond d'Alembert (éd.), *Encyclopédie ou dictionnaire raisonné des sciences, des arts et des métiers*, vol. 10, Paris, chez Briasson, David l'aîné, Le Breton, Durand ; Neuchastel, chez Samuel Faulche et Compagnie, 1765 (a), p. 498-499.

—, art. « Plica polonica », in D. Diderot, J. le Rond d'Alembert (éd.), *Encyclopédie ou dictionnaire raisonné des sciences, des arts, et des métiers*, vol. 12, Neufchastel, Chez Samuel Faulche et Compagnie, 1765 (b), p. 767-770.

Menville de Ponsan C., *Histoire médicale et philosophique de la femme, considérée dans toutes les époques principales de la vie avec tous les changements qui surviennent dans son physique et son moral avec l'hygiène applicable à son sexe et toutes les maladies qui peuvent l'atteindre aux différents âges*, vol. 3, Paris, Amyot, Labbé, 1845.

MEYER E. von, KOLBE A., « Über die antiseptischen Wirkungen der Salicylsäure und Benzoësäure in Bierwürze und Harn », *Journal für praktische Chemie* 12, 1875, p. 178-203.

MICHÉA C.-F., *Du délire des sensations*, Paris, Labé, 1851.

MICHELET J., *L'insecte*, Paris, Hachette, 1858.

—, *Journal* (1959-1962), 3e éd., vol. 1, Paris, Gallimard, 1959 (a).

—, *Écrits de jeunesse, Journal (1820-1823)* [1888 - l'éd. de 1959 est la 1re éd. intégrale], Paris, Gallimard, 1959 (b).

—, *Journal* (1959-1962), 3e éd., vol. 2, Paris, Gallimard, 1962.

—, *Journal* (1959-1962), 3e éd., vol. 3, Paris, Gallimard, 1976 (a).

—, *Journal* (1959-1962), 3e éd., vol. 4, Paris, Gallimard, 1976 (b).

MICHELLET J., *Considérations pathologiques sur la migraine* (thèse de médecine n° 227), Paris, Impr. A. Parent, 1866.

MILNER P., « Note on a possible correspondence between the scotomas of migraine and spreading depression of Leão », *Electroencephalography and Clinical Neurophysiology Supplement* 10 (4), 1958, p. 705.

MÖBIUS P., « Über periodisch wiederkehrende Oculomotoriuslähmung », *Berliner klinische Wochenschrift* 21, 1884, p. 604-608.

—, « Die Migräne », *Specielle Pathologie und Therapie*, vol. 12, Wien, Alfred Hölder, 1894.

MOLÈNES J.-J., *De la migraine* (thèse n° 173), Paris, Rignoux, 1853.

MÖLLENDORFF F. W., « Fünf Fälle von Erkrankungen nach dem Genüsse von trichinenhaltigem Schweinefleische », *Berliner klinische Wochenschrift* (1), 1864.

—, « Über Hemikranie », *Archiv für pathologische Anatomie und Physiologie und für klinische Medicin*, vol. 41, 1867, p. 385-395.

MÖLLENDORFF G., *Negotia comparata cum morbis, qui ex iis proveniunt*, Berlin, G Schade, 1852.

MONBALON F.-A., *Recherches sur la migraine* (thèse de médecine n° 63), Paris, Rignoux, 1848.

MONFALCON J.-B., art. « Névralgie », in N. ADELON, M. ALARD, J.-L. ALIBERT et al. (éd.), *Dictionnaire des sciences médicales*, vol. 35, Paris, C.-L.-F. Panckoucke, 1819, p. 500-553.

MONNERET J., *Traité de pathologie générale*, vol. 3, Paris, Béchet jeune, 1861.

MONTANO G., *Ioannis Baptista Montani veronensis. Medici per universam europam celeberrimi, et in clarissima patavina Academiea summa cum laude publici olim ac ordinarii professoris consilia medica omnia, quae ullibi extant*, Nuremberg, Ioannis Montanus, 1559.

MORAND J., *Dissertation sur l'acupuncture, et ses effets thérapeutiques* (thèse de médecine n° 25), Paris, Impr. Didot jeune, 1825.

MOREAU DE LA SARTHE J., art. « Phlegmasies », in J. MOREAU DE LA SARTHE (éd.), *Encyclopédie méthodique. Médecine*, vol. 11, Paris, Veuve Agasse, 1824, p. 653-699.

MOREL B.-A., « D'une forme de délire, suite d'une surexcitation nerveuse se rattachant à une variété non encore décrite d'épilepsie (épilepsie larvée) », *Gazette hebdomadaire de médecine et de chirurgie* 7, 1860 (a), p. 773-775 ; 819-821 ; 836-841.

—, *Traité des maladies mentales*, Paris, V. Masson, 1860 (b).

MORISSON R., *Sur une forme de céphalalgie rhumatismale, algie du péricrâne* (thèse de médecine n° 336), Paris, Impr. A. Parent, 1872.

MOUTON E., *Histoire de l'invalide à la tête de bois* (1887), Lisieux, 1997, www.bmlisieux/litterature/mouton/invalide.htm.

MURRAY G., « On a case of brow-ague », *The Lancet* 119 (3064), 1882, p. 119.

NADEAU L., *Voyage en Auvergne* (1862), Paris, Dentu, 1863.

NESTORIUS, *Conjuration de Nestorius contre les migraines* (texte syriaque édité et traduit par François Nau) [1917 ; texte du IVe-Ve s.], in *Patrologia orientalis*, vol. 13, fascicule 2, n° 63, Turnhout, Brepols, 1993, p. 207-210.

NEWTON R., *The blue devils !* [40 x 27 cm ; gravure à l'eau forte et aquateinte], London, W. Holland, 1795.

NIETZSCHE F., *Généalogie de la morale* (1887), Paris, Gallimard, 1971.

—, *Ecce homo* (1908), Paris, Gallimard, 1974.

NYSTEN P.-H., *Manuel médical* (1814), 2e éd., Paris, Chez J. A. Brosson, 1816.

OETTINGER W.-M., « Rhumatisme articulaire aigu », in A. PETIT, J.-M. CHARCOT, C. BOUCHARD, E. BRISSAUD, W.-M. OETTINGER, A. BRAULT (éd.), *Traité de médecine*, vol. 5, Paris, G. Masson, 1893.

OLLIVIER C., art. « Névralgie », in N. ADELON, J. BÉCLARD, A. BÉRARD et al. (éd.), *Dictionnaire de médecine ou répertoire général des sciences médicales considérées sous les rapports théorique et pratique*, 2e éd., vol. 21, Paris, Béchet jeune et Labé, 1840, p. 1-25.

ORIARD T., *L'homéopathie mise à la portée de tout le monde*, Paris, s.n. [rue Duphot], 1861.

Ott A., « Über Acetanilid als Nervenmittel », *Prager medizinische Wochenschrift* 12, 1887, p. 393-394.

Overlach M., « "Migränin". Ein erprobtes Mittel bei den schwersten Fällen der Migräne », *Deutsche medizinische Wochenschrift* 19, 1893, p. 1245-1246.

—, « Migränin, seine Wirkung und Bedeutung », *Wiener medizinische Blätter* 17, 1894, p. 437-439.

Paré A., *Livre de la faculté et composition des médicaments. Les œuvres de M. Ambroise Paré : avec les figures et portraits tant de l'anatomie que des instruments de chirurgie et de plusieurs monstres*, Paris, Gabriel Buon, 1575.

—, *Livre de la maladie arthritique, vulgairement appelée goute. Les œuvres de M. Ambroise Paré : avec les figures et portraits tant de l'anatomie que des instruments de chirurgie et de plusieurs monstres*, Paris, Gabriel Buon, 1575.

Parinaud H., « Migraine ophtalmique au début d'une paralysie générale », *Archives de neurologie*, 5, 1883, p. 57-59.

Pariset E., art. « Céphalalgie », in N. Adelon, M. Alard, J.-L. Alibert et al. (éd.), *Dictionnaire des sciences médicales*, vol. 4, Paris, C.-L.-F. Panckoucke, 1813, p. 418-428.

Pariset E., Villeneuve A., art. « Diathèse », in N. Adelon, M. Alard, J.-L. Alibert et al. (éd.), *Dictionnaire des sciences médicales*, vol. 9, Paris, C.-L.-F. Panckoucke, 1814, p. 247-267.

Parry C., *Collections from the Unpublished Medical Writings of the Late Caleb Hillier Parry*, vol. 1, London, Underwoods, 1825.

Patrat J., *L'Anglais ou le fou raisonnable (comédie)* [8ᵉ éd.], Toulouse, Chez Devers, 1793.

Paulet J., *Recherches historiques et physiques sur les maladies épizootiques, avec les moyens d'y remédier dans tous les cas*, Paris, Chez Ruault, 1775.

Paumerelle C., *La philosophie des vapeurs, ou lettres raisonnées d'une jolie femme sur l'usage des symptômes vaporeux*, Paris - Lausanne, J.-Fr. Bastien, 1774.

Pelletan de Kinkelin J., *Coup d'œil sur la migraine et ses divers traitements*, Paris, Librairie médicale et scientifique de Deville Cavellin, 1832.

Penchenier A., art. « Goutte », in D. Diderot, J. le Rond d'Alembert (éd.), *Encyclopédie ou dictionnaire raisonné des sciences, des arts et des métiers*, vol. 7, Paris, Chez Briasson, Le Breton, David l'aîné, Durand, 1757, p. 772-778.

Peters J. C., *A Treatise on Headaches ; including acute, chronic, nervous, gastric, dyspeptic, or sick-headaches ; also congestive, rheumatic, and periodical headaches. Based on Th. J. Rückert's clinical experience in homoeopathy. With introduction, appendix, synopsis, notes, directions for doses, and fifty additional cases*, New York, William Radde, 1853.

PÉTROZ H., art. « Hémicrânie », in N. ADELON, M. ALARD, J.-L. ALIBERT *et al.* (éd.), *Dictionnaire des sciences médicales*, vol. 20, Paris, C.-L.-F. Panckoucke, 1817, p. 260-263.

PEUJADE E.-U., *De la migraine* (thèse de médecine n° 118), Paris, Rignoux, 1850.

PINEL P., *Nosographie philosophique, ou la méthode de l'analyse appliquée à la médecine*, vol. 2, Paris, Chez Marandan, 1797.

—, *Nosographie philosophique, ou la méthode de l'analyse appliquée à la médecine* (1797), 2e éd., vol. 3, Paris, J. A. Brosson, 1800.

—, *Nosographie philosophique, ou la méthode de l'analyse appliquée à la médecine* (1797), 3e éd., vol. 2, Paris, J. A. Brosson, 1807.

—, *Nosographie philosophique, ou la méthode de l'analyse appliquée à la médecine* (1797), 4e éd., Paris, J. A. Brosson, 1810.

—, *Nosographie philosophique, ou la méthode de l'analyse appliquée à la médecine* (1797), 6e éd., Paris, J. A. Brosson, 1818.

PINEL P., BRICHETEAU I., art. « Névrose », in N. ADELON, M. ALARD, J.-L. ALIBERT *et al.* (éd.), *Dictionnaire des sciences médicales*, vol. 35, Paris, C.-L.-F. Panckoucke, 1819, p. 557-581.

PINEL S., *Traité de pathologie cérébrale ou des maladies du cerveau : nouvelles recherches sur sa structure, ses fonctions, ses altérations, et sur leur traitement thérapeutique, moral et hygiénique*, Paris, J. Rouvier, 1844.

PINOT A., *Essai sur l'épilepsie* (thèse de médecine), Montpellier, Chez Jean Martel aîné imprimeur, 1809.

PIORRY P.-A., « Mémoire sur l'une des affections désignées sous le nom de migraine ou hémicrânie », in *Procédé opératoire à suivre dans l'exploration des organes par la percussion médiate, et collection de mémoires sur la physiologie, la pathologie et le diagnostic*, Paris, Baillière, Goubey, 1831, p. 405-425.

—, « Mémoire sur la nature et le traitement de plusieurs névroses, et sur l'analogie qui existe entre elles et les névralgies », in *Clinique médicale de l'Hôpital de la Pitié (Service de la Faculté de médecine) et de la Salpêtrière, en 1832*, Paris, J.-B. Baillière, 1833 (a).

—, « Sur l'arthrite spontanée aiguë », *Journal des connaissances médico-chirurgicales* (1), 1833 (b), p. 12-15.

—, *Traité de médecine pratique et de pathologie iatrique ou médicale*, cours proféré à la faculté de médecine de Paris, vol. 7, Paris, J.-B. Baillière, 1850.

—, « Mémoire sur le vertige, suivi de quelques considérations sur la migraine et sur d'autres névropallies », *Bulletin de l'Académie de médecine*, 21 sept. 1875, p. 28.

PLANCHON G., COLLIN E., *Les drogues simples d'origine végétale*, vol. 1, Paris, Doin, 1895.

POINCARÉ É.-L., *Leçons sur la physiologie normale et pathologique du système nerveux périphérique*, Paris, Berger-Levrault et Cie, J.-B. Baillière et fils, 1876.

POMME P., *Traité des affections vaporeuses des deux sexes, où l'on a tâché de joindre à une théorie solide une pratique sûre, fondée sur des observations* (1763), 3ᵉ éd., Lyon, Benoît Duplain, 1767.

POTAIN C., art. « Anémie », in A. DECHAMBRE (éd.), *Dictionnaire encyclopédique des sciences médicales*, vol. 4, Paris, G. Masson, P. Asselin, 1870, p. 327-406.

POTET DE SENNEVOY J. du, *Thérapeutique magnétique : règles de l'application du magnétisme à l'expérimentation pure et au traitement des maladies, spiritualisme, son principe et ses phénomènes*, Paris, Dentu, Truchy, J.-B. Baillière et fils, 1863.

POURFOUR DU PETIT F., *Mémoire dans lequel il est démontré que les nerfs intercostaux fournissent des rameaux qui portent des esprits dans les yeux*, in *Mémoires de l'Académie royale des sciences*, Paris, 1727.

PROUST M., *Le côté de Guermantes*, vol. 2 (1921), Paris, Gallimard, 1963.

PURKINJE J., *Neue Beiträge zur Kenntniss des Sehens in subjectiver Hinsicht*, Berlin, Reimer, 1825.

RACHFORD B., « Albuminuria as a lithaemic manifestation in early life », *Archives of Pediatrics* 15, 1898, p. 605-608.

—, « Recurrent vomiting », *Archives of Pediatrics* 21, 1904, p. 881-891.

RACLE V., *Traité de diagnostic médical ou Guide clinique pour l'étude des signes caractéristiques des maladies* (1859), Paris, J.-B. Baillière et fils, 1864.

RADCLIFFE C., « On the theory and therapeutics of convulsive diseases, especially of epilepsy », *The Lancet* 75 (1921), 1860, p. 614-618.

RATIER F., *Traité élémentaire de matière médicale*, Paris, J.-B. Baillière, 1829.

Raulin J., *Traité des affections vaporeuses du sexe, avec l'exposition de leurs symptômes, de leurs différentes causes, et la méthode de les guérir*, Paris, Jean-Thomas Hérissant, 1758.

Raynaud M., art. « Diathèse », in S. Jaccoud (éd.), *Nouveau dictionnaire de médecine et de chirurgie pratiques, illustré de figures intercalées dans le texte*, vol. 11, Paris, J.-B. Baillière, 1869, p. 410-462.

Rendu H., art. « Goutte », in A. Dechambre (éd.), *Dictionnaire encyclopédique des sciences médicales*, vol. 10, Paris, G. Masson, P. Asselin, 1884, p. 6-254.

Reybaud L., *Jérôme Paturot à la recherche d'une position sociale* (1843), Paris, Calmann-Lévy, 1879.

Richer P., *Études cliniques sur la grande hystérie ou hystéro-épilepsie*, préface de Charcot, Paris, A. Delahaye et E. Lecrosnie, 1885.

Riess L., « Nachtrag zur innerlichen Anwendungder Salicylsäure, insbesondere bei dem acuten Gelenkrheumatismus », *Berliner klinische Wochenschrift* 13, 1876, p. 86-89.

Rimbaud A., *Poésies (1869-1872)* (1er recueil des poèmes : 1891 ; 1re éd. complète : 1895), in *Œuvres complètes*, Paris, Gallimard, 1963.

Ringer S., « Remarks on the action of hydrate de croton-chloral on megrim », *The British Medical Journal* (2), 1874, p. 637.

Robertson T., « Antipyrine in migraine, pyrexia, etc. », *The Medical Record* 31, 1887, p. 517-518.

Robin A., Bardet G., « Un médicament aromatique excitateur des échanges organiques. Pyramidon et antipyrine », *Bulletin général de thérapeutique médicale et chirurgicale* 140, 1900, p. 113-123.

Robiolis M., *Contribution à l'étude de la migraine dite ophtalmique et de ses diverses manifestations* (thèse de médecine n° 4), Montpellier, typographie Boehm et fils, 1884.

Roche L., art. « Arthrite rhumatismale », in G. Andral et al. (éd.), *Dictionnaire de médecine et de chirurgie pratiques*, vol. 3, Paris, Méquignon-Marvis, 1829, p. 455-478.

—, art. « Diathèse », in G. Andral et al. (éd.), *Dictionnaire de médecine et de chirurgie pratiques*, vol. 6, Paris, Méquignon-Marvis, J.-B. Baillière, 1831, p. 298-300.

Romberg M., *Lehrbuch der Nervenkrankheiten des Menschen*, Berlin, Verlag von Alexander Duncker, 1840.

Rosenthal M., *Handbuch der Diagnostik und Therapie der Nervenkrankheiten*, Erlangen, F. Enke, 1870.

322   LA MIGRAINE, BIOGRAPHIE D'UNE MALADIE

Rossbach M., « Nervöse Gastroxynsis, als eigene, genau charak-terisirbare Form der nervösen Dyspepsie », *Deutsches Archiv für klinische Medicin* 35 (5), 1884, p. 383-401.

Roth D.-D., *Clinique homéopathique ou recueil de toutes les observations pratiques publiées jusqu'à nos jours par le docteur Beauvais*, Paris, J.-B. Baillière, 1836-1840.

Ruete G., *Lehrbuch der Ophtalmologie für Aerzte und Studierende*, Braunschweig, Friedrich Vieweg und Sohn, 1845.

—, *Lehrbuch der Ophtalmologie für Aerzte und Studierende*, vol. I, Braunschweig, Friedrich Vieweg und Sohn, 1855.

Sand G., *Histoire de ma vie* (1854-1855), in *Œuvres autobiogra-phiques*, vol. 1, Paris, Gallimard, 1970.

—, *Histoire de ma vie* (1854-1855), in *Œuvres autobiographiques*, vol. 2, Paris, Gallimard, 1971.

—, *Agendas*, vol. 1, Paris, Jean Touzot, 1990.

—, *Agendas*, vol. 2, Paris, Jean Touzot, s.d. [1991].

—, *Agendas*, vol. 3, Paris, Jean Touzot, 1992.

—, *Agendas*, vol. 4, Paris, Jean Touzot, 1993 (a).

—, *Agendas*, vol. 5, Paris, Jean Touzot, 1993 (b).

Sandras C.-M.-S., *Traité pratique des maladies nerveuses*, vol. 1, Paris, G. Baillière, 1851.

Sarda G., *Des migraines* (thèse d'agrégation n° 19), Paris, Impr. A. Parent, 1886.

Saundby R., « A case of megrim, with paralysis of the third nerve », *The Lancet* 120 (3079), 1882, p. 345-346.

—, « A case of migraine, with paralysis of the third nerve », *The Lancet* 125 (3202), 1885, p. 57.

Schmidt A., « Magensymptome und Magenäquivalente bei Migräne », *Medizinische Klinik* 7, 1911, p. 1932-1934.

Schobelt C., *Tractatio de hemicrania*, Berlin, Impensis Bibliopol. Scholae Realis, 1776.

Schumacher F., « Ergot in the treatment of angioparalytic megrim », *The Lancet* 112 (2868), 1878, p. 212-213.

Scott W., *Letters on Demonology and Witchcraft* (2e éd., 1830), London, George Routledge and sons, 1885.

Scudamore C., *A Treatise on the Nature and Cure of Gout and Gravel, with General Observations on Morbid States of the Digestive Organs and on Regimen* (1816), 4e éd., London, Printed for the author, 1823.

Sée G., *Traitement du rhumatisme, de la goutte aiguë et chronique et de diverses affections du système nerveux par le salicylate de soude*, Paris, G. Masson, 1877.

—, « Du traitement des maux de tête (céphalées, migraines, névralgies faciales) par l'antipyrine », *Bulletin de l'Académie de médecine*, 2ᵉ série, XVIII, 1887, p. 267-268.

SEGALEN V., *L'observation médicale chez les écrivains naturalistes* (thèse de médecine), Bordeaux, Impr. Y. Cadoret, 1902.

SÉGLAS J., *Des troubles du langage chez les aliénés*, Paris, J. Rueff et Cie, 1892.

SÉGUR Comtesse de, *Correspondance*, Paris, Éd. Scala, 1993.

SENATOR H., « Über periodische Oculomotorius-Lähmung », *Zeitschrift für klinische Medizin* 13, 1887, p. 252-266.

SENN L., « De la migraine », *L'union médicale* 11, 1871, p. 423-428.

SENNERT D., *Medicina practica*, liber quartus (1628), 2ᵉ éd., Lugduni, G. Ravaud, 1633.

SEURE J., « Du traitement de la migraine par le chloral, lettre à Georges Dujardin-Beaumetz », *Bulletin général de thérapeutique médicale et chirurgicale*, 95, 1878, p. 365-367.

SEXTUS EMPIRICUS, *Esquisses pyrrhoniennes*, trad. Pierre Pellegrin, Paris, Éd. du Seuil, 1997.

SIEVEKING E., « Analysis of fifty-two cases of epilepsy observed by the author », *Medico-Chirurgical Transactions* 40, 1857, p. 157-166.

SLATER R., « Benign recurrent vertigo », *Journal of Neurology, Neurosurgery, and Psychiatry* 42, 1979, p. 363-367.

SOLLEYSEL J. de, *Le parfait maréchal qui enseigne à connaître la beauté, la bonté et les défauts des chevaux* (1664), Paris, Gervais Clousier, 1674.

SOUDRY A., *Quelques remarques sur la migraine* (thèse de médecine n° 26), Paris, Impr. A. Parent, 1864.

SOULA E., *Contribution à l'étude de la migraine, migraine et arthritisme* (thèse de médecine n° 35), Paris, Impr. A. Parent, A. Davy, 1884.

SOULARY J., *Les diables bleus : nouvelles poésies*, Paris, A. Lemerre, 1870.

—, *Œuvres poétiques de Joséphin Soulary (1847-1871)* (1872-1883), Première partie – Sonnets humouristiques, Paris, Alphonse Lemerre, s.d., p. 173-212.

STONE E., « An account of the success of the bark of the willow in the cure of agues (lettre du 25 avril 1763 à George Earl de Macclesfield, lue le 2 juin 1763) », *Philosophical Transactions of the Royal Society of London, giving an accompt of the present undertakings, studies and labours of the ingenious in many considerable parts of the world* 53, 1764, p. 195-200.

STRICKER S., « Du traitement du rhumatisme articulaire aigu généralisé par l'acide salicylique », *Bulletin général de thérapeutique médicale et chirurgicale* 90, 1876 (a), p. 241-243.

—, « Über die Resultate der Behandlung der Polyarthritis rheumatica mit Salicylsäure », *Berliner Klinische Wochenschrift* 13, 1876 (b), p. 1-2 ; 15-16 ; 99-103.

SUCKLING C., « Migraine attacks followed by temporary paralysis of the third nerve », *Brain* 10, 1887, p. 241-242.

SYDENHAM T., *Médecine pratique de Sydenham, avec des notes, ouvrage traduit en français, sur la dernière édition anglaise, par feu M. A. F. Jault*, Paris, P. Fr. Didot le jeune, 1774.

—, *Dissertatio epistolaris ad spectatissimum doctissimumque virum Gulielmum Cole, M.D., De observationibus nupieris circa curationem variolarum confluentium, nec non De affectione hysterica* (1682), in G. GREENHILL (éd.), *Opera omnia*, London, Impensis Societatis Syndenhamianiae, 1844.

TAGAULT J., *Les institutions chirurgiques, nouvellement traduites de latin en français par un savant médecin*, Lyon, Chez Guillaume Rouille, 1549.

TAMIN O., *Étude et traitement de l'hémipéricranalgie* (thèse de médecine n° 119), Paris, Impr. Rignoux, 1860.

TARDIEU A., *Manuel de pathologie et de clinique médicales*, Paris, Germer Baillière, 1848.

TARTIVEL F.-P.-A., art. « Hydrothérapie », in A. DECHAMBRE, L. LEREBOULLET (éd.), *Dictionnaire encyclopédique des sciences médicales*, vol. 4, Paris, G. Masson, Asselin et Houzeau, 1888, p. 708-750.

TEN-RHYNE W., *De acupunctura*, Londini, Impr. R Chiswell, 1683.

THOMAS A., *Contribution à l'étude de la migraine* (thèse de médecine n° 63), Montpellier, Impr. Serre et Ricome, 1889.

THOMAS L.-H., *La migraine*, Paris, Delahaye et Lecrosnier, 1887.

THOMSEN R., « Ein Fall von typisch recidivender Oculomotoriuslähmung mit psychisch nervösen Störungen und concentrischer Gesichtsfeldseinengung », *Charité-Annalen* 10, 1885, p. 567-572.

TISSOT S., *Traité des nerfs et de leurs maladies*, vol. 1, partie 1, Paris, Lausanne, Chez P. F. Didot le jeune, 1778.

—, *Traité des nerfs et de leurs maladies*, vol. 2, partie 2, Paris, Lausanne, Chez P. F. Didot le jeune, 1780.

—, *Traité de la catalepsie, de l'extase, de l'anesthésie, de la migraine, des maladies du cerveau*, in *Œuvres de monsieur Tissot*, vol. IX, Lausanne, Chez Fr. Grasset et Comp., 1790.

Touraine G., Draper G., « The migrainous patient : A constitutional study », *Journal of Nervous and Mental Disease* 80 (2), 1934, p. 183-204.

Trastour E., *Du rhumatisme goutteux chez la femme* (thèse de médecine n° 77), Paris, Impr. Rignoux, 1853.

Troubat J., « La migraine de Madame Bastoul », *La nouvelle revue*, janvier-février 1882.

Trousseau A., *Clinique médicale de l'Hôtel-Dieu de Paris* (1re éd. en 2 vol., 1861-1862), 3e éd., vol. 2, Paris, J.-B. Baillière et fils, 1868 (a).

—, *Lectures on Clinical Medicine Delivered at the Hôtel-Dieu*, trad. P. Victor Bazire, vol. 1, London, New Sydenham Society, 1868 (b).

—, *Clinique médicale de l'Hôtel-Dieu de Paris* (1re éd. en 2 vol., 1861-1862), 6e éd., éd. de Michel Peter, vol. 2, Paris, J.-B. Baillière, 1882 (a).

—, *Clinique médicale de l'Hôtel-Dieu de Paris* (1re éd. en 2 vol., 1861-1862), 6e éd., éd. de Michel Peter, vol. 1, Paris, J.-B. Baillière et fils, 1882 (b).

—, *Clinique médicale de l'Hôtel-Dieu de Paris* (1re éd. en 2 vol., 1861-1862), 6e éd., éd. de Michel Peter, vol. 3, Paris, J.-B. Baillière et fils, 1882 (c).

Trousseau A., Pidoux H., *Traité de thérapeutique et de matière médicale* (1836-1839), éd. revue et augmentée par Constantin Paul, vol. 1, Paris, P. Asselin, 1875.

—, *Traité de thérapeutique et de matière médicale* (1836-1839), éd. revue et augmentée par Constantin Paul, vol. 2, Paris, P. Asselin, 1877.

Ungar E., « Antipyrin bei Hemikranie », *Centrablatt für klinische Medizin* 7, 1886, p. 777-779.

Vahlquist B., « Migraine in children », *International Archives of Allergy and Immunology* 7, 1955, p. 348-355.

Valescus de Tarente, *Practica seu Philonium* (1484), Lyon, M. Huss, 1490.

Valleix F. L. I., *Traité des affections douloureuses des nerfs*, Paris, Baillière, 1841.

—, *Guide du médecin praticien, Résumé général de pathologie interne et de thérapeutique appliquées*, vol. I, Paris, J.-B. Baillière et fils, 1866.

Vandenesse U. de, art. « Céphalalgie », in D. Diderot, J. le Rond d'Alembert (éd.), *Encyclopédie ou dictionnaire raisonné des sciences, des arts et des métiers*, vol. 2, Paris, Chez Briasson, David l'aîné, Le Breton, Durand, 1752 [daté 1751], p. 831-832.

VANIER P.-P., *De la migraine* (thèse de médecine n° 331), Paris, Impr. et fonderie Rignoux, 1840.

VERNE J., *Autour de la lune* (1869), Paris, Michel de l'Ormeraie, 1974.

VIGNY A. de, *Stello* (1832), in *Œuvres complètes*, Paris, Gallimard, 1950.

—, *Correspondance (1816-juillet 1830)*, Paris, PUF, 1989.

VILLIERS P.-G.-A. de, art. « Migraine », in N. ADELON, M. ALARD, J.-L. ALIBERT et al. (éd.), *Dictionnaire des sciences médicales*, vol. 33, Paris, C.-L.-F. Panckoucke, 1819, p. 391-400.

VILMORIN L. de, *Migraine*, Paris, Gallimard, 1959.

VISSERING E., « Über einen Fall von recidivender Oculomotorius-lähmung », *Münchener medizinische Wochenschrift* 36, 1889, p. 699-702.

VOISIN A.-F., art. « Épilepsie », in S. JACCOUD (éd.), *Nouveau diction-naire de médecine et de chirurgie pratiques, illustré de figures intercalées dans le texte*, vol. 13, Paris, J.-B. Baillière, 1870, p. 581-652.

—, « Étude historique et thérapeutique sur le bromure de potas-sium », *Archives générales de médecine* 21 (série 6), 1873, p. 35-53.

—, *De l'emploi du bromure de potassium dans les maladies nerveuses*, Paris, G. Masson, 1875.

WADSWORTH O., « A case of recurrent paralysis of the motor oculi », *Boston Medical and Surgical Journal* 117, 1887, p. 498-501.

WALLACE A., *The Malay Archipelago. The Land of the Orang-utan, and the Bird of Paradise. A Narrative of Travel, with Sketches of Man and Nature*, Martin Adamson éd., New York, Harper and brothers publishers, 1869.

WALLIS H., « Masked epilepsy », *The Lancet* 268 (6854), 1955, p. 70-74.

WARRING-CURRAN J., « Salicin in the treatment of hemicrania », *The Medical Mirror* 7, 1870, p. 98-100.

WATTEVILLE A. de, « An electrotherapeutical superstition : "the galvanisation of the sympathetic" », *Brain, a Journal of Neurology* 4, (1881-1882), p. 207-216.

—, « Über Galvano-Faradisation », *Neurologisches Centralblatt* (1), 1882, p. 265-268.

WEBER H., « The psychological factor in migraine », *British Journal of Medical Psychology* 12 (2), 1932, p. 151-173.

Weiss D., « Fall von periodisch auftretender totaler linksseitiger Oculomotoriuslähmung », *Wiener medizinische Wochenschrift* 35, 1885, p. 521-525.

Weiss J., « Über den therapeutischen Werth des Migränin », *Wiener medizinische Blätter* 17, 1894, p. 591-592 ; 609-610.

Wepfer J., *Observationes medico-practicae de affectibus capitis internis et externis*, Scaphusii, Typis et impensis Joh. Adami Ziegleri, 1727.

Whitney H., « Cyclic vomiting. A brief review of this affection as illustrated by a typical case », *Archives of Pediatrics* 15, 1898, p. 839-945.

Wilks S., « Lectures on diseases of the nervous system. Hemicrania or sick-headache », *Medical Times and Gazette* (1), 1869, p. 1-2.

—, *Lectures on Diseases of the Nervous System*, London, Churchill, 1878.

—, « Epilepsy and migraine », *The Lancet* 132 (3389), 1888, p. 263-264.

Willis T., *Opera omnia : tomus posterior. Cum elenchis rerum et indicibus necessariis, ut et multis figuris aneis*, vol. 2 (première éd. des *Opera omnia*, à Genève, 1676), Lugduni, Sumptibus Joannis Antonii Huguetan, 1681.

—, *Two discourses concerning the soul of brutes, which is that of the vital and sensitive of man. The first is physiological, shewing the nature, parts, powers, and affections of the same. The other is pathological, which unfolds the diseases which affect it and its primary seat ; to wit, the brain and nervous stock, and treats of their cures : with copper cuts*, trad. S. Pordage, London, Printed for T. Dring, C. Harper and J. Leigh, 1683.

Woakes E., « On ergot of rye in the treatment of neuralgia », *The British Medical Journal* 2, 1868, p. 360-361.

—, « Nutzen des secale cornutum gegen Neuralgie », *Schmidt's Jahrbücher der in- und ausländischen gesammten Medizin*, vol. 142, Leipzig - Bonn, Otto Wigand, 1869.

Wolff H., « Personality features and reactions of subjects with migraine », *Archives of Neurology and Psychiatry* 37, 1937, p. 895-921.

—, *Headache and Other Head Pain*, New York, Oxford University Press, 1948.

Wolff H., Wolf S., *Headaches : Their Nature and Treatments*, Boston, Little, Brown, 1953.

WOLLASTON W., « On semi-decussation of the optic nerves », *Philosophical Transactions of the Royal Society of London*, février 1824, p. 222-231.

WOODWARD G., *The blue devils ! !* [22,8 x 19,6 cm ; aquarelle], [England], [1799].

WOOLF V., *La traversée des apparences* (1915), Paris, Flammarion, 1977.

WRIGHT H., *Headaches, Their Causes and Their Cure*, London, John Churchill, 1856.

YOUATT W., *Supplement to volumes of the Lancet for 1831-1832* ; *Lectures on Veterinary Medicine, delivered in the University of London*, Lecture XLV, in T. WAKLEY (éd.), *The Lancet*, 1832-1833, 2 vol., vol. II, London, Printed for the editor by Mills, Jowett, 1833.

ZOLA E., *Germinal* (1885), in *Œuvres complètes*, vol. 5, Paris, Fasquelle, 1967 (a).

—, *La joie de vivre* (1884), in *Œuvres complètes*, vol. 4, Paris, Fasquelle, 1967 (b).

—, *Nana* (1880), in *Œuvres complètes*, vol. 4, Paris, Fasquelle, 1967 (c).

—, *Une page d'amour* (1878), in *Œuvres complètes*, vol. 3, Paris, Fasquelle, 1967 (d).

—, *Pot-Bouille* (1882), in *Œuvres complètes*, vol. 4, Paris, Fasquelle, 1967 (e).

SOURCES SECONDAIRES

AKISKAL H., « The prevalent clinical spectrum of bipolar disorders : beyond DSM-IV », *Journal of Clinical Psychopharmacology* 16 (2 Suppl. 1), 1996, p. 4S-14S.

AKISKAL H., DJENDEREDJIAN A., ROSENTHAL R., KHANI M., « Cyclothymic disorder : validating criteria for inclusion in the bipolar affective group », *American Journal of Psychiatry* 134 (11), 1977, p. 1227-1233.

AKISKAL H., MALLYA G., « Criteria for the "soft" bipolar spectrum : treatment implications », *Psychopharmacoly Bulletin* 23 (1), 1987, p. 68-73.

BARBARA J.-G., *La naissance du neurone*, Paris, Vrin, 2010.

BARDIN T., « Arthropathie microcristalline », *La revue du praticien. Monographie* 55 (8), 2005.

BARTHES R., *Roland Barthes par Roland Barthes*, Paris, Éd. du Seuil, 1975.

—, *Michelet* (1954), in *Œuvres complètes*, vol. 1, Paris, Éd. du Seuil, 2002.

BERRIOS G., « Epilepsy and insanity during the early 19th century, a conceptual history », *Archives of Neurology* 41, 1984, p. 978-981.

BEST A., « Pourfour du Petit's experiments on the origin of the sympathetic nerve », *Medical History* 13 (2), 1969, p. 154-174.

BOROWSKI L., JACHMANN R., WASIANSKI E., *Kant intime*, Paris, Grasset, 1985.

BRANDT T., « A chameleon among the episodic vertigo syndromes : "migrainous vertigo" or "vestibular migraine" », *Cephalalgia* 24, 2004, p. 81-82.

BRANDT T., STRUPP M., « Migraine and vertigo : classification, clinical features and special treatment considerations », *Headache Currents* 3, 2006, p. 12-19.

BRÉHIER É., *Chrysippe et l'ancien stoïcisme* (1951), Paris, PUF, 1971.

BRESLAU N., DAVIS G., ANDRESKI P., « Migraine, psychiatric disorders, and suicide attempts : an epidemiologic study of young adults », *Psychiatry Research* 37 (1), 1991, p. 11-23.

BREVERN M. von, RADTKE A., CLARKE A., LEMPERT T., « Migrainous vertigo presenting as episodic positional vertigo », *Neurology* 62 (3), 2004, p. 469-472.

BREVERN M. von, ZEISE D., NEUHAUSER H., CLARKE A., LEMPERT T., « Acute migrainous vertigo : clinical and oculographic findings », *Brain* 128 (Pt 2), 2005, p. 365-374.

BRUNE K., « The early history of non-opioid analgesics », *Acute Pain* 1 (1), 1997, p. 33-40.

BUTLER P., « A Stroke of Bad Luck : CADASIL and Friedrich Nietzsche's "Dementia" or Madness », in P. NAMARA (éd.), *Dementia*, Santa Barbara, Praeger, 2011, p. 54-74.

BYNUM B., « Irregular gout », *The Lancet* 356 (9233), 2000, p. 948.

BYNUM W., « Médecine et société », in M. GRMEK (éd.), *Histoire de la pensée médicale en Occident* (1998), vol. 3, Paris, Éd. du Seuil, 1999.

CALABRESE J., HIRSCHFELD R., REED M., DAVIES M., FRYE M., KECK P., LEWIS L., MCELROY S. L., MCNULTY J. P., WAGNER K., « Impact of bipolar disorder on a U.S. community sample », *Journal of Clinical Psychiatry* 64 (4), 2003, p. 425-432.

CANGUILHEM G., *Le normal et le pathologique*, Paris, PUF, 1966.

—, *Études d'histoire et de philosophie des sciences* (1968), Paris, Vrin, 1975.

Cass S., Furman J., Ankerstjerne K., Balaban C., Yetiser S., Aydogan B., « Migraine-related vestibulopathy », *Annals of Otology, Rhinology and Laryngology* 106 (3), 1997, p. 182-189.

Chabriat H., Bousser M., « Cerebral autosomal dominant arteriopathy with subcortical infarcts and leukoencephalopathy » (CADASIL), Paris, Éditions scientifiques et médicales Elsevier SAS, 2003.

Chandler K., « Canine epilepsy : what can we learn from human seizure disorders ? », *Veterinary journal* 172 (2), 2006, p. 207-217.

Charvet P., Ozanam A.-M., *La magie. Voix secrètes de l'Antiquité*, Paris, Nil Éditions, 1994.

Chast F., *Histoire contemporaine des médicaments* (1995), Paris, La Découverte et Syros, 2002.

Clouser K., Culver C., Gert B., « Malady : A new treatment of disease » [Research Support, U.S. Gov't, Non-P.H.S.], *Hastings Center Report* 11 (3), 1981, p. 29-37.

Commission on Classification and Terminology of the International League against Epilepsy, « Proposal for revised clinical and electroencephalographic classification of epileptic seizures », *Epilepsia* 22, 1981, p. 489-501.

Copeman W., *A Short History of the Gout and the Rheumatic Diseases*, Berkeley - Los Angeles, University of California Press, 1964.

Corbett J., « Neuro-ophtalmic complications of migraine and cluster headaches », *Neurologic Clinics* 1 (4), 1983, p. 973-995.

Corcy G., « Euphorie et spleen, deux thèmes antonymiques », in F. Ratier (éd.), *L'analyse thématique des données textuelles : l'exemple des sentiments*, Paris, Didier, 1995, p. 175-183.

Cummings J., Trimble M., *Concise Guide to Neuropsychiatry and Behavioural Neurology*, 2e éd., Washington DC, American Psychiatric Publishing, 2002.

Cupini L., Santorelli F., Iani C., Fariello G., Calabresi P., « Cyclic vomiting syndrome, migraine, and epilepsy : A common underlying disorder ? », *Headache* 43 (4), 2003, p. 407-409.

Dagognet F., *Méthodes et doctrine dans l'œuvre de Pasteur*, Paris, PUF, 1967.

—, *La raison et les remèdes* (1961), Paris, PUF, 1984.

Dichter M., « Models of epileptogenesis in adult animals available for antiepileptogenesis drug screening », *Epilepsy Research* 68 (1), 2006, p. 31-35.

DIDI-HUBERMAN G., *Invention de l'hystérie. Charcot et l'iconographie photographique de la Salpêtrière*, Paris, Macula, 1982.

DIENER W., SORNI M., RUILE S., RUDE P., KRUSE R., BECKER E., BORK K., BERG P., « Panniculitis due to potassium bromide », *Brain and Development* 20 (2), 1998, p. 83-87.

DIETERICH M., BRANDT T., « Episodic vertigo related to migraine (90 cases) : vestibular migraine ? », *Journal of Neurology* 246 (10), 1999, p. 883-892.

DIGNAN F., SYMON D., ABUARAFEH I., RUSSELL G., « The prognosis of cyclical vomiting syndrome », *Archives of Disease in Childhood* 84 (1), 2001, p. 55-57.

EADIE M., « The epileptology of Theodore Herpin (1799-1865) », *Epilepsia* 43 (10), 2002, p. 1256-1261.

—, « An 18th century understanding of migraine - Samuel Tissot (1728-1797) », *Journal of Clinical Neuroscience* 10 (4), 2003, p. 414-419.

—, « Hubert Airy, contemporary men of science and the migraine aura », *The Journal of the Royal College of Physicians of Edinburgh* 39 (3), 2009, p. 263-267.

—, *Headache : Through the Centuries*, Oxford, Oxford University Press, 2012.

—, « Sir Charles Locock and potassium bromide », *The Journal of the Royal College of Physicians of Edinburgh* 42 (3), 2012, p. 274-279.

ETTINGER A., REED M., GOLDBERG J., HIRSCHFELD R., « Prevalence of bipolar symptoms in epilepsy vs other chronic health disorders », *Neurology* 65 (4), 2005, p. 535-540.

FARGE A., *Le goût de l'archive* (1989), Paris, Éd. du Seuil, 1997.

FASMER O., « The prevalence of migraine in patients with bipolar and unipolar affective disorders », *Cephalalgia* 21 (9), 1997, p. 894-899.

FASMER O., ØDEGAARD K., « Is migraine in unipolar depressed patients a bipolar spectrum trait ? », *Journal of Affective Disorders* 84, 2005, p. 233-242.

FEBVRE L., *Combats pour l'histoire*, Paris, Librairie Armand Colin, 1953.

FEIGHNER J., ROBINS E., GUZE S., WOODRUFF R. Jr, WINOKUR G., MUNOZ R., « Diagnostic criteria for use in psychiatric research », *Archives of General Psychiatry* 26 (1), 1972, p. 57-63.

FERNÁNDEZ-TORRE J., « Auras epilépticas : clasificación, fisiopatología, utilidad práctica, diagnóstico diferencial y controversias », *Revista de neurologia* 34, 2002, p. 977-983.

FINGER S., BOLLER F., TYLER K., *History of Neurology*, in M. AMINOFF, F. BOLLER, D. F. SWAAB (éd.), *Handbook of Clinical Neurology*, vol. 95, Edinburgh - London - New York - Oxford - Philadelphia - Saint Louis - Sydney - Toronto, Elsevier, 2010.

FLEISHER D., « Cyclic vomiting syndrome in adults », *The Official Newsletter of the CVSA-USA/Canada* 11, 2003, p. 1-3.

FLEISHER D., GORNOWICZ B., ADAMS K., BURCH R., FELDMAN E., « Cyclic Vomiting Syndrome in 41 adults : the illness, the patients, and problems of management », *BMC Medicine* 3, 2005, p. 20.

FOUCAULT M., *Naissance de la clinique*, Paris, PUF, 1963.

FRIEDLANDER W., « Who was "the father" of bromide treatment of epilepsy », *Archives of Neurology* 43, 1986, p. 505-507.

—, *The History of Modern Epilepsy – The Beginning, 1865-1914*, London, Greenwood Press, 2001.

GAYON J., *Darwin et l'après-Darwin. Une histoire de l'hypothèse de sélection naturelle*, Paris, Kimé, 1992.

—, « Épistémologie de la médecine », *Dictionnaire de la pensée médicale*, Paris, PUF, 2004, p. 430-439.

GÉRAUD G., FABRE N., LANTÉRI-MINET M., VALADE D., DONNET A., DUCROS A., LUCAS Ch., MAHIEU L., RADAT F., VIGUIER A., *Les céphalées en 30 leçons*, Issy-les-Moulineaux, Elsevier Masson, 2009.

GUIRAUD G., « Histoire de la goutte (première partie) », *Synoviale* (116), 2002, p. 7-12.

HANKINSON R., « Galen's theory of causation », *Aufstieg und Niedergang der römischen Welt*, vol. II, 37, 2, Berlin - New York, W. de Gruyter, 1994, p. 1757-1774.

HAUSTEIN K.-O., « Digitalis », *Pharmacology and Therapeutics* 18 (1), 1982, p. 1-89.

HAUT S., « Differentiating migraine from epilepsy », *Advanced Studies in Medicine* 5 (6E), 2005, p. S658-S665.

HEADACHE CLASSIFICATION COMMITTE OF THE INTERNATIONAL HEADACHE SOCIETY, *The International Classification of Headache Disorders*, 3e éd. (beta version), in *Cephalalgia* 33 (9), 2013, p. 629-808.

HEADACHE CLASSIFICATION SUBCOMMITTE OF THE INTERNATIONAL HEADACHE SOCIETY, *The International Classification of Headache Disorders*, 2e éd., in *Cephalalgia* 24 (Suppl. 1), 2004, p. 1-160.

HEMELSOET D., HEMELSOET K., DEVREESE D., « The neurological illness of Friedrich Nietzsche », *Acta Neurologica Belgica* 108 (1), 2008, p. 9-16.

HIRSCHFELD R., CALABRESE J., WEISSMAN M., REED M., DAVIES M., FRYE M., KECK P. Jr, LEWIS L., McELROY S., McNULTY J., WAGNER

K., « Screening for bipolar disorder in the community », *Journal of Clinical Psychiatry* 64 (1), 2003, p. 53-59.

HOENIG L., BOYLE J., « The life and death of Ismar Boas », *Journal of Clinical Gastroenterology* 10 (1), 1988, p. 16-24.

HUNT T., *John Bull, Political Caricature and National Identity in Late Georgian England*, Aldershot - Burlington, Ashgate, 2003.

HUPP S., « Migraine », in N. MILLER, N. NEWMAN (éd.), *Walsh and Hoyt's Clinical Neuro-Ophthalmology*, 5e éd., vol. 3, Baltimore, Williams and Wilkin, 1998.

ISHIYAMA A., JACOBSON K., BALOH R., « Migraine and benign positional vertigo », *The Annals of Otology, Rhinology and Laryngology* 109 (4), 2000, p. 377-380.

ISLER H., « Johann Jakob Wepfer (1620-1695). Discoveries in headache », *Cephalalgia* 5, 1985, p. 424-425.

—, « The development of neurology and the neurological sciences in the 17th century », in M. AMINOFF, F. BOLLER, D. F. SWAAB (éd.), *Handbook of Clinical Neurology, History of Neurology*, vol. 95, Edinburgh - London - New York - Oxford - Philadelphia - Saint Louis - Sydney - Toronto, Elsevier, 2010, p. 91-106.

JIMÉNEZ-HERNÁNDEZ M., TORRECILLAS NARVÁEZ M., FRIERA ACEBAL G., « Eficacia y seguridad de la gabapentina en el tratamiento preventivo de la migraña », *Revista de Neurología* 35 (7), 2002, p. 603-607.

JOYNT R., « The use of Bromide for epilepsy », *American Journal of Diseases of Children* 128 (3), 1974, p. 362-363.

KOEHLER P., « Brown-Séquard's spinal epilepsy Medical History », *Medical History* 38 (2), 1994, p. 189-203.

—, « Brown-Séquard's comment on Du Bois-Reymonds' "hemikrania sympathicotonica" », *Cephalalgia* 15 (5), 1995, p. 370-372.

KOEHLER P., ISLER H., « The early use of ergotamine in migraine. Edward Woakes' report of 1868, its theoretical and practical backgroud and its international reception », *Cephalalgia* 22 (8), 2002, p. 686-691.

KOSZKA C., « Friedrich Nietzsche (1844-1900) : a classical case of mitochondrial encephalomyopathy with lactic acidosis and stroke-like episodes (MELAS) syndrome ? », *Journal of Medical Biography* 17 (3), 2009, p. 161-164.

LAGIER R., « Nosology versus pathology, two approaches to rheumatic diseases illustrated by Alfred Baring Garrod and Jean-Martin Charcot », *Rheumatology* (4), 2004, p. 467.

LANZI G., BALOTTIN U., OTTOLINI A., ROSANO BURGIO F., FAZZI E., ARISI D., « Cyclic vomiting and recurrent abdominal pains as migraine or epileptic equivalents », *Cephalalgia* 3 (2), 1983, p. 115-118.

LARDREAU E., *Représentations de la migraine dans la France du xixe siècle (concepts médicaux, outils thérapeutiques, images du corps)*, sous la dir. de Jean Gayon, Paris, Université Panthéon-Sorbonne, 2007.

—, « La maladie comme paradigme : maladies emblématiques et maladies modèles », *Diagonale* φ (3), Lyon, Université Jean-Moulin, 2007.

—, *La migraine, introduction ; numérisation en collaboration avec la BIUS de textes sur la migraine*, Paris, Bibliothèque Inter-Universitaire de Santé, Collection « Medic@ », 2008 (a).

—, *Représentations de la migraine dans la France du xixe siècle (concepts médicaux, outils thérapeutiques, images du corps)*, sous la dir. de Jean Gayon, Lille, Atelier national de reproduction de thèse, 2008 (b).

—, « An approach to nineteenth-century medical lexicon : the term "dreamy state" », *Journal of the History of the Neurosciences* 20 (1), 2011, p. 34-41.

—, « A curiosity in the history of sciences : the words "Megrim" and "Migraine" », *Journal of the History of the Neurosciences* 21, 2012, p. 31-40.

LEMPERT T., LEOPOLD M., BREVERN M. von, NEUHAUSER H., « Migraine and benign positional vertigo », *The Annals of Otology, Rhinology and Laryngology* 109 (12 Pt 1), 2000, p. 1176.

LESURE F., *Claude Debussy avant Pelléas ou les années symbolistes*, Paris, Klincksieck, 1992.

LEVESQUE H., LAFONT O., « L'aspirine à travers les siècles : rappel historique », *Revue de médecine interne* 21 (Suppl. 1), 2000, p. S8-S17.

LI B., « Cyclic vomiting syndrome : a pediatric Rorschach test », *Journal of Pediatric Gastroenterology and Nutrition* 17 (4), 1993, p. 351-353.

LI B., MURRAY R., HEITLINGER L., ROBBINS J., HAYES J., « Heterogeneity of diagnoses presenting as cyclic vomiting », *Pediatrics* 102 (3 Pt 1), 1998, p. 583-587.

—, « Is cyclic vomiting syndrome related to migraine ? », *The Journal of Pediatrics* 134 (5), 1999, p. 567-572.

LÓPEZ PIÑERO J., *Historical Origins of the Concept of Neurosis*, Cambridge, Cambridge University Press, 1983.

LÓPEZ-BELTRÁN C., « In the cradle of heredity ; French physicians and l'hérédité naturelle in the early 19th century », *Journal of the History of the Biology* 37, 2004, p. 39-72.

Low N., Du Fort G., Cervantes P., « Prevalence, clinical correlates, and treatment of migraine in bipolar disorder », *Headache* 43 (9), 2003, p. 940-949.

Lowenstein D., « Status epilepticus : an overview of the clinical problem », *Epilepsia* 40 (Suppl.), 1999, p. S3-S8.

Lucas C., Géraud G., Valade D., Chautard M., Lanteri-Minet M., « Recognition and therapeutic management of migraine in 2004, in France : results of FRAMIG 3, a French nationwide population-based survey », *Headache* 46 (5), 2006, p. 715-725.

Lund M., « On Morel's Épilepsie larvée : the first Danish epileptologist Frederick Hallager's opposition in 1884 against Morel's psychical epileptic equivalents », *Journal of the History of Neurosciences* 5 (3), 1996, p. 241-253.

Lundberg P., « Abdominal migraine-diagnosis and therapy », *Headache* 15 (2), 1975, p. 122-125.

McTavish J., *Pain and Profits : The History of the Headache and Its Remedies in America*, Brunswick, Rutgers University Press, 2004.

Meyre D., Bouatia-Naji N., Tounian A., Samson C., Lecœur C., Vatin V., Froguel P., « Variants of ENPP1 are associated with childhood and adult obesity and increase the risk of glucose intolerance and type II diabetes », *Nature Genetics* (37), 2005, p. 863-867.

Minor L., « Meniere's Disease and Migraine », *Archives of Otolaryngology, Head and Neck Surgery* 131 (5), 2005, p. 460.

Moore C., Gilliland J., « Central scotomas due to digoxin toxicity », *Australian Journal of Ophthalmology* 1 (2), 1973, p. 76-79.

Nappi G., Moskowitz M., *Headache*, in M. Aminoff, F. Boller, D. Swaab (éd.), *Handbook of Clinical Neurology*, vol. 97, Edinburgh - London - New York - Oxford - Philadelphia - Saint Louis - Sydney - Toronto, Elsevier, 2011.

Neuhauser H., Leopold M., Brevern M. v., Arnold G., Lempert T., « The interrelations of migraine, vertigo and migrainous vertigo », *Neurology* 56 (4), 2001, p. 436-441.

Oberhelman S., « On the chronology and pneumatism of Aretaios of Cappadocia », *Aufstieg und Niedergang der römischen Welt*, vol. II, 37, 2, Berlin - New York, W. de Gruyter, 1994, p. 960-961.

Oguni H., Hayashi K., Oguni M., Mukahira A., Uehara T., Fukuyama Y., Umezu R., Izumi T., Hara M., « Treatment of severe myoclonic epilepsy in infants with bromide and its borderline variant » *Epilepsia* 35 (6), 1994, p. 1140-1145.

OLRY R., « Winslow's contribution to our understanding of the cervical portion of the sympathetic nervous system », *Journal of the History of Neurosciences* 5 (2), 1996, p. 190-196.

PEARCE J., « Emil Heinrich Du Bois-Reymond (1818-1896) », *Journal of Neurology, Neurosurgery and Psychiatry* 71 (5), 2001, p. 620.

—, « Bromide, the first effective antiepileptic agent », *Journal of Neurology, Neurosurgery and Psychiatry* 72 (3), 2002, p. 412.

—, « Latham and the vasomotor theory of migraine », *Seminars in Neurology* 26, 2006, p. 271-276.

PENEZ J., *Histoire du thermalisme en France au XIXᵉ siècle, Eau, médecine et loisirs*, Paris, Economica, 2005.

PETER J.-P., « Une enquête de la Société royale de médecine : malades et maladies à la fin du XVIIIᵉ siècle », *Annales. Économies, Sociétés, Civilisations*, juillet-août 1967, p. 711-751.

PETER J.-P., REVEL J., « Le corps : l'homme malade et son histoire », in J. LE GOFF, P. NORA (éd.), *Faire de l'histoire. III. Nouveaux objets*, Paris, Gallimard, 1974, p. 169-191.

PFAU B., LI B., MURRAY R., HEITLINGER L., MCCLUNG H., HAYES J., « Differentiating cyclic from chronic vomiting patterns in children : quantitative criteria and diagnostic implications », *Pediatrics* 97 (3), 1996, p. 364-368.

PIGEAUD J., « Les fondements du méthodisme », in P. MUDRY, J. PIGEAUD (éd.), *Les écoles médicales à Rome*, Genève, Droz, 1991, p. 9-50.

—, « L'introduction du méthodisme à Rome », *Aufstieg und Niedergang der römischen Welt*, vol. II, 37, 1, Berlin - New York, W. de Gruyter, 1993, p. 565-599.

—, *Aux portes de la psychiatrie. Pinel l'ancien et le moderne*, Paris, Aubier, 2001.

PODACH E., *L'effondrement de Nietzsche* (1931), Paris, Gallimard, 1978.

PODOLL K., NICOLA U., « L'arte emicrania come strumento di studio dell'ispirazione artistica », *Confinia Cephalalgica* (10), 2001, p. 137-144.

PODOLL K., ROBINSON D., *Migraine Art : The Migraine Experience from Within*, Berkeley, North Atlantic Book, 2008.

POST R., « Do the epilepsies, pain syndromes, and affective disorders share common kindling-like mechanisms ? », *Epilepsy Research* 50 (1-2), 2002, p. 203-219.

POST R., SILBERSTEIN S., « Shared mechanisms in affective illness, epilepsy, and migraine », *Neurology* 44 (10 Suppl. 7), 1994, p. S37-S47.

QUINTER J., COHEN M., « Fibromyalgia falls foul of a fallacy », *The Lancet* 353, 1999, p. 1092-1094.

RADAT F., *Représentations de la migraine dans l'étude GRIM3, analyse de contenu du discours migraineux*, XIe Journée nationale du Club Migraine et Céphalées, Paris, 2007.

RADTKE A., LEMPERT T., GRESTY M., BROOKES G., BRONSTEIN A., NEUHAUSER H., « Migraine and Meniere's disease : Is there a link ? », *Neurology* 59 (11), 2002, p. 1700-1704.

REY R., *Histoire de la douleur* (1993), Paris, La Découverte et Syros, 2000.

RIGOLI J., *Aliénisme, rhétorique et littérature en France au XIXe siècle*, Paris, Fayard, 2001.

—, « Le "roman de la médecine" », in A. CARLINO, A. WENGER (éd.), *Littérature et médecine. Approches et perspectives (XVIe-XIXe siècles)*, Genève, Droz, 2003, p. 199-226.

ROBBINS L., LUDMER C., « Headache : The bipolar spectrum in migraine patients », *American Journal of Pain Management* 10 (4), 2000, p. 167-170.

ROBERTSON D., HOLLENHORST R., CALLAHAN J., « Ocular manifestations of digitalis toxicity. Discussion and report of three cases of central scotomas », *Archives of Ophthalmology* 76 (5), 1966, p. 640-645.

RUSSELL M., OLESEN J., « A nosographic analysis of the migraine aura in a general population », *Brain* 119 (Pt 2), 1996, p. 355-361.

SACKS O., *Migraine : Understanding a Common Disorder*, Berkeley, University of California Press, 1985.

—, *Migraine* (1985), trad. Christian Cler, Paris, Éd. du Seuil, 1986.

SHORVON S., *Status epilepticus : Its Clinical Features and Treatment in Children and Adults*. Cambridge, Cambridge University Press, 1994.

SIEGEL R., *Galen's System of Physiology and Medicine : An Analysis of His Doctrines and Observations on Blood Flow, Respiration, Humors and Internal Diseases*, Basel, Karger, 1968.

SILBERSTEIN S., NETO W., SCHMITT J., JACOBS D., MIGR- STUDY GROUP, « Topiramate in migraine prevention : Results of a large controlled trial », *Archives of Neurology* 61 (4), 2004, p. 490-495.

SINGER C., « The scientific views and visions of St Hildegard », in C. SINGER (éd.), *Studies in the History and Method of Science*, vol. 1, Oxford, Clarendon Press, 1917, p. 1-55.

—, *From Magic to Science. Essays on the Scientific Twilight*, New York, Boni and Liveright, 1928.

STAROBINSKI J., *Histoire du traitement de la mélancolie des origines à 1900*, Bâle, Geigy, 1960.

STRUPP M., VERSINO M., BRANDT T., « Vestibular migraine », in M. AMINOFF, F. BOLLER, D. F. SWAAB (éd.), *Handbook of Clinical Neurology*, vol. 97, Amsterdam, Elsevier, 2010, p. 755-771.

SYMON D., « Is cyclical vomiting an abdominal form of migraine in children ? », *Digestive Diseases and Sciences* 44 (8 Suppl.), 1999, p. 23S-25S.

TALBOT F., *Le syndrome de Pourfour du Petit. Histoire et revue de la littérature à propos de deux cas* (thèse de médecine n° 3054), Université de Caen, 1995.

TEMKIN O., *The Falling Sickness, a History from the Greeks to the Beginnings of the Modern Neurology* (1945), Baltimore - London, The Johns Hopkins University Press, 1994.

TILLES G., *Dermatologie des XIXᵉ et XXᵉ siècles. Mutations et contro-verses*, Paris - Berlin - Heidelberg - New York, Springer, 2011.

TURTZ C., « Visual toxic symptoms », *American Journal of Ophthalmology* 38, 1954, p. 400-401.

ULLMAN D., « The homeopathic revolution : Why famous people and cultural heroes choose homeopathy », Berkeley, North Atlantic Book, 2007.

VEYNE P., *Comment on écrit l'histoire*, Paris, Éd. du Seuil, 1971.

VILLANUEVA F., FERNÁNDEZ MIRANDA M., « Equivalentes epilépticos : ¿término en desuso ? », *Revista de Neurología* 28 (5), 1999, p. 524-528.

WALSH J., O'DOHERTY D., « A possible explanation of the mecha-nism of ophthalmoplegic migraine », *Neurology* 10, 1960, p. 1079-1084.

WENGER A., « La fibre littéraire. Le discours médical sur la lecture au XVIIIᵉ siècle », Genève, Droz, 2007.

WILKINSON M., HANSRUEDI I., « The pioneer woman's view of migraine : Elizabeth Garrett Anderson's Thesis "Sur la migraine" », *Cephalalgia* 19, 1999, p. 3-15.

YOUNG W., SIOW H., SILBERSTEIN S., « Anticonvulsants in migraine », *Current Pain and Headache Reports* 8 (3), 2004, p. 244-250.

ZANCHIN G., « Sources », *Journal of Headache and Pain* 5, 2004, p. 261-264.

INDEX DES NOMS

INDEX DES MATIÈRES

INDEX DES MATIÈRES

TABLE DES FIGURES

Cahier hors texte

TABLE DES MATIÈRES

Ce volume,
le vingt-quatrième
de la collection « Médecine & Sciences humaines »
publié aux Éditions Les Belles Lettres,
a été achevé d'imprimer
en mai 2014
sur les presses
de la Nouvelle Imprimerie Laballery
58500 Clamecy

N° d'éditeur : 7847
N° d'imprimeur : 405179
Dépôt légal : juin 2014
Imprimé en France